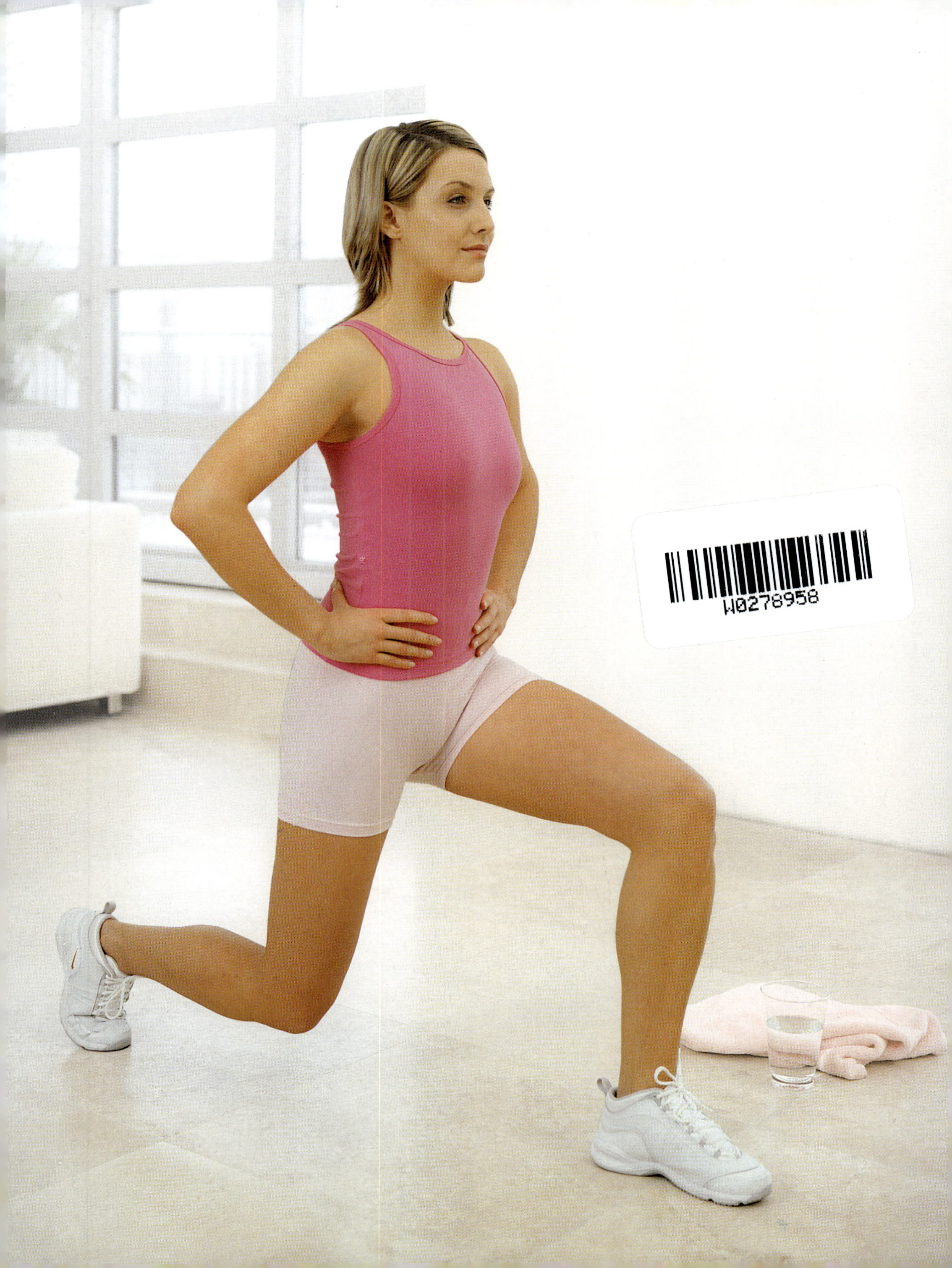

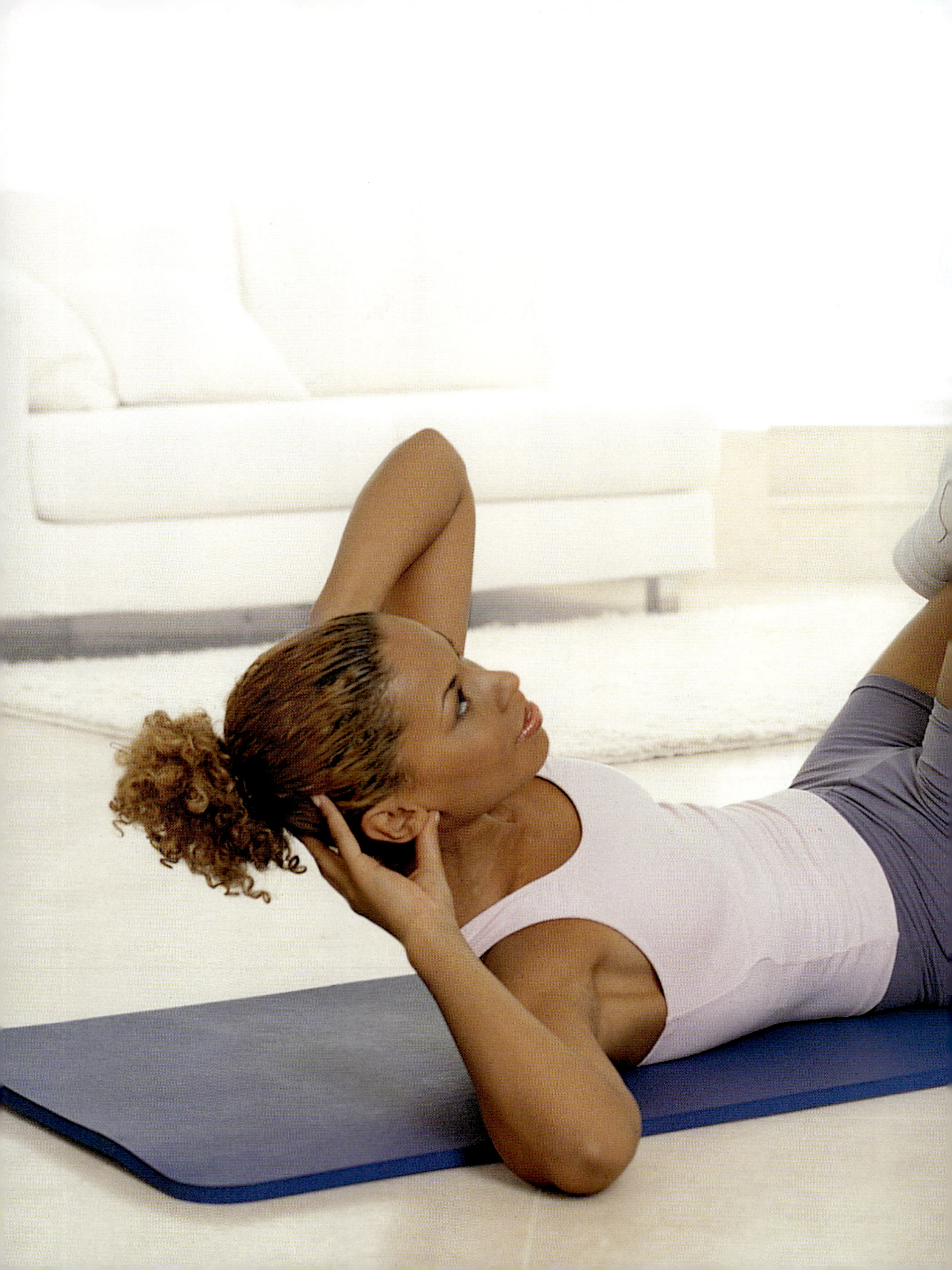

JOAN PAGANO

Muskel-training für Frauen

Über 120 Übungen für zu Hause und für das Studio

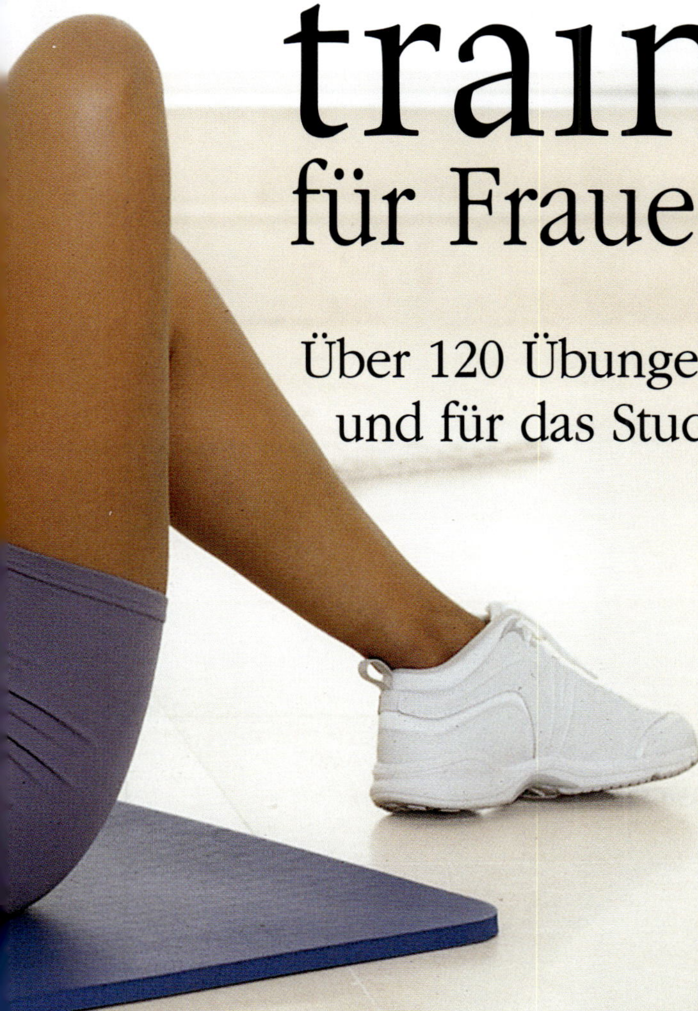

Dorling Kindersley

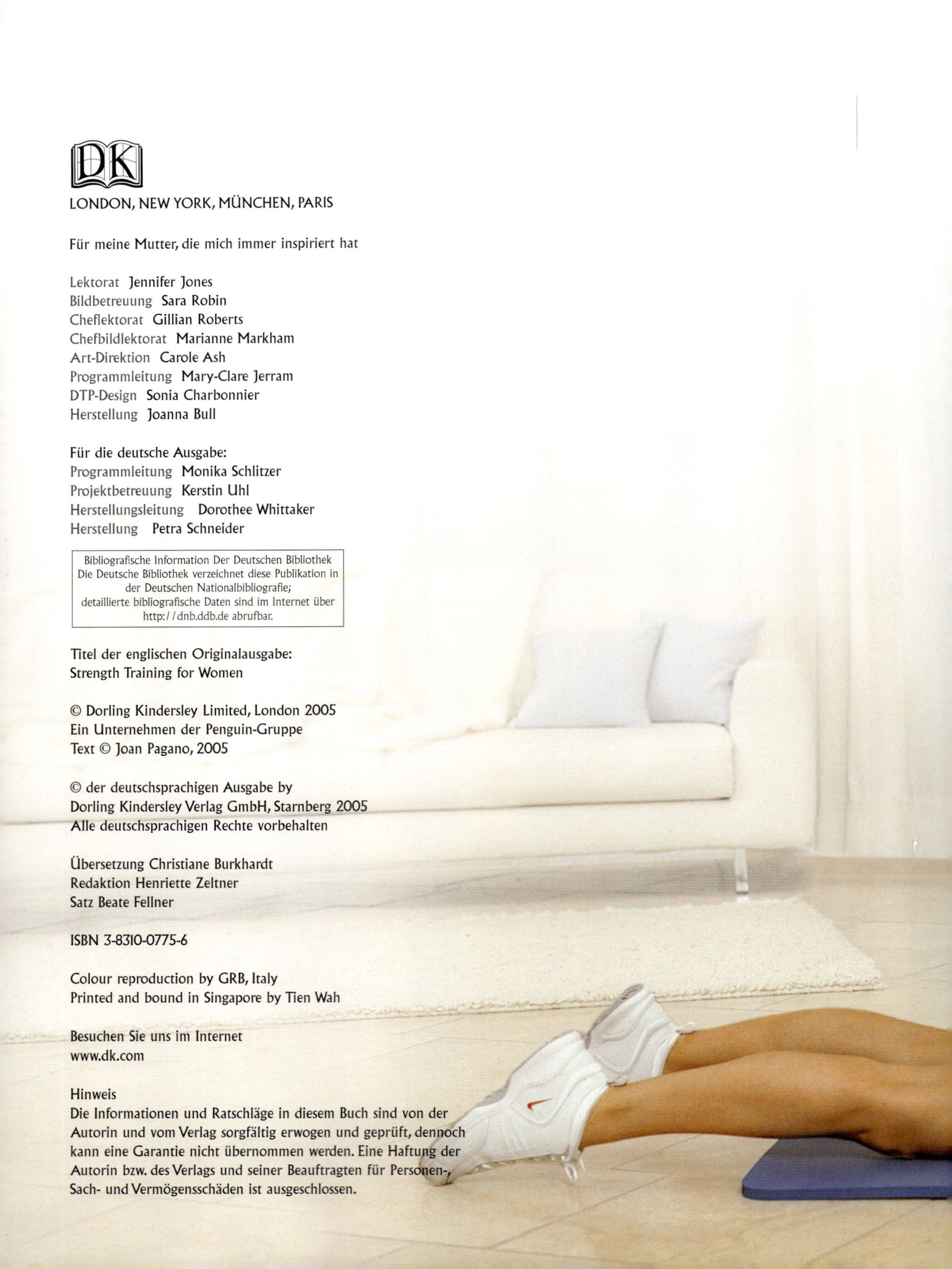

DK

LONDON, NEW YORK, MÜNCHEN, PARIS

Für meine Mutter, die mich immer inspiriert hat

Lektorat Jennifer Jones
Bildbetreuung Sara Robin
Cheflektorat Gillian Roberts
Chefbildlektorat Marianne Markham
Art-Direktion Carole Ash
Programmleitung Mary-Clare Jerram
DTP-Design Sonia Charbonnier
Herstellung Joanna Bull

Für die deutsche Ausgabe:
Programmleitung Monika Schlitzer
Projektbetreuung Kerstin Uhl
Herstellungsleitung Dorothee Whittaker
Herstellung Petra Schneider

Bibliografische Information Der Deutschen Bibliothek
Die Deutsche Bibliothek verzeichnet diese Publikation in der Deutschen Nationalbibliografie; detaillierte bibliografische Daten sind im Internet über http: / / dnb.ddb.de abrufbar.

Titel der englischen Originalausgabe:
Strength Training for Women

Übersetzung Christiane Burkhardt
Redaktion Henriette Zeltner
Satz Beate Fellner

ISBN 3-8310-0775-6

Colour reproduction by GRB, Italy
Printed and bound in Singapore by Tien Wah

Besuchen Sie uns im Internet
www.dk.com

Hinweis
Die Informationen und Ratschläge in diesem Buch sind von der Autorin und vom Verlag sorgfältig erwogen und geprüft, dennoch kann eine Garantie nicht übernommen werden. Eine Haftung der Autorin bzw. des Verlags und seiner Beauftragten für Personen-, Sach- und Vermögensschäden ist ausgeschlossen.

INHALT

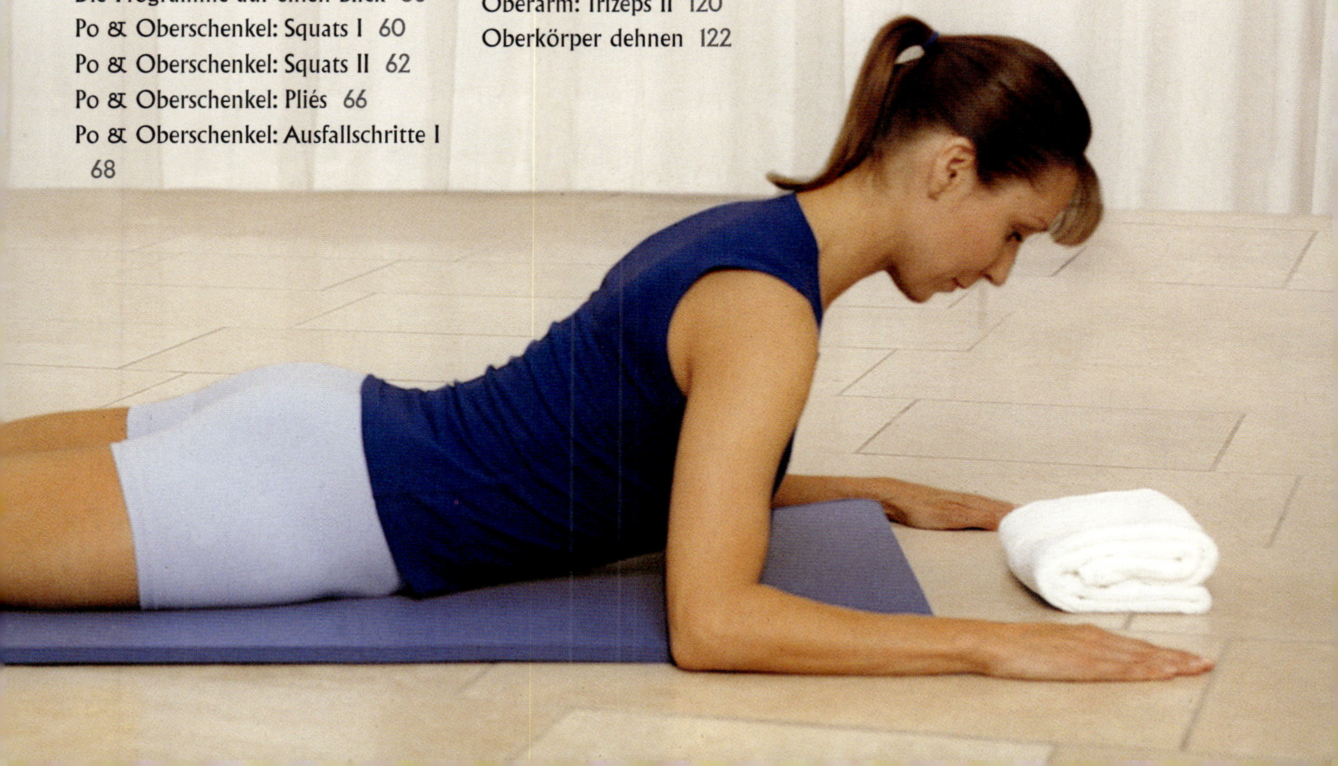

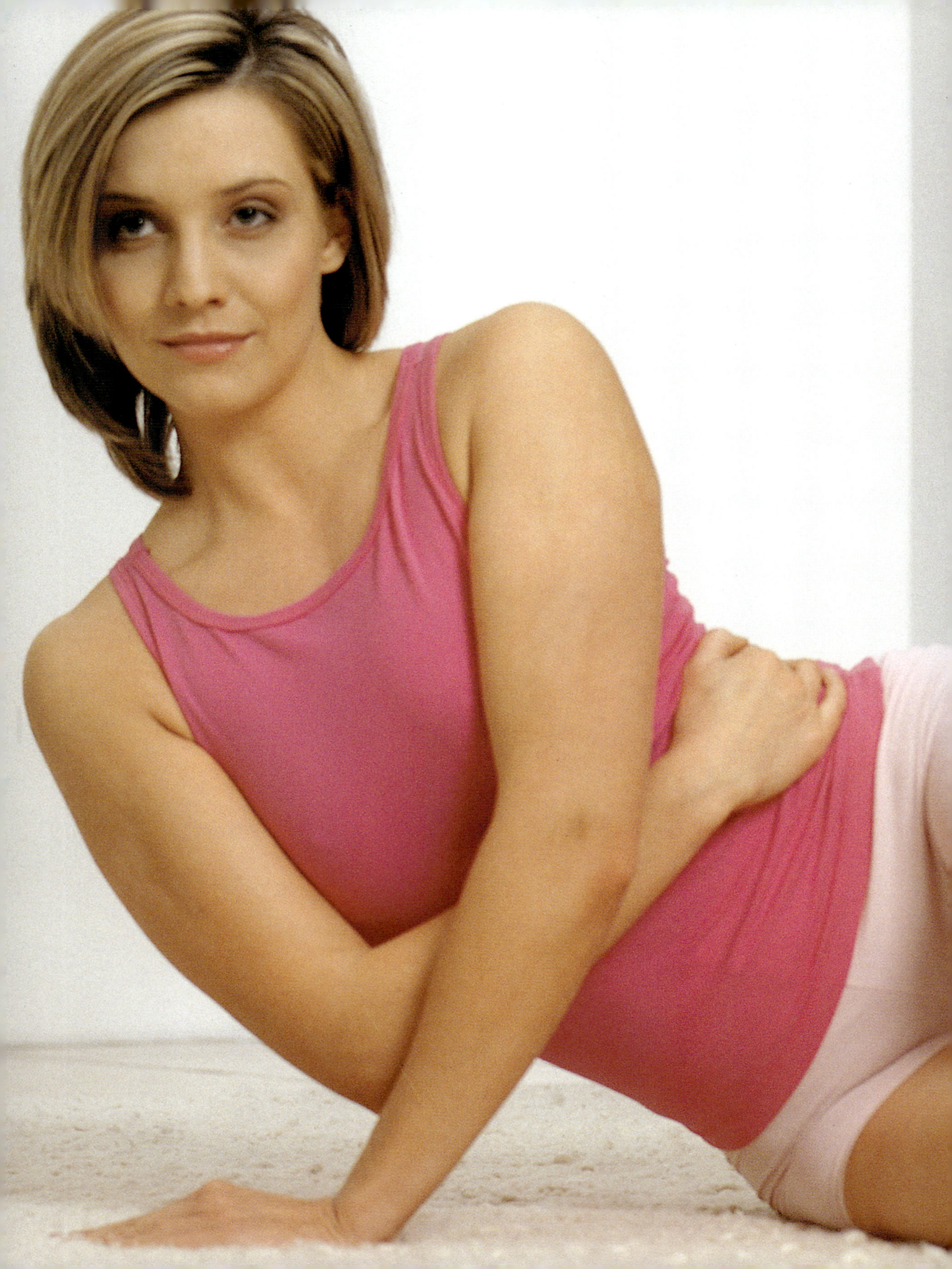

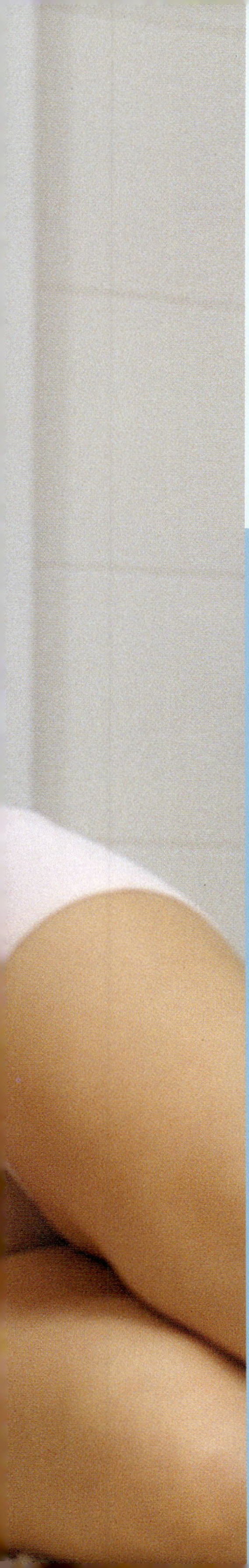

ERSTE SCHRITTE

Bevor Sie mit dem Training beginnen, sollten Sie sich seelisch und körperlich gut darauf vorbereiten. Nur dann werden Sie mit den vorliegenden Fitnessprogrammen wirklich Erfolg haben. Bitte nehmen Sie sich die Zeit, dieses Kapitel sorgfältig zu lesen. Genießen Sie die Vorbereitungsphase, die am Anfang eines Fitnessprogramms steht, das Ihr Leben sehr verändern wird. Das vorliegende Buch enthält eine Vielzahl von Übungsmöglichkeiten. Hier erfahren Sie, welche für Sie optimal sind.

»Joan trainiert mich seit ich Mitte 30 bin. Heute habe ich die 50 überschritten. Sie hat auch schon mit meinen beiden Kindern und meinen Eltern gearbeitet. Das Training mit Joan ist hart, aber wirkungsvoll. Dass ich die letzten 16 Jahren fit geblieben bin, habe ich allein ihr zu verdanken.« *Karen*

WARUM MUSKELTRAINING?

Ich bin eigentlich von Natur aus ziemlich sportlich. Trotzdem habe ich, als ich zwischen 22 und 38 Jahren alt war, überhaupt keinen Sport getrieben. Dann überredete mich eine Freundin dazu, mit Yoga anzufangen. Dabei wurde hauptsächlich meine Muskulatur gestrafft. Da ich aber groß und schlank bin und eine eher konturarme Figur habe, wollte ich noch einen Schritt weitergehen und Bauch, Arme und Beine modellieren. Das war der Beginn meiner Karriere als hauptberufliche Personal Trainerin.

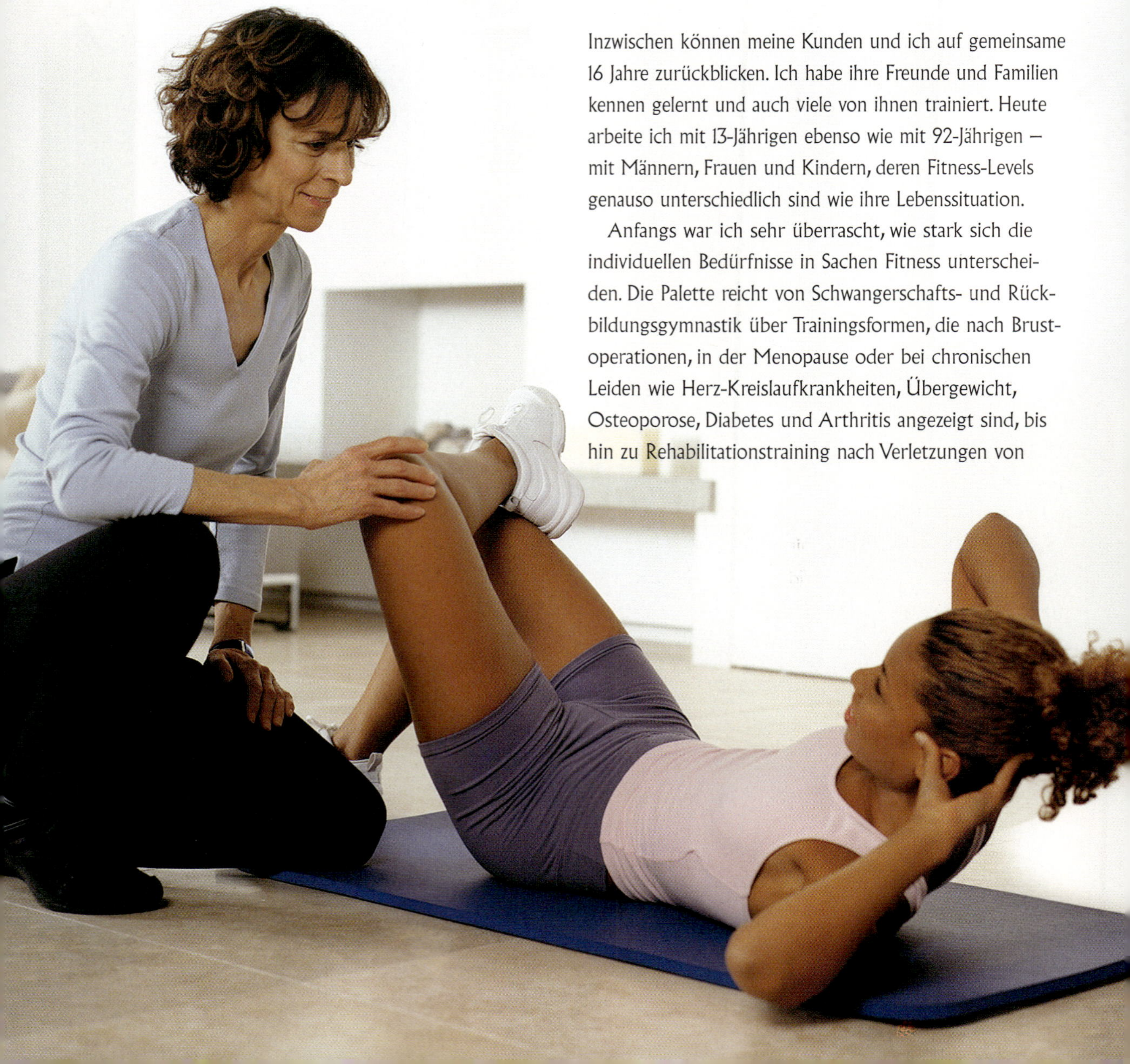

Inzwischen können meine Kunden und ich auf gemeinsame 16 Jahre zurückblicken. Ich habe ihre Freunde und Familien kennen gelernt und auch viele von ihnen trainiert. Heute arbeite ich mit 13-Jährigen ebenso wie mit 92-Jährigen – mit Männern, Frauen und Kindern, deren Fitness-Levels genauso unterschiedlich sind wie ihre Lebenssituation.

Anfangs war ich sehr überrascht, wie stark sich die individuellen Bedürfnisse in Sachen Fitness unterscheiden. Die Palette reicht von Schwangerschafts- und Rückbildungsgymnastik über Trainingsformen, die nach Brustoperationen, in der Menopause oder bei chronischen Leiden wie Herz-Kreislaufkrankheiten, Übergewicht, Osteoporose, Diabetes und Arthritis angezeigt sind, bis hin zu Rehabilitationstraining nach Verletzungen von

Knie, Lendenwirbelsäule oder Schulter. In all diesen Fällen können Fitnessübungen viel bewirken.

Frauengesundheit Dass dieser Bereich mittlerweile mein Spezialgebiet ist, habe ich in erster Linie meinen Kundinnen zu verdanken. Eine Kundin, die gerade eine Brustoperation hinter sich hatte, machte durch ihr Fitnessprogramm enorme Fortschritte und wollte auch andere Frauen davon profitieren lassen. Mit ihrer Unterstützung und der von Dr. David Hidalgo, dem damaligen Chefarzt der Abteilung für plastische und Wiederherstellungschirurgie des Memorial Sloan-Kettering Cancer Center in New York City, erstellte ich erstmalig Übungsanweisungen für die Nachsorge bei Brustoperationen.

Meine Arbeit mit Krebspatienten setzte ich bei SHARE fort, einer Selbsthilfegruppe für Frauen mit Brust- und/oder Eierstockkrebs. Viele von ihnen machten sich Sorgen um die Menopause – entweder weil sie im entsprechenden Alter waren oder weil ihre Behandlung zu einem verfrühten Einsetzen der Menopause geführt hatte. So kam es, dass ich Fitnessübungen entwickelte, die sie speziell in dieser Phase unterstützten, insbesondere im Kampf gegen Osteoporose.

WIDERSTANDSTRAINING

Die meisten Menschen kennen den Ausdruck »Muskel-« oder »Krafttraining«, wissen aber nicht, dass dies eine Methode des »Widerstandstrainings« ist, zu dem auch das Ausdauertraining gehört. Widerstands- oder Gewichttraining ist eine Methode, bei der den Muskeln ein Widerstand geboten wird, um ihr Wachstum und ihre Durchblutung zu fördern. Unsere Skelettmuskulatur besteht aus zwei Arten von Muskelfasern: Während die sich langsam zusammenziehenden Fasern für Ausdauer sorgen, stellen die sich schnell zusammenziehenden Kraft für kurze, intensive Belastungen zur Verfügung.

Je nach Trainingsmethode kann man sowohl die Kraft als auch die Ausdauer der Muskeln verbessern. Die Kraft ist durch die Anstrengung gekennzeichnet, die man für eine bestimmte Übung aufwenden muss, während die Ausdauer mit der Anzahl der Muskelkontraktionen gemessen wird, die man bewältigt, bis man erschöpft ist. Wenn man einen großen Karton mit Babynahrung in den Kofferraum hebt, braucht man Kraft. Schleppt man dagegen schwere Einkaufstüten nach Hause, ist Ausdauer gefragt.

Junge Frauen Bereits ab einem Alter von 25 Jahren können wir Muskelmasse und Kraft verlieren, ohne es zu merken. Der Körper beginnt sich unmerklich zu verändern, ohne dass uns das beim Wiegen auffällt. Auch wer sein Gewicht über einen langen Zeitraum stabil hält, ersetzt ohne Muskeltraining immer mehr Muskelmasse durch Fett.

Man unterscheidet zwischen der »Qualität« des Körpergewichts (dem Verhältnis von Muskelmasse und Fett) und seiner Quantität, die ganz simpel mit der Waage gemessen wird. Wie es um Ihr Körperfett bestellt ist, können Sie grob am Sitz Ihrer Lieblingsjeans abschätzen: Ein halbes Kilo Fett benötigt mehr Platz als ein halbes Kilo Muskeln. Deshalb schrumpft ihr Taillenumfang, sobald Sie Fett verlieren.

Muskeltraining formt Ihre Figur. Mit einem flacheren Bauch, gut konturierten Armen und strafferen Beinen sehen Sie auch im kleinen Schwarzen fantastisch aus. Aber das Training bietet noch mehr Vorteile: Wer sich fit fühlt, ist automatisch selbstbewusster und unabhängiger. Ich begann damals unter anderem auch mit dem Muskeltraining, weil ich nach meiner Scheidung niemanden mehr hatte, der mir die Möbel umstellte oder den Koffer trug. Krafttraining stärkt Muskeln und Gelenke. Das führt dazu, dass man auch Intensität und Dauer des Herz-Kreislauftrainings erhöhen kann. Außerdem schafft man auf diese Weise eine gute Grundlage für Aerobic und andere Sportarten. Muskeltraining schützt den Körper vor Verletzungen und beugt einer schlechten Haltung sowie Rückenschmerzen vor. Es bereitet optimal auf eine Geburt vor und unterstützt den Rückbildungsprozess danach.

Frauen in der Lebensmitte (35–50) In dieser Lebensphase hält Sie Krafttraining durch Muskelaufbau fit und schlank. Muskelmasse hat einen permanent höheren Stoffwechsel als Fett. Das heißt, Sie verbrennen auch beim Atmen, Verdauen, ja selbst im Schlaf mehr Kalorien.

IHR OSTEOPOROSE-RISIKO

Osteoporose lässt sich sowohl verhindern als auch behandeln. Da bis zum ersten Knochenbruch keine auffälligen Symptome auftreten, wird diese Krankheit oft nicht rechtzeitig diagnostiziert. Nicht nur ältere Frauen erkranken an Osteoporose, auch jüngere Frauen sollten ärztlichen Rat einholen, wenn mehrere der unten genannten Risikofaktoren auf sie zutreffen. Entstehen kann die Krankheit schon in der Kindheit oder Jugend, auch wenn sie erst Jahrzehnte später ausbricht. Je mehr Risikofaktoren zusammentreffen, desto größer wird die Gefahr für Knochenbrüche.

Individuelle Risikofaktoren

- Weiblich
- Klein, zierliche Figur
- Neigung zu Knochenbrüchen
- Häufige Brüche und/oder Osteoporose innerhalb der Familie
- Weiße Hautfarbe
- Frühe Menopause (vor dem 45. Lebensjahr)
- Fortgeschrittenes Alter

Risikofaktoren aufgrund der Lebensweise

- Niedrige Mineraldichte der Knochen
- Geringes Körpergewicht (unter 57,5 kg)
- Niedriger Östrogenspiegel
- Amenorrhoe (Ausbleiben der Regel, ohne dass eine Schwangerschaft vorliegt)
- Ständiger Kalziummangel
- Ständiger Bewegungsmangel
- Zigarettenkonsum
- Hoher Alkoholkonsum

Risikofaktoren aufgrund anderer Krankheiten und infolge von Medikamenten

- Essstörungen (Magersucht) in der Vergangenheit oder Gegenwart
- Einnahme von Steroiden oder anderen Medikamenten gegen Asthma, Lupus, Rheuma, Epilepsie, manisch-depressive Störungen oder Brustkrebs
- Schilddrüsen- oder Hypophysenerkrankungen
- Krankheiten, die die Kalziumaufnahme behindern, z. B. Zöliakie oder Lebererkrankungen

Forschungsberichten zufolge ist der Alterungsprozess – der Verlust von Kraft, Ausdauer, Knochendichte und Beweglichkeit – hauptsächlich darauf zurückzuführen, dass wir uns nicht ausreichend bewegen. Ein durchdachtes Trainingsprogramm wirkt sich auf Jahre hinaus positiv auf Ihr Gewicht, Ihre Gesundheit, Ihre Fitness und Ihr allgemeines Wohlbefinden aus. Außerdem senkt es das Risiko für Herz-Kreislaufkrankheiten, Diabetes und Osteoporose. Im Krankheitsfall hilft es Ihnen, mit Beschwerden besser fertig zu werden.

Frauen in der Menopause (ca. 50+) In dieser Zeit führen hormonelle Veränderungen zu Muskelabbau und damit zur Gewichtszunahme. Aber auch diese Entwicklung können Sie durch Muskeltraining auf ein Minimum begrenzen.

Mit dem Älterwerden lässt das Tempo nach, und man ist beim Tragen und Heben schwerer Lasten auf Hilfe angewiesen. Die sich schnell zusammenziehenden Muskeln schrumpfen – Kraftverlust ist die Folge. Der Wiederaufbau von Muskeln kann Ihnen Kraft und Energie zurückgeben.

Auch die Knochen profitieren von starken Muskeln. Beim Gewichtheben belasten Sie die Muskeln, die dadurch stärker werden. Das Ziehen des Muskels am Knochen hat einen ähnlichen Effekt: Es kräftigt die Knochen, gleicht altersbedingten Knochenschwund aus und baut sogar bis zu einem gewissen Grad verlorene Knochenstruktur wieder auf.

Die späten Jahre (70+) Mit zunehmendem Alter sorgt das Muskeltraining durch die Kräftigung der Beinmuskulatur dafür, dass unser Gleichgewichtssinn erhalten und wir im wahrsten Sinne des Wortes in Bewegung bleiben. Wissenschaftlichen Studien zufolge ist man nie zu alt, um mit Muskeltraining zu beginnen. Gewichtheben kann Ihre Lebensqualität erheblich verbessern. Es senkt das Risiko zu stürzen und sich die Knochen zu brechen. Kräftige Menschen sind aktiver und selbstständiger. Wenn Sie Ihren Alltag nach wie vor allein bewältigen können, haben Sie ein wesentlich geringeres biologisches oder funktionelles Alter, als in Ihren Papieren steht.

OSTEOPOROSE

Die derzeitige Osteoporose-Forschung beschäftigt sich in erster Linie mit der Frage, inwieweit Muskeltraining dieser Krankheit vorbeugen bzw. sie lindern kann. Bei Osteoporose oder Knochenschwund nimmt die Knochendichte aufgrund von Mineralmangel (hauptsächlich Kalzium) ab: Das Skelett wird geschwächt, und die Gefahr von Knochenbrüchen steigt.

Ungefähr 40 Prozent aller Knochenbrüche betreffen die Wirbelkörper der Wirbelsäule und führen zu einer gebeugten Haltung. Circa 25 Prozent der Brüche treten am Oberschenkelhals auf, was besonders negative Folgen hat: Fast die Hälfte der Betroffenen kann sich danach nicht mehr ohne Gehhilfe fortbewegen. 15 Prozent der Brüche erfolgen in den Handgelenken – meistens beim Abbremsen eines Sturzes mit der ausgestreckten Hand.

Die Übungen für Osteoporosepatientinnen sollen das Risiko zu stürzen mindern: Mithilfe des Muskeltrainings bleibt nicht nur die Knochenmasse erhalten, auch die Muskelmasse wird gestärkt und das Gleichgewicht verbessert. Fitnesstraining hat eine enorme Auswirkung auf das Knochenwachstum. Das ist auch der Grund, warum Sport für Kinder so wichtig ist. Wer nicht schon frühzeitig eine ausreichende Knochendichte aufbaut, vergrößert sein späteres Risiko für Osteoporose nach der Menopause. Trotzdem kann Knochenschwund zum Teil rückgängig gemacht werden. Große Knochenverluste sind vor dem 30. bis 35. Lebensjahr vermeidbar.

Nach der Menopause können Fitnessübungen allein den Knochenschwund zwar nicht mehr aufhalten, aber sie können unterstützend wirken. Wenn Sie über 50 Jahre alt sind und die Menopause bereits hinter sich haben, sollten Sie Ihre Knochendichte bei einem Arzt testen lassen. In den ersten drei bis sieben Jahren nach der Menopause können die Knochen recht schnell schwinden, danach verlangsamt sich dieser Prozess. Entsprechende Medikamente, Kalzium und spezielle Übungen können hier helfen. Fahren Sie auf jeden Fall mit dem Widerstandstraining sowie den Gleichgewichts- und Dehnübungen fort.

MUSKELTRAINING UND OSTEOPOROSE

18. –35. Lebensjahr

In dieser Lebensphase sollte die Knochendichte erhöht werden, indem Sie die Knochen Schritt für Schritt stärker belasten. Dabei helfen

- Übungen, bei denen das Körpergewicht abgefedert werden muss, z.B. Joggen, Seilspringen, Aerobic sowie Sportarten wie Basketball, Volleyball und Gymnastik,
- Gewichtheben mit schweren Gewichten (Hanteln von 2–7 kg, *siehe Knochenaufbau S. 19*).

35. – 50. Lebensjahr:

Jetzt geht es darum, die Knochenmasse zu erhalten, dem Knochenschwund entgegenzuwirken sowie Koordination und Gleichgewicht zu verbessern.

- Es gelten die Empfehlungen für 18–35-Jährige. Versuchen Sie aber vor allem jene Knochen zu kräftigen, die am bruchanfälligsten sind: Oberschenkelhals, Wirbelkörper der Wirbelsäule, Handgelenke.
- Trainieren Sie Ihr Gleichgewicht: Stehen auf einem Bein (s. *S. 26*), Gymnastikball-Übungen (s. *S. 27*).

Ab dem 50. Lebensjahr / nach der Menopause:

Befolgen Sie die Empfehlungen für 35-50-Jährige. Achten Sie besonders auf die Kräftigung der Beinmuskeln. Wenn Sie an Osteoporose erkrankt sind, gilt der nächste Abschnitt.

Einschränkungen für Osteoporosepatientinnen:

Ziel: Die Wirbelsäule schützen und Stürze vermeiden.

- Erschütterungen der Wirbelsäule vermeiden.
- Aufrollbewegungen der Wirbelsäule, wie sie u. a. beim Bauchpressen (s. *S. 128-129*) vorkommen, vermeiden.
- Rotationsbewegungen der Wirbelsäule, wie sie beim Side Twist mit Ball (s. *S. 131*) vorkommen, vermeiden.
- Kombinationen aus Aufroll- und Drehbewegungen, wie sie u. a. beim Bauchpressen diagonal vorkommen (s. *S. 130*), vermeiden.
- Stoß- und Rotationsbewegungen, wie sie u. a. beim Tennis und Golf vorkommen, vermeiden. (Fragen Sie den Arzt, wie Sie Ihre Wirbelsäule schützen können.)
- Zuerst leichte Gewichte heben (s. *Bodyshaping S. 17*) und anschließend mit mehr Widerstand und weniger Wiederholungen trainieren (s. *Knochenaufbau S. 19*).
- Lassen Sie sämtliche Übungen und die Schwere der Gewichte von Ihrem Arzt absegnen.

FITNESS-TEST

Bevor Sie mit dem Muskeltraining (oder einem anderen Fitnessprogramm) beginnen, beantworten Sie bitte die nebenstehenden Testfragen. Falls Sie sich gesundheitlich nicht ganz auf der Höhe fühlen, sollten Sie Ihren Arzt fragen, ob Muskeltraining für Sie geeignet ist. Die drei unten angegebenen praktischen Tests helfen Ihnen beim Bestimmen Ihres aktuellen Fitnesslevels und zeigen Ihnen, welche Fortschritte Sie in den nächsten Wochen und Monaten machen können.

MUSKELFITNESS

Um die Muskelfitness zu testen, zählt man, wie viele Wiederholungen einer Übung man bewältigt bzw. wie viele Sekunden lang man einen Muskel anspannen kann. Die im Folgenden beschriebenen Übungen dienen dazu, Ihre Muskelausdauer im Ober- und Unterkörper sowie im Rumpf zu prüfen. Notieren Sie Ihre Ergebnisse mit dem Datum, und wiederholen Sie das Ganze nach drei Monaten.

Falls Sie erst vor kurzem mit dem Fitnesstraining begonnen oder längere Zeit damit ausgesetzt haben, können Sie diesen Praxistest auch erst nach zwei oder drei Monaten regelmäßigen Trainings durchführen. Wärmen Sie sich vor dem Test kurz auf, indem Sie fünf Minuten lang (auf der Stelle) laufen oder Ihre Arme und Beine kräftig bewegen.

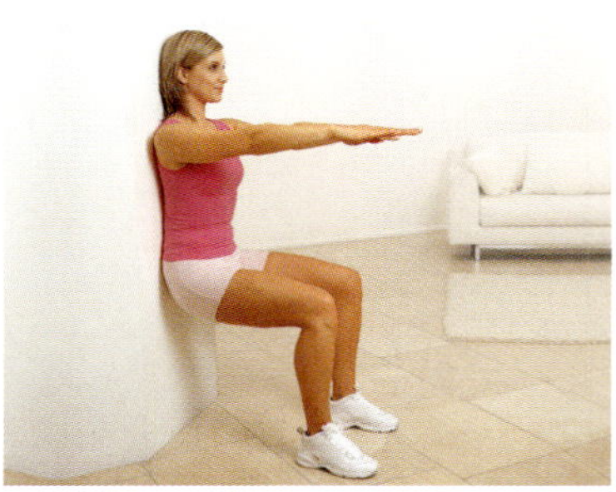

Unterkörper

Squats an der Wand *(s. S. 38-39)*

Gleiten Sie an einer Wand herab, bis Ihre Oberschenkel parallel zum Boden zeigen. Halten Sie diese Position so lange wie möglich.

Auswertung	
Hervorragend	90 Sek. oder mehr
Gut	60 Sek.
Mittelmäßig	30 Sek.
Mangelhaft	unter 30 Sek.

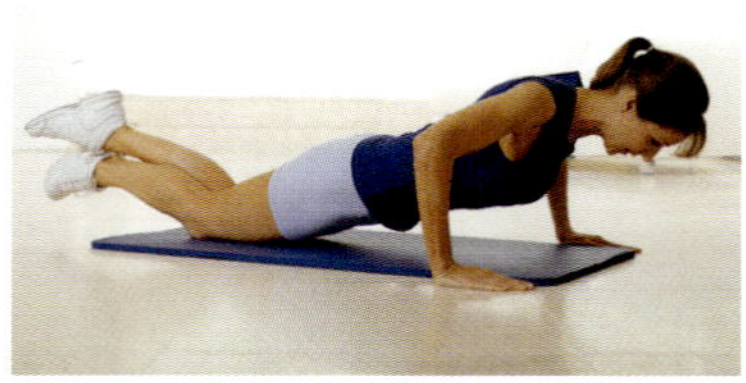

Oberkörper

Halbe Liegestütze *(s. S. 44)*

Falls Ihnen halbe Liegestützen zu anstrengend sind, versuchen Sie es mit den Liegestützen an der Wand oder diagonal *(s. S. 42-43)*.

Auswertung	
Hervorragend	20-Mal oder öfter
Gut	15–19-Mal
Mittelmäßig	10–14-Mal
Mangelhaft	weniger als 10-Mal

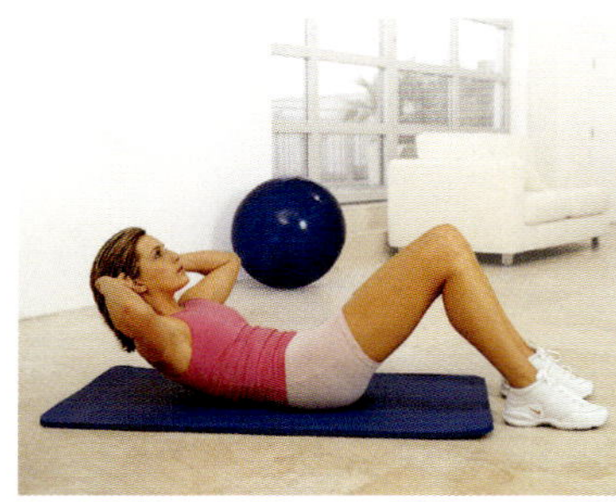

Rumpf

Bauchpressen *(s. S. 129)*

Wie viele Bauchpressen können Sie ohne Pause absolvieren? Heben Sie Kopf und Schultern maximal 30 Grad vom Boden.

Auswertung	
Hervorragend	50-Mal oder öfter
Gut	35–49-Mal
Mittelmäßig	20–34-Mal
Mangelhaft	weniger als 20-Mal

Fragebogen zur körperlichen Fitness

Regelmäßig Sport zu treiben macht Spaß und hält gesund. Jeden Tag entscheiden sich mehr Menschen für ein aktiveres Leben. Für die meisten ist das völlig ungefährlich. Trotzdem sollten manche Menschen einen Arzt konsultieren, bevor Sie anfangen, Sport zu treiben.

Wenn Sie vorhaben, körperlich aktiv zu werden, beantworten Sie bitte die folgenden sieben Fragen. Wenn Sie zwischen 15 und 70 Jahre alt sind, ergibt sich aus diesem Test, ob Sie sicherheitshalber mit Ihrem Arzt sprechen sollten. Über 70-Jährigen, die an körperliche Bewegung nicht gewöhnt sind, empfehle ich auf jeden Fall vorab ein Gespräch mit ihrem Arzt.

Bitte lesen Sie sich die Fragen genau durch und antworten Sie ehrlich mit JA oder NEIN.

JA	NEIN	
☐	☐	1 Hat Ihnen Ihr Arzt jemals gesagt, dass Sie an einer Herzschwäche leiden und nur unter ärztlicher Aufsicht Sport treiben dürfen?
☐	☐	2 Bekommen Sie bei körperlicher Belastung Schmerzen in der Brust?
☐	☐	3 Hatten Sie im letzten Monat (ohne Sport zu treiben) Schmerzen in der Brust?
☐	☐	4 Haben Sie Schwindelanfälle? Verlieren Sie öfter das Gleichgewicht oder das Bewusstsein?
☐	☐	5 Haben Sie Probleme mit Knochen oder Gelenken (z. B. Rücken, Knie oder Hüfte), die sich durch Sport weiter verschlechtern könnten?
☐	☐	6 Nehmen Sie derzeit Medikamente gegen Bluthochdruck oder ein Herzleiden?
☐	☐	7 Gibt es irgendwelche anderen Gründe, warum Sie keinen Sport treiben sollten?

Haben Sie eine oder mehrere Fragen mit JA beantwortet?

Dann konsultieren Sie unbedingt Ihren Arzt, bevor Sie anfangen Sport zu treiben oder einen Fitness-Test absolvieren. Erzählen Sie Ihrem Arzt von diesem Fragebogen und sagen Sie ihm, welche Fragen Sie mit JA beantwortet haben.

- Es könnte durchaus sein, dass Sie uneingeschränkt Sport treiben dürfen, wenn Sie langsam anfangen und sich erst allmählich steigern. Oder aber Sie beschränken sich auf Übungen, die für Sie ungefährlich sind. Besprechen Sie mit Ihrem Arzt, welche Übungen Sie gern machen würden und befolgen Sie seinen Rat.
- Finden Sie heraus, welche Sportarten, die Sie gefahrlos ausüben dürfen, in Ihrer näheren Umgebung angeboten werden.

Haben Sie alle Fragen mit NEIN beantwortet?

Wenn Sie alle Fragen mit NEIN beantwortet haben, können Sie mit großer Wahrscheinlichkeit davon ausgehen, dass

- körperliche Aktivität Ihnen gut tun wird. Beginnen Sie langsam und steigern Sie sich ganz allmählich. Das ist die sicherste und einfachste Art, fit zu werden.
- Sie für einen Fitness-Test geeignet sind. – Eine hervorragende Methode, um Ihren derzeitigen Fitnesslevel festzustellen und Ihr neues, aktives Leben zu planen. Außerdem sollten Sie Ihren Blutdruck messen lassen. Ist er höher als 144/94, müssen Sie mit Ihrem Arzt sprechen, bevor Sie mit dem Muskeltraining beginnen.

SCHIEBEN SIE DAS FITNESSTRAINING AUF

- falls Sie gerade eine Erkältung oder Grippe haben – warten Sie einfach, bis Sie wieder ganz gesund sind.
- falls Sie schwanger sind - sprechen Sie auf jeden Fall mit Ihrem Arzt, bevor Sie mit den Übungen beginnen.

ACHTUNG

Sollte sich Ihr Gesundheitszustand verändern, sodass Sie eine oder mehrere der obigen Fragen mit JA beantworten müssen, müssen Sie Ihren Arzt fragen, ob Sie Ihr Fitnessprogramm ändern sollen.

IHR TRAININGSPROGRAMM

Die folgenden Trainingsprinzipien helfen Ihnen dabei, Ihr persönliches Übungsprogramm zusammenzustellen und die für Sie optimalen Fitnessmethoden zu bestimmen. Denken Sie daran, wenn Sie die verschiedenen Trainingsfaktoren gegeneinander abwägen *(s. S.16–18)*. Um Erfolge zu verzeichnen, sollten Sie sich die richtigen Übungen aussuchen und Ihre Fortschritte regelmäßig kontrollieren. Das SMART-System *(s. S. 18–19)* hilft Ihnen dabei, Ihr Ziel nicht aus den Augen zu verlieren.

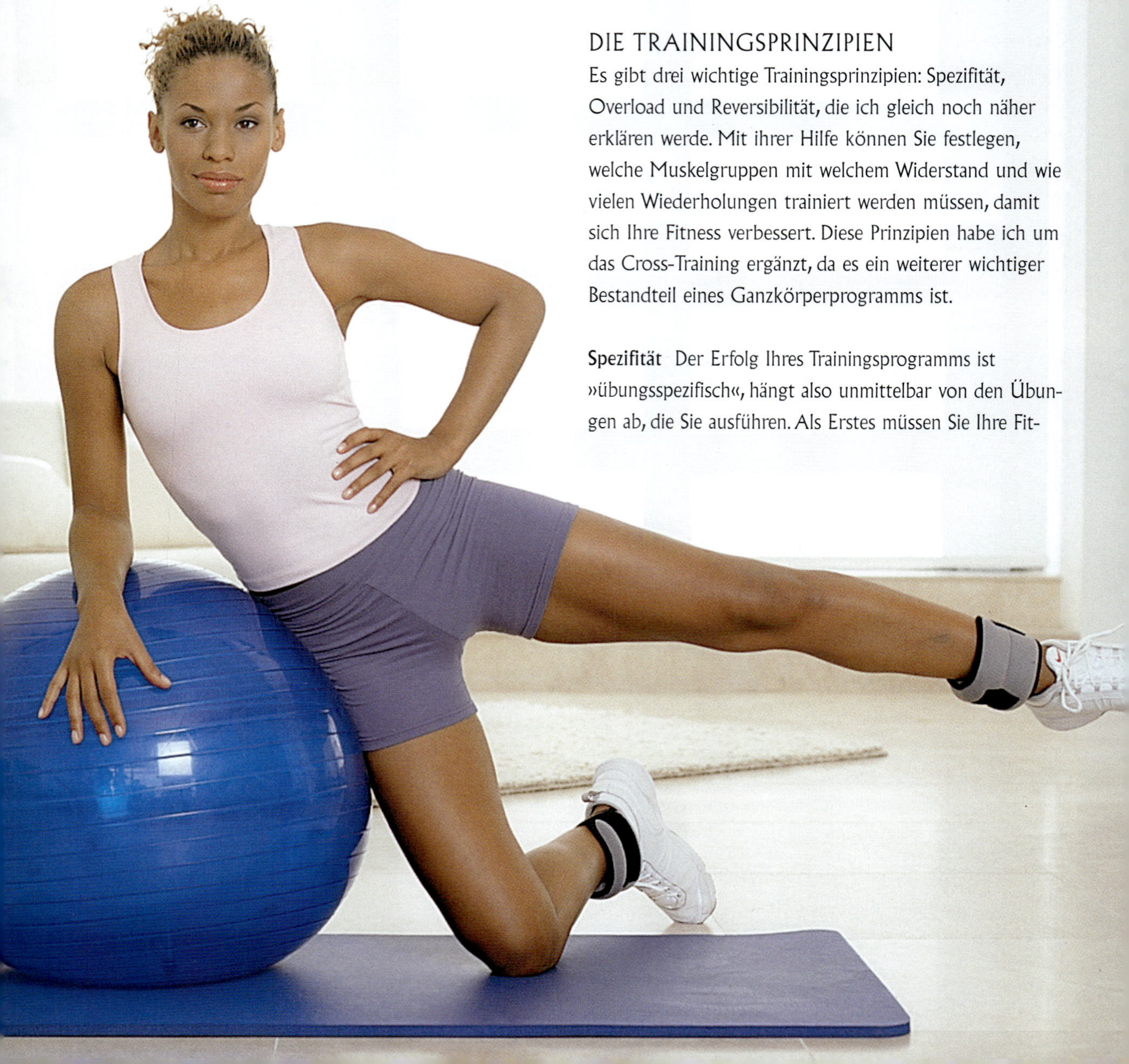

DIE TRAININGSPRINZIPIEN

Es gibt drei wichtige Trainingsprinzipien: Spezifität, Overload und Reversibilität, die ich gleich noch näher erklären werde. Mit ihrer Hilfe können Sie festlegen, welche Muskelgruppen mit welchem Widerstand und wie vielen Wiederholungen trainiert werden müssen, damit sich Ihre Fitness verbessert. Diese Prinzipien habe ich um das Cross-Training ergänzt, da es ein weiterer wichtiger Bestandteil eines Ganzkörperprogramms ist.

Spezifität Der Erfolg Ihres Trainingsprogramms ist »übungsspezifisch«, hängt also unmittelbar von den Übungen ab, die Sie ausführen. Als Erstes müssen Sie Ihre Fitnessziele festlegen. Nur so können Sie herausfinden, welche Methoden Sie zum Erfolg führen. Wenn Sie z. B. Ihre Knochendichte erhalten wollen, muss Ihr Muskeltraining genau dort ansetzen, wo Knochensubstanz entsteht, nämlich dort, wo der Muskel belastet wird und am Knochen zieht. Sie sollten möglichst das gesamte Skelett in Ihre Übungen einbeziehen, insbesondere aber die Schwachstellen, die anfällig für Knochenbrüche sind: Oberschenkelhals, die Wirbelkörper der Wirbelsäule sowie die Handgelenke.

Overload Das Overload-Prinzip bedeutet, dass ein beliebiges Körpersystem wie Muskeln, Skelett oder Kreislauf einer größeren Belastung als normal ausgesetzt werden muss, um gekräftigt zu werden. Wer stabilere Knochen entwickeln will, muss sein Skelett stärker belasten, als das im Alltag bzw. für dessen bloßen Erhalt der Fall ist. Wie stark diese Belastung genau sein muss, ist von Mensch zu Mensch verschieden. Wenn Sie bettlägerig waren oder viel im Sitzen arbeiten, erzielen Sie bereits mithilfe der vier magischen Übungen *(s. S. 38–51)* die gewünschte Überlastung, also den Overload-Effekt. Treiben Sie dagegen ohnehin schon regelmäßig Sport, sollten Sie sich Übungen zuwenden, die den Knochenaufbau besser anregen *(s. Bodyshaping S. 17, oder Knochenaufbau S. 19).*

Reversibilität Der Trainingserfolg ist kurzlebig und verschwindet, sobald Sie mit dem Sport wieder aufhören. Wie Studien über Raumfahrt (in der Schwerelosigkeit), lange Bettruhe und Lähmung gezeigt haben, wirkt es sich äußerst negativ aus, wenn man seine Knochen nicht belastet. Denn dann schreitet ihr Abbau schneller fort als ihr Aufbau, und die Struktur wird porös und brüchig.

Cross-Training Knochen sollten gleichmäßig von mehreren Seiten beansprucht werden, weshalb man versucht, sie mit einer Reihe unterschiedlicher Bewegungsabläufe zu belasten und zu stimulieren. Wenn Sie bereits eine Sportart wie Aerobic oder Walking ausüben, bei der die Hüfte belastet wird, sollten Sie Ihr Training um Widerstandsübungen für den Oberkörper ergänzen.

VORURTEILE ÜBER MUSKELTRAINING

Vorurteil Nr. 1: Muskeltraining macht einen Muskelprotz aus Ihnen.
Fakt ist: Das gilt nur, wenn Sie für einen hohen Testosteronspiegel sorgen und mit schweren Gewichten trainieren. Die meisten Frauen können nicht viel Muskelmasse aufbauen, da ihnen die entsprechenden Hormone fehlen. Weibliche Bodybuilder befolgen ein rigoroses Trainings- und Ernährungsprogramm, um eine maximale Muskelgröße zu entwickeln. Normalerweise verlieren Frauen durch Muskeltraining Gewicht.

Vorurteil Nr. 2: Wer älter, übergewichtig oder untrainiert ist, darf kein Muskeltraining machen.
Fakt ist: Muskeltraining kann Ihnen helfen, sich jünger zu fühlen, abzunehmen und fit zu werden. Beginnen Sie mit vier bis sechs einfachen Übungen *(s. Die magischen Vier, S. 38-51)* und steigern Sie sich langsam.

Vorurteil Nr. 3: Wer ohnehin schlank ist, braucht keine Muskelmasse aufzubauen.
Fakt ist: Wer schlank ist, hat nicht notwendigerweise straffe Muskeln. Ohne Training wird die Muskelmasse langsam abgebaut und Fett eingelagert.

Vorurteil Nr. 4: Mit bestimmten Muskeltrainingsübungen kann man an bestimmten Stellen gezielt abnehmen.
Fakt ist: Einige Problemzonen lassen sich straffen. Fettdepots sind aber über den ganzen Körper verteilt und werden nur abgebaut, wenn mithilfe von Aerobic und Muskeltraining mehr Kalorien verbraucht als konsumiert werden. Wer zu breite Hüften hat und eine harmonischere Figur erzielen will, sollte straffende und formende Bodyshaping-Übungen *(s. S. 17)* für den Unterkörper mit solchen, die den Knochenaufbau des Oberkörpers unterstützen *(s. S. 19)*, kombinieren. Zahlreiche Wiederholungen sorgen für schlanke Hüften, und ein kräftigerer Oberkörper führt zu harmonischen Proportionen.

Vorurteil Nr. 5: Zum Abnehmen ist Aerobic effektiver als Muskeltraining.
Fakt ist: Sie nehmen ab, indem Sie ausgewogen trainieren: Mit Aerobic verbrennen Sie Kalorien; mit Muskeltraining kurbeln Sie den Stoffwechsel an.

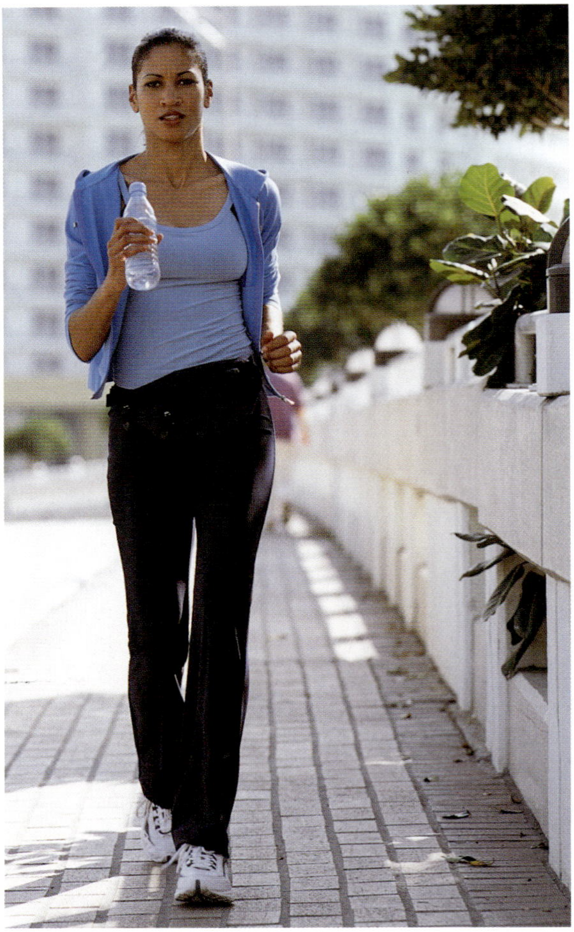

Lauftraining tut Hüften und Beinen gut, vernachlässigt aber andere Körperpartien. Trainieren Sie den Oberkörper zusätzlich mit Gewichten.

Sorgen Sie für eine möglichst abwechslungsreiche Laufroute, auf der Sie auch Hügel oder Treppen bewältigen müssen, und ziehen Sie das Tempo von Zeit zu Zeit an. Die Übungen für den Oberkörper sollten sowohl Kräftigungsübungen umfassen als auch solche für eine bessere Haltung, etwa das Rückenstrecken *(s. S. 46–49)*. Wenn Sie gerne schwimmen oder Fahrrad fahren, beides Sportarten, bei denen Knochen und Gelenke entlastet werden, sollten Sie noch Übungen dazunehmen, die Hüften und Beine belasten wie Squats *(s. S. 38–41, 60–64)* und Ausfallschritte *(s. S. 68–70)*, um Ihr Fitnessprogramm abzurunden.

WEITERE TRAININGSASPEKTE

Da jeder Mensch anders ist, hat auch jeder von uns andere Trainingsbedürfnisse. Ihr persönliches Trainingsprogramm sollte Ihre individuellen Ziele, Wünsche, Vorlieben und Voraussetzungen berücksichtigen.

Wenn es Ihr erstes Trainingsprogramm ist, sollten Sie mit möglichst einfachen Übungen beginnen, auf die Sie aufbauen und zu denen Sie immer wieder zurückkehren können. Suchen Sie sich acht bis zehn Übungen aus und trainieren Sie diese zwei bis drei Wochen lang. Achten Sie darauf, ob körperliche Beschwerden auftreten. Squats und Ausfallschritte sind beispielsweise hervorragende Übungen, können aber Knieprobleme und infolgedessen auch Schmerzen verursachen.

Beginnen Sie behutsam und steigern Sie sich schrittweise! Es wird eine Weile dauern, bis Ihnen die Bewegungen fließend gelingen und Sie ein Gefühl für die Übungen bekommen. Mit der Zeit werden sich Ihre Muskeln an die neuen Bewegungsabläufe gewöhnen. Außerdem beugt es Muskelkater vor, wenn Sie langsam beginnen. Die vorsichtige Belastung des Gewebes, das Muskeln und Knochen miteinander verbindet, stärkt die Gelenke und vermeidet Verletzungen wie Bänderrisse oder Sehnenentzündungen. Auch wenn Sie eher kräftig gebaut sind und schwere Gewichte problemlos heben können, sollten Sie Ihre Gelenke durch ein sich langsam steigerndes Training schützen. Je älter Sie sind, desto langsamer sollten Sie die Gewichte erhöhen.

Übungsauswahl und Reihenfolge Ihr Programm sollte aus mindestens acht bis zehn Übungen bestehen, die die wichtigsten Muskelgruppen beanspruchen *(s. S. 20–21)*.

Trainieren Sie erst die großen und dann die kleineren Muskelgruppen. Letztere helfen, die großen zu stabilisieren. Wenn Sie die kleineren Muskeln zuerst bis zur Erschöpfung trainieren, können diese die großen nicht mehr unterstützen – und Sie machen früher schlapp!

Methoden des Widerstandstrainings Bei der reinen Gymnastik wird nur mithilfe des Körpergewichts trainiert. Diese Form des Widerstandstrainings kann aber mit Geräten, Kurz- oder Langhanteln, Thera-Bändern und Tubings intensiviert werden.

Geräte unterstützen eine korrekte Körperhaltung und ermöglichen es Ihnen, schwerere Gewichte zu stemmen, als das beim einfachen Hanteltraining möglich wäre. In diesem Buch finden Sie mehrere Geräteübungen, die Ihr Programm für Zuhause abrunden. Allerdings lassen sich die Geräte nicht optimal auf jede Körpergröße und Beinlänge einstellen, was zu Gelenkverletzungen führen kann. Außerdem sind die Gewichte für Anfänger oft zu schwer.

Das Hanteltraining dagegen bringt ungleich entwickelte Muskeln zum Vorschein, da Arme und Beine unabhängig voneinander bewegt werden. Das kann dazu beitragen, diese Asymmetrie zu korrigieren und so das natürliche Gleichgewicht des Körpers wiederherzustellen. Hanteln machen das Gewichtheben zu einem richtigen Sport, da sie auch das Gleichgewicht und die Koordination schulen. Ein optimales Trainingsprogramm ist also eine Kombination aus Gymnastik, Hantel- und Gerätetraining.

Häufigkeit und Dauer Sie sollten mindestens zweimal die Woche mit Gewichten trainieren, aber keinen Muskel mehr als dreimal die Woche intensiv belasten. Gewähren Sie den Muskeln zwischen den einzelnen Trainings-Sessions eine Erholungspause von mindestens 24 Stunden. Diese Phasen sind für den Muskelaufbau genauso wichtig wie die Belastung beim Training. Falls Sie lieber jeden Tag trainieren, könnten Sie sich an einem Tag um den Oberkörper kümmern und am nächsten um den Unterkörper. Sollten Sie den Oberkörper jeden Tag trainieren wollen, könnten Sie abwechselnd Push- oder Pull-Übungen machen und sich z. B. an einem Tag Brust, Schultern und Trizeps und am nächsten Rücken und Bizeps vornehmen.

Die Dauer einer Trainings-Session hängt davon ab, wie viele Übungen und Sätze Sie auswählen. Die Trainingsstunden mit meinen Kunden dauern ca. 45 Minuten. Ich empfehle Ihnen, nicht länger als eine Stunde am Stück zu trainieren.

BODYSHAPING

Wenn Sie zum ersten Mal ein Fitnessprogramm absolvieren oder länger pausiert haben, sollten Sie zunächst Übungen machen, bei denen Sie mithilfe des eigenen Körpergewichts trainieren. Im Kapitel »Die magischen Vier« *(s. S. 28-55)* finden Sie vier echte Klassiker: Squats, Liegestützen, Rückenstrecken und Beckenheben. Danach können Sie mit weiteren Übungen aus diesem Buch fortfahren. Beachten Sie dabei die Hinweise in den Kästen. Mit leichten Gewichten und vielen Wiederholungen (12-15 Wh.) trainieren Sie vor allem Ihre Ausdauer.

Das richtige Gewicht

Wenn Sie schon älter oder ziemlich untrainiert sind, sollten Sie mit noch geringeren Gewichten als angegeben beginnen, z. B. mit ein paar Konservendosen (0,5 kg) aus Ihrem Küchenschrank. Wer gesund ist und keine Gelenkprobleme hat, startet mit 1-2 kg-Hanteln. Achten Sie während des Trainings auf eine korrekte Haltung und koordinieren Sie die Bewegungen mit Ihrem Atemrhythmus. Atmen Sie ein und heben Sie beim Ausatmen langsam das Gewicht. Auf diese Weise können Sie das Tempo kontrollieren. Machen Sie zehn Wiederholungen, ruhen Sie sich kurz aus und beginnen von vorn.

Wenn Sie problemlos zwei Sätze mit je zehn Wiederholungen bewältigen, können Sie mit dem eigentlichen Bodyshaping beginnen. Jetzt wird der Muskel darauf trainiert, sich vor der Ermüdung mehrmals zusammenzuziehen. Benutzen Sie dafür Gewichte, die Sie 12–15 Mal heben können, allerdings sollten Ihnen die letzten Male schon schwer fallen. Das stellt sicher, dass Sie Ihre Muskeln gut trainieren, ohne Ihre Gelenke zu überfordern.

Wie bleiben Sie fit?

Um Ihre Ausdauer weiter zu verbessern, ohne die Gewichte zu erhöhen, absolvieren Sie mehr Sätze. Damit steigern Sie Ihre Ausdauer, ohne zusätzliche Muskelkraft aufzubauen. Von Zeit zu Zeit sollten Sie die Reihenfolge der Übungen ändern, damit Ihre Muskeln »auf der Hut« bleiben. Um mit dem eigentlichen Muskeltraining fortzufahren, blättern Sie bis zum Kasten »Knochenaufbau« auf Seite 19. Doch Achtung: Diese Form des Trainings ist nicht für jedermann geeignet *(s. Warnhinweise auf S. 19)*!

Wiederholungen und Sätze Mit Wiederholungen ist gemeint, wie oft man eine bestimmte Übung absolviert bzw. ein Gewicht hebt und senkt. Je nach Übung werden beide Beine bzw. Arme gleichzeitig oder im Wechsel beansprucht. Sind bei einer Übung zwölf Wiederholungen angegeben, müssen diese zwölf Mal auf jeder Seite wiederholt werden. Wenn Sie alle Wiederholungen erst auf einer Seite absolvieren und dann auf der anderen, kommt es zu einem größeren Overload-Effekt, als wenn Sie im Wechsel trainieren und sich die betreffenden Muskeln zwischendurch kurz ausruhen können. Sie sollten immer mit der schwächeren Seite beginnen, um hier die Priorität zu setzen. Achten Sie im Gegenzug darauf, die dominante Seite nicht überzutrainieren, um ein ausgeglichenes Kräfteverhältnis zu erzielen.

Tempo der Wiederholungen Zählen Sie beim Gewichtheben bis zwei, beim Absenken bis vier. In den Muskelfasern kommt es durch das Gewichtheben zu winzigen Schäden, die an den Ruhetagen repariert werden. Während der Erholungsphase wird der Muskel kräftiger. Das Absenken des Gewichts, das dazu führt, dass sich der Muskel zusammenzieht, scheint für den Muskelaufbau wichtiger zu sein als das Heben. Deshalb sollten Sie diesen Teil der Übungen auch deutlich langsamer absolvieren.

Bewegungsradius Für optimale Ergebnisse sollte der Muskel in seiner ganzen Beweglichkeit trainiert werden. Achten Sie darauf, die Muskelanspannung während der gesamten Übung zu halten – die Muskeln dürfen sich auch beim Absenken des Gewichts nicht entspannen! Gleichzeitig sollen Sie die Gelenke nicht überbeanspruchen, indem Sie zu weit ausholende Bewegungen machen.

Intensität Sie sollten den Muskel fordern, bis er nicht mehr kann. Um diesen Erschöpfungszustand hervorzurufen, gibt es mehrere Methoden: Sie können den gewünschten Overload-Effekt entweder mit entsprechenden Gewichten erreichen oder durch die Anzahl der Wiederholungen bzw. mithilfe einer Kombination aus beidem. Ich beende einen Satz im Gewichtstraining gern mit leichten Gewichten oder Gymnastikübungen wie Liegestützen *(s. S. 42–45)* oder Squats an der Wand *(S. 38–39)*, bei denen mit dem eigenen Körpergewicht trainiert wird, um so den Muskel bis zur Erschöpfung zu belasten.

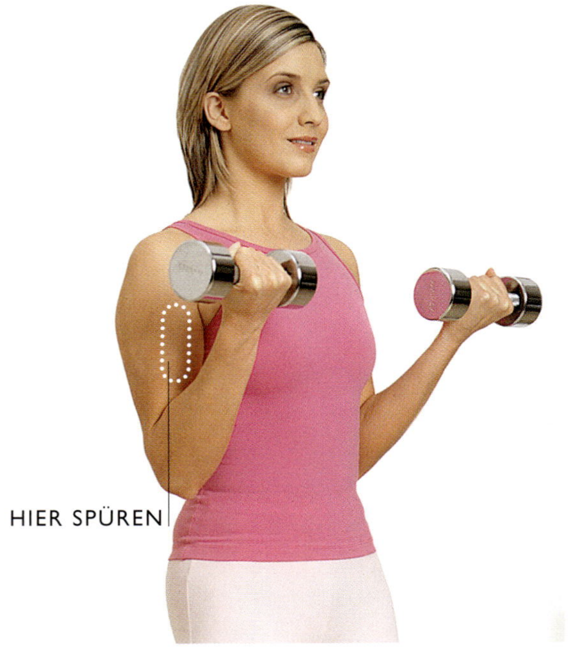

Nutzen Sie den ganzen Bewegungsradius, indem Sie den Ellbogen beim Armbeugen ganz strecken und während des Hebens maximal beugen. Der Hinweis im Bild zeigt Ihnen, auf welchen Muskel es bei der Übung ankommt. Spannen Sie ihn während der Bewegung zusätzlich bewusst an.

PLANEN SIE IHREN ERFOLG

Je genauer Sie Ihre Trainingsziele im Vorfeld definieren, desto leichter wird es Ihnen fallen, das Programm durchzuhalten. Motivationstrainer empfehlen bei der Zielsetzung häufig das so genannte SMART-System, bei dem mit spezifischen, messbaren, aktions-orientierten, realistischen und terminierten Zielen gearbeitet wird.

Spezifische Ziele Was genau wollen Sie erreichen? Abnehmen? Eine straffere Figur? Eine erhöhte Knochendichte? Erst wenn Sie sich wirklich über Ihr Ziel im Klaren sind, können Sie die entsprechenden Übungen auswählen.

Messbare Ziele. Ob Sie Ihr Ziel erreicht haben, können Sie nur feststellen, wenn es messbar ist. Spezifische Ziele sind messbar. Passen Sie wieder in Ihre Lieblingsjeans? Dann haben Sie abgenommen. Wie straff ihre Muskeln sind, beweisen Ihnen Ausdauerübungen *(siehe Fitness–Test S. 12–13)*. Die Knochendichte lässt sich ebenfalls mit einem entsprechenden Test bestimmen.

Aktions-orientierte Ziele Teilen Sie Ihr Fernziel in wöchentliche Teilerfolge auf. Das Erreichen von kurzfristigen Zielen macht Mut und zeigt Ihnen, ob Ihre langfristigen Ziele überhaupt umsetzbar sind. Sind sie mit Ihrem Lebensstil, Ihren sonstigen Terminen und Verpflichtungen vereinbar? Wenn sich Ihr Plan als unrealistisch erweist, sollten Sie ihn den tatsächlichen Gegebenheiten anpassen. Gewohnheiten ändern sich im Schnitt erst nach vier bis sechs Wochen.

Realistische Ziele Hüten Sie sich vor unrealistischen Zielen. Viele brechen das Training ab, wenn sie ihre Vorstellungen nicht sofort umsetzen und beispielsweise nicht gleich an den gewünschten Stellen abnehmen. Machen Sie einen Realitätscheck: Passen Ihre Ziele zu Ihrem Figurtyp? Eine muskulöse Frau mit einem kräftigen Knochenbau wird niemals elfenhaft zierlich sein. Suchen Sie sich Übungen aus, die Ihnen Spaß machen. Ungeliebte Übungen werden gern weggelassen.

Terminierte Ziele Legen Sie eine Zeitspanne fest, innerhalb der Sie Ihr Ziel erreichen wollen. Das hilft Ihnen durchzuhalten. Indem Sie für einen genauen zeitlichen Rahmen sorgen, beweisen Sie sich, dass Sie es mit dem Training ernst meinen. Doch bleiben Sie realistisch: Wer innerhalb eines Monats zehn Kilo abnehmen will, muss zwangsläufig enttäuscht werden. Dazu benötigt man mindestens vier oder fünf Monate.

KNOCHENAUFBAU

Sobald es Ihnen gelingt, das Bodyshaping-Programm *(s. S. 17)* vier bis acht Wochen lang zwei- bis dreimal die Woche zu absolvieren, können Sie mit dem Knochenaufbau-Programm fortfahren. Dabei trainieren Sie mit schwereren Gewichten und weniger Wiederholungen (8-12 Wh.). Dadurch wird der Muskel gekräftigt, und es wird Ihnen bald leichter fallen, schwere Lasten zu tragen oder einen steilen Hang hinaufzulaufen. Mit Hilfe dieses Trainingsprogramms lässt sich in jungen Jahren der Knochenaufbau anregen und in fortgeschrittenem Alter dem Knochenschwund entgegenwirken.

Stufenweises Trainieren

Um Ihren neuen Fitnesslevel zu halten, ergänzen Sie Ihr Übungsprogramm um bis zu drei Sätze. Fällt Ihnen das ebenfalls leicht, beginnt die nächste Aufbauphase, in der jede Übung 12–15 Mal wiederholt wird. Ändern Sie die Übungsreihenfolge von Zeit zu Zeit, um die Muskeln immer wieder neu zu fordern.

Nach einer kurzen Pause reduzieren Sie die Gewichte auf 50 bis 75 Prozent und steigern sich langsam.

Warnhinweise

Bei Bluthochruck, wiederkehrenden Nacken-, Schulter-, Ellbogen-, Hüft-, Handgelenks- oder Kniebeschwerden sollten Sie keine schweren Gewichte benutzen. Falls Sie Rückenprobleme haben, sollten Sie Ihren Arzt oder Physiotherapeuten um Rat fragen.

Trainieren Sie unbedingt Ihren gesamten Körper. Wenn Sie Probleme mit dem unteren Rücken oder den Knien haben, vernachlässigen Sie diese beim Trainieren nicht. Fragen Sie einen Experten, welche Übungen sich für Ihre Schwachstellen eignen.

Die richtigen Gewichte wählen

Manche Trainer empfehlen schwere Gewichte für den Knochenaufbau. Meiner Erfahrung nach variieren die Obergrenzen nicht nur von Mensch zu Mensch, sondern sogar innerhalb des Körpers. Zu schwere Gewichte können zu Nacken-, Schultern-, Ellbogen-, Rücken- oder Knieproblemen führen. Eine Muskelgruppe verträgt eventuell schwere Gewichte, eine andere dagegen gar nicht. Die richtigen Gewichte zu finden, ist ein längerer Prozess.

GEZIELT TRAINIEREN

Ein Ganzkörper-Training sollte mindestens acht bis zehn verschiedene Übungen für die wichtigsten Muskelgruppen beinhalten. Dieser anatomische Überblick wird Ihnen bei der Zusammenstellung Ihres Programms helfen. Beginnen Sie mit den großen Muskelgruppen und widmen Sie sich anschließend den kleineren *(s. S. 21)*.

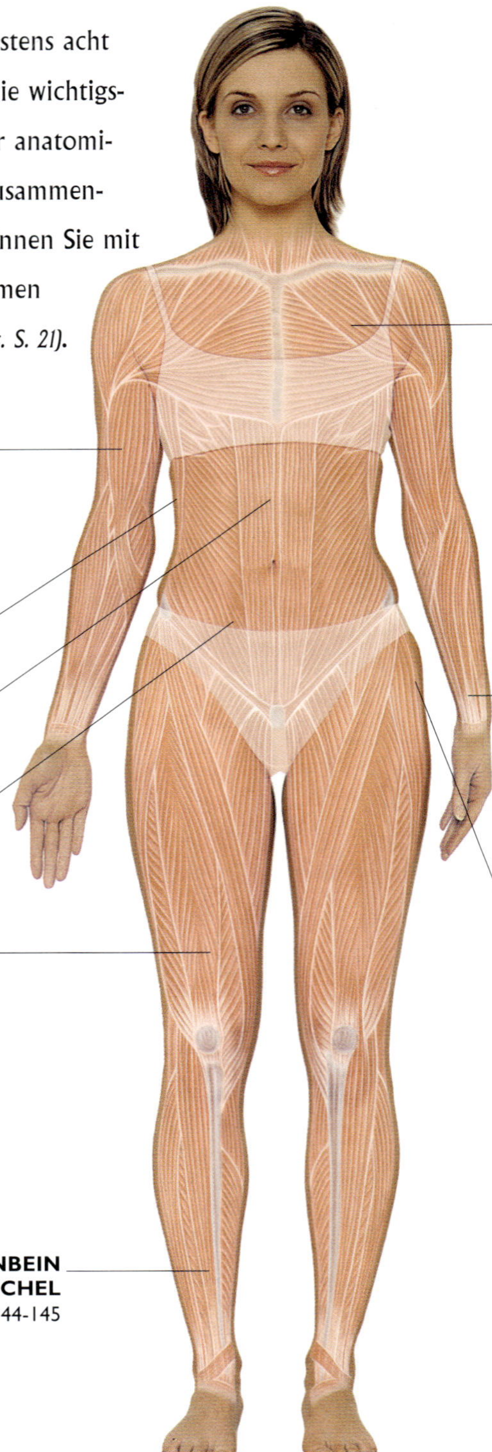

ARME
Bizeps
Armbeugen im Wechsel, s. S. 116
3x7 Armbeugen, s. S. 117

BAUCH
Beckenheben, s. S. 50-51
Brücke, s. S. 138-141
Schräge Bauchmuskeln
Bauchpressen diagonal, s. S. 130
Side-Twist mit Ball, s. S. 131
Gerade Bauchmuskeln
Beckenheben mit gestreckten Beinen, s. S. 128
Bauchpressen mit eingezogenem Nabel, s. S. 129
Bauchpressen auf Ball, s. S. 129
Quere Bauchmuskeln
Käfer, s. S. 132-135

OBERSCHENKELVORDERSEITE
Quadrizeps
Pliés, s. S. 34, 66-67
Squats, s. S. 38-41, 60-62
Beinpressen, s. S. 63-64
Ausfallschritte, s. S. 68-70
Beinstrecken, s. S. 72-73

UNTERSCHENKEL, SCHIENBEIN UND KNÖCHEL
Knöchel kräftigen, s. S. 144-145

BRUST
BRUSTMUSKELN
Liegestützen, s. S. 42-45
Armstrecken über den Kopf, s. S. 103
Flyings, s. S. 104
Brustpressen, s. S. 105
Brustpressen an der Brustpresse, s. S. 107
Flyings an der Maschine, s. S. 108

UNTERARM, HANDGELENK
Kräftigung der Handgelenke, s. S. 142-143

OBERSCHENKEL-AUSSENSEITE
Abduktoren
Beinheben, s. S. 80
Beinheben auf Ball, s. S. 81
Hüftabduktion im Sitzen, s. S. 82
Side-Steps mit Tubing, s. 84

DIE GROSSEN MUSKELGRUPPEN

Trainieren Sie erst die großen Muskelgruppen und dann die kleinen: **Hüfte und Oberschenkel** (Pomuskeln, Quadrizeps, Schenkelbeuger, Adduktoren, Abduktoren), **Rücken** (Großer Rückenmuskel, Rautenmuskel, Kapuzenmuskel, langer Rückenstrecker), **Brust** (Brustmuskeln), **Schulter** (Deltamuskeln), **Arme** (Bizeps, Trizeps) und Bauch (Gerade, quere und schräge Bauchmuskeln).

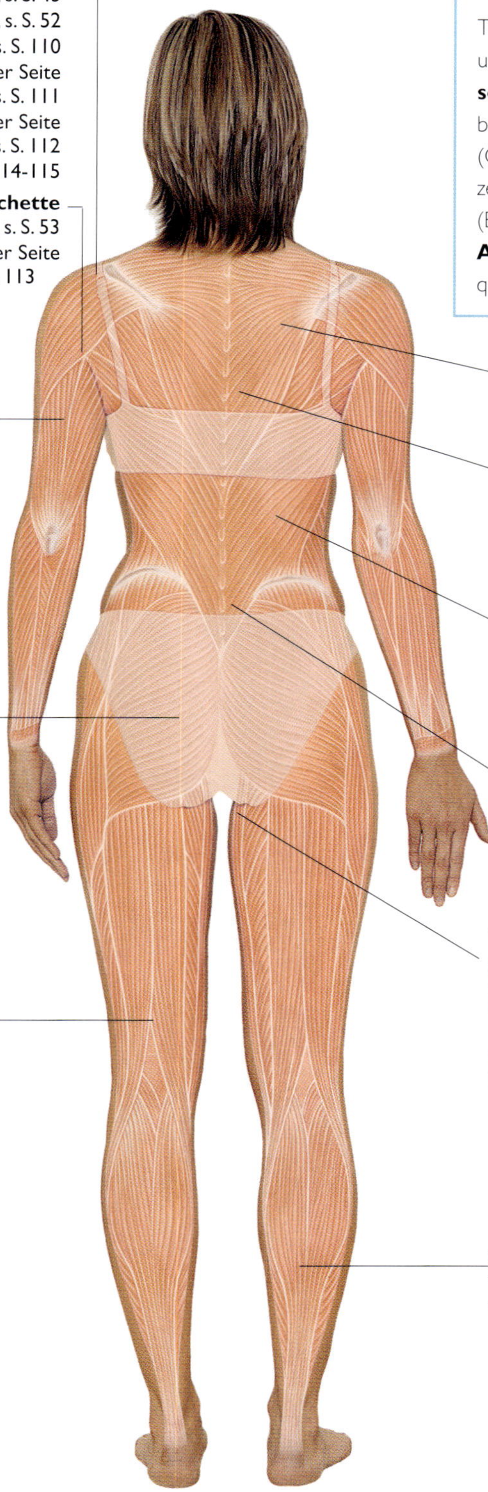

SCHULTERN

Deltamuskeln

Liegestützen diagonal, s. S. 43
Horizontale Abduktion, s. S. 52
Frontheben nach vorn, s. S. 110
Seitheben, auf der Seite liegend, s. S. 111
Flyings nach hinten, auf der Seite liegend, s. S. 112
»Ys« und »Ts« auf Ball, s. S. 114-115

Rotatorenmanschette

Außenrotation nach außen, s. S. 53
Außenrotation, auf der Seite liegend, s. S. 113

ARME

Trizeps

Trizepsstrecken im Liegen, s. S. 105
Armbeugen nach hinten, s. S. 118-119
Trizeps-Push-down mit einem Arm, s. S. 120
Trizeps-Liegestütze, auf der Seite liegend, s. S. 121

PO

Pomuskeln

Pliés, s. S. 34
Squats, s. S. 38-41, 60-62
Beinpressen, s. S. 63-64
Ausfallschritte, s. S. 68-70
Po-Lift, s. S. 74
Becken-Lift, s. S. 76
Brücke mit Ball, s. S. 77

OBERSCHENKEL RÜCKSEITE

Schenkelbeuger

Beinheben mit gestrecktem Bein, s. S. 75
Brücke mit Ball, s. S. 77
Beinbeugen auf Ball, s. S. 77
Beinbeugen an der Maschine, s. S. 78

RÜCKEN

Vorderer Sägezahnmuskel

Schulterblätter nach vorn drücken, s. S. 102
Schulterblätter nach vorn drücken an der Brustpresse, s. S. 106

Kapuzen- und Trapezmuskeln

Haltungsübung, s. S. 52-53
Rudern, vorgebeugt, s. S. 95
Schulterblätter zusammenziehen, s. S. 96
Rudern für den oberen Rücken, s. S. 97
Flyings nach hinten an der Maschine, s. S. 109

Großer Rückenmuskel

Rudern mit einem Arm, s. S. 94
Rudern, vorgebeugt, s. S. 95
Rudern, s. S. 96
Schulterstrecken, s. S. 97
Pull-downs, s. S. 98-101
Armbeugen über dem Kopf, s. S. 103

Langer Rückenstrecker

Rückenstrecken, s. S. 46-49
Rückenstrecken auf dem Beinbeuger, s. S. 79
Arm- und Beinheben, s. S. 136-137

OBERSCHENKEL INNENSEITE

Adduktoren

Pliés, s. S. 34, 66-67
Beinheben für die Oberschenkelinnenseiten, s. S. 81
Grätsche mit Tubing, s. S. 85
Hüftadduktion im Sitzen, s. S. 83

UNTERSCHENKEL, WADEN

Wadenheben an der Beinpresse, s. S. 65
Wadenheben, s. S. 71

AUSRÜSTUNG

Für den Anfang empfehle ich Ihnen zwei Paar Hanteln (1 kg und 2 kg oder 2 kg und 4 kg, je nach Fitnesslevel), ein Paar Gewichtsmanschetten (1 kg), drei Therabänder (1,2 m lang) mit verschiedenen Zugstärken sowie eine Gymnastikmatte. Sie können anfangs auch Haushaltsgegenstände (z. B. Konservendosen) zu Hanteln umfunktionieren. Ein dicker Teppich reicht für die meisten Übungen als Unterlage ebenfalls aus.

KLEIDUNG

Tragen Sie bequeme Kleidung, in der Sie genügend Bewegungsfreiheit haben. Eng anliegende Kleidung hat den Vorteil, dass Sie die korrekte Ausführung der Übungen besser kontrollieren können. Der Stoff sollte auf jeden Fall atmungsaktiv sein. Wählen Sie Schuhe, die Ihren Füßen guten Halt bieten. Für das Cross-Training geeignete Modelle sind besonders zu empfehlen, da der Fuß darin sehr beweglich bleibt. Joggingschuhe sind weniger geeignet, da sich der Fuß darin nur nach vorn oder hinten bewegen kann.

BESONDERE EMPFEHLUNGEN

Bei meinen Empfehlungen habe ich in erster Linie auf Sicherheit und ein gutes Preis-Leistungs-Verhältnis geachtet.

Hanteln bestehen normalerweise aus Metall und sind mit grauem Emaille, Chrom, Vinyl oder Neopren (enthält Latex) überzogen. Emaille oder Chrom kann nach einer Weile absplittern und zu Verletzungen führen. Dieses Risiko besteht bei Vinyl- oder Neopren-Beschichtungen nicht. Diese Hanteln sind besonders angenehm in der Handhabung und werden in leuchtenden Farben hergestellt. Ich bevorzuge Neopren-Hanteln, da sie auch mit feuchten Händen noch griffig sind. Hanteln sind in jedem Sportfachgeschäft erhältlich. Sie können 0,5 kg, 1 kg, 2 kg, 3 kg und mehr wiegen.

Gewichtsmanschetten gibt es in verstellbarer und nicht verstellbarer Ausführung. Die 1-kg-Variante ist vielseitig einsetzbar, aber die verstellbaren Paare (bis zu 2 oder

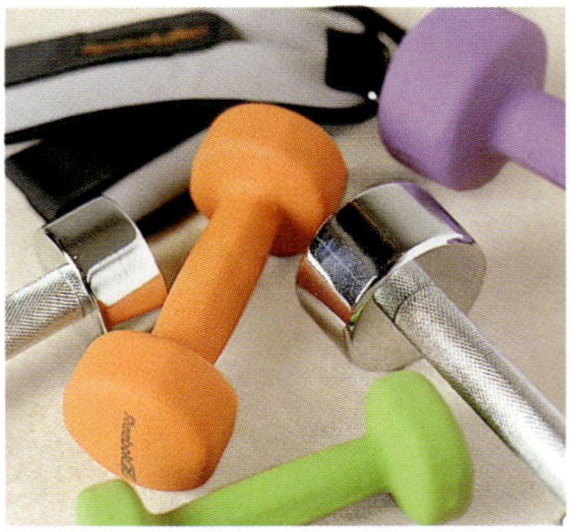

Es gibt Hanteln aus verschiedenen Materialien. Die Hanteln sollten gut in der Hand liegen. Bei Gewichtsmanschetten ist wichtig, dass sie sich problemlos befestigen lassen.

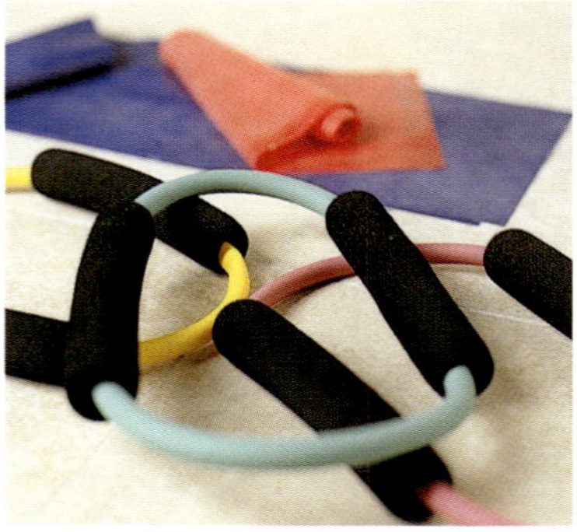

Verschiedenfarbige Therabänder und Tubings zeigen verschiedene Zugstärken an. Schaumstoffgriffe sorgen für angenehmen Halt und bieten Schutz, wenn sie am Fuß befestigt werden.

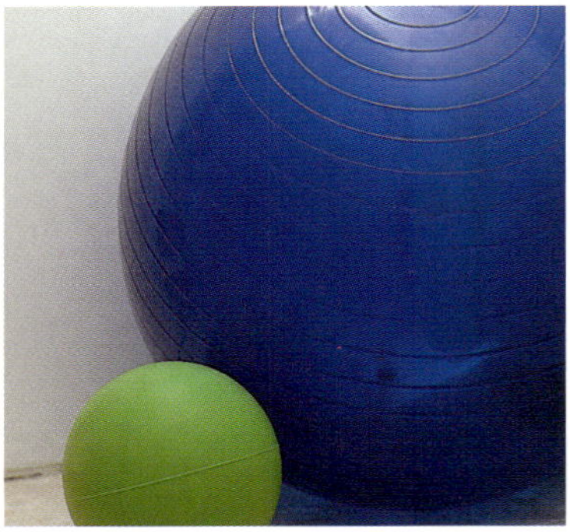

Bälle gibt es in mehreren Größen und Gewichten. Gymnastikbälle eignen sich optimal für das Gleichgewichtstraining, während kleine und mittelgroße Medizinbälle Gewichte ersetzen.

4,5 kg pro Bein) sind oft praktischer. Achten Sie beim Kauf auf die Länge des Verschlussbandes. Ich bevorzuge eine nicht verstellbare 1 kg schwere Gewichtsmanschette mit langem Verschlussband, weil sie sowohl am Knie als auch am Handgelenk getragen werden kann. Wenn Sie Probleme mit den Handgelenken haben (z. B. bei Arthritis), stellen diese Gewichte eine gute Alternative zu Hanteln dar.

Gymnastikmatten sind in verschiedenen Schaumstoff-Dichten erhältlich. Außerdem gibt es sie zum Aufrollen oder Falten. Bei den faltbaren Matten finde ich die aus hartem Schaumstoff besser. Sie fühlen sich zwar etwas steif an, sind aber erstaunlich elastisch. Bei den aufrollbaren Matten ziehe ich die weicheren vor (*siehe Bezugsquellen, S. 159*), da sie gut gepolstert und rutschfest sind. Eine rutschfeste Yogamatte tut es zwar auch, ist aber nicht so bequem.

Therabänder und Tubings Bänder der bekannten Marken *(s. S. 159)* sind von verlässlicher Qualität. Verschiedene Farben kennzeichnen die Zugstärken: Leicht, mittelstark und schwer. Sie benötigen mindestens zwei Bänder – leicht und mittelstark oder mittelstark und schwer. Das 1,2-m-Band ist vielseitiger als das 90-cm-Band. Besser zu fassen sind Tubings, die mit Griffen ausgestattet oder mit Schaumstoff versetzt sind. Für die Bänder sind allerdings auch separate Griffe erhältlich.

Bänder und Tubings sollten sachgerecht aufbewahrt und regelmäßig überprüft werden. Pudern Sie die Therabänder von Zeit zu Zeit mit Babypuder oder Mehl und legen Sie sie flach in eine Plastiktüte. Falls Sie sich während des Trainings verknoten, sollten Sie sie vor dem Verstauen entwirren. Auf diese Weise bleiben sie länger elastisch. Nach einiger Zeit werden wahrscheinlich kleine Löcher oder Risse auftreten. Da die Bänder dann zerreißen könnten, sollten sie in diesem Fall ausgetauscht werden.

Gymnastikbälle Es gibt sie mit 45, 55, 65 oder 75 cm Durchmesser. Welcher Ball für Sie geeignet ist, hängt von Ihrer Körpergröße und Beinlänge ab. (Wenn Sie auf dem Ball sitzen, sollten Ober- und Unterschenkel einen rechten Winkel bilden.) Für den Ball benötigen Sie außerdem eine spezielle Luftpumpe.

Medizinbälle sind in mehreren Größen und Gewichten erhältlich. Sie können mit einem 15–20 cm großen, sehr leichten Ball (z. B. einem Strandball) beginnen und später mit einem mit Gummi oder Gel gefüllten Ball (1-6,7 kg) trainieren. Ich benutze am liebsten einen 1,8 kg schweren Medizinball.

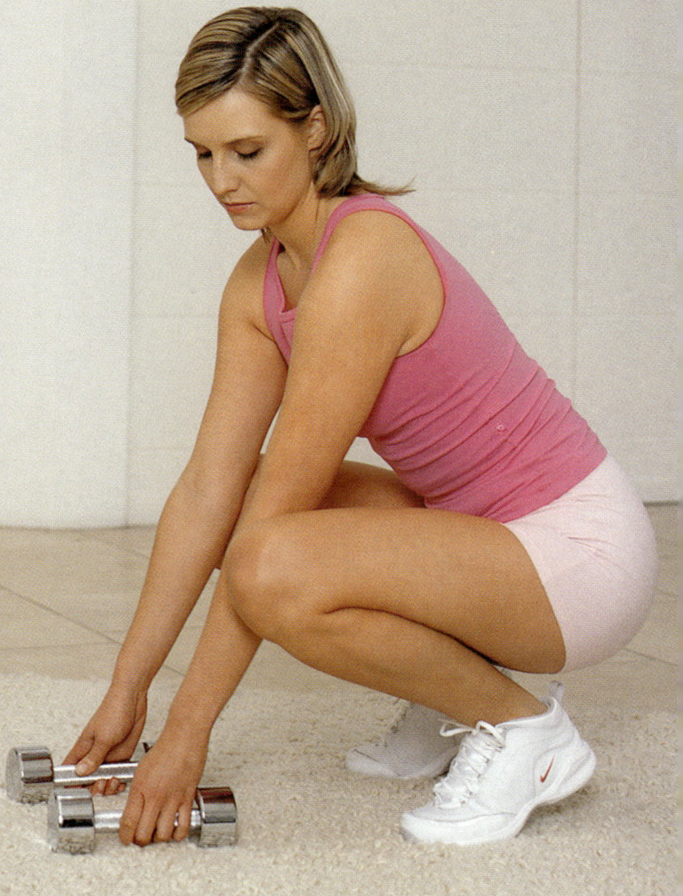

Die richtige Haltung *(rechts)* Heben Sie Hanteln vom Boden auf, indem Sie mit geradem Rücken in die Knie gehen. Da die großen Beinmuskeln die Arbeit machen, ist Ihr Rücken geschützt.

DIE RICHTIGE HALTUNG

Eine korrekte Haltung schont die Wirbelsäule und garantiert voll funktionsfähige Gelenke. Muskeln sorgen für die richtige Position der Wirbelsäule beim Sitzen, Stehen und in Bewegung. Die meisten Menschen haben unterschiedlich entwickelte Muskeln: Manche sind verkürzt, andere dagegen länger, aber schwächer. Eine Kombination aus Widerstandstraining und Dehnübungen kann helfen, dieses Ungleichgewicht zu korrigieren.

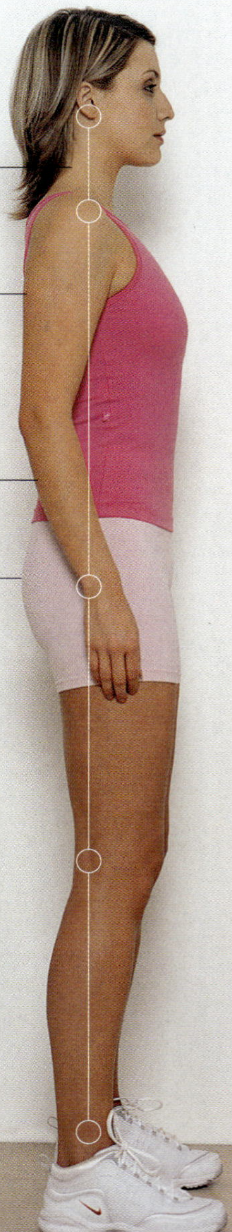

DIE RICHTIGE HALTUNG, SEITENANSICHT:

Eine korrekte Haltung – was versteht man eigentlich darunter? Sie stehen richtig, wenn alle Körpersegmente vom Kopf über Schultern, Hüften und Knie bis zu den Füßen eine Linie bilden. Mithilfe einer Wand können Sie feststellen, ob Sie gerade stehen. Stellen Sie sich im Profil davor (***siehe links***). Ohr, Schulter, Hüfte, Knie und Knöchel sollten eine Linie bilden. Gemeinsam mit einem Partner können Sie Ihre Haltung gegenseitig überprüfen. Die meisten Fehlhaltungen beruhen auf einem vorgestreckten Kinn, hochgezogenen Schultern, herausgestrecktem Bauch, einem Hohlkreuz oder durchgedrückten Knien.

Die richtige Haltung für Übungen im Stehen, Vorderansicht:

Stellen Sie sich vor einen Spiegel und prüfen Sie, ob Ihre Haltung korrekt ist.

- Die Füße sind parallel und stehen hüftbreit auseinander. Spüren Sie Ihr Gewicht auf den Fußballen, Fußaußenkanten und Fersen.
- Die Knie sind leicht gebeugt. Strecken Sie sie auf keinen Fall durch.
- Legen Sie die kleinen Finger auf die Hüfte und die Daumen unter die Rippen. Rippen und Hüften sollten eine Ebene bilden, das Becken ist in neutraler Stellung, d.h. weder nach vorne noch nach hinten gekippt.
- Heben Sie den Brustkorb und ziehen Sie die Schulterblätter nach unten und hinten.
- Wirbelsäule, Hals und Kopf bilden eine Linie.

SO VERBESSERN SIE IHRE HALTUNG

Unter einer schlechten Haltung haben vor allem die Gelenke zu leiden, was Kopfschmerzen, Nacken- und Schulterverspannungen, Ischias-, Hüft- und Knieprobleme zur Folge haben kann. Eine korrekte Haltung fördert die seelische Ausgeglichenheit. Eine gute oder schlechte Haltung ist Gewohnheit, die aus immer wiederkehrenden Bewegungsmustern entsteht. Ein paar simple Übungen werden Ihnen helfen, neue Gewohnheiten zu entwickeln.

Machen Sie die Wirbelsäule lang! Diese Übung hilft Ihnen, die natürliche Krümmung der Wirbelsäule wiederherzustellen. Atmen Sie tief in den Bauch und streben Sie mit Ihrem Scheitel gewissermaßen in Richtung Zimmerdecke. Stellen Sie sich vor, wie sich Ihr Rumpf verlängert, indem sich der Raum zwischen Rippen und Hüfte dehnt und die Wirbelsäule auseinander gezogen wird. Weiten Sie Ihre Brust, indem Sie den Brustraum mit Luft füllen. Dann atmen Sie aus und bleiben trotzdem ganz gerade.

Richten Sie das Becken optimal aus! Die Position des Beckens sorgt für die Krümmung im unteren Rücken. In der neutralen Haltung ***(siehe oben rechts)*** befindet sich der Rücken genau in der Mitte zwischen maximaler Wölbung und völliger Flachheit. Wenn Sie auf dem Rücken liegen oder gerade an einer Wand lehnen, sollte gerade so viel Platz sein, dass Sie Ihre Hand dazwischenschieben können. Falls Sie einen eher flachen Rücken haben, dehnen Sie die Schenkelbeuger ***(S. 87)***, da verkürzte Schenkelbeuger das Becken nach hinten ziehen. Falls Sie ein deutliches Hohlkreuz aufweisen, dehnen Sie die Hüftbeuger ***(S. 86)***. Verkürzte Hüftbeuger ziehen das Becken nach vorne.

Korrigieren Sie hängende Schultern! Die Nackenpresse ***(Mitte rechts)*** trainiert die Muskeln des Nackens und des oberen Rückens und sorgt dafür, dass Kopf, Hals und Schultern wieder eine Linie bilden. Die »W«-Übung ***(unten rechts)*** stärkt die Muskeln des mittleren Rückens und hält ihn gerade. Folgen Sie bei allen Übungen Ihrem natürlichen Atemrhythmus.

NEUTRALE RÜCKENHALTUNG

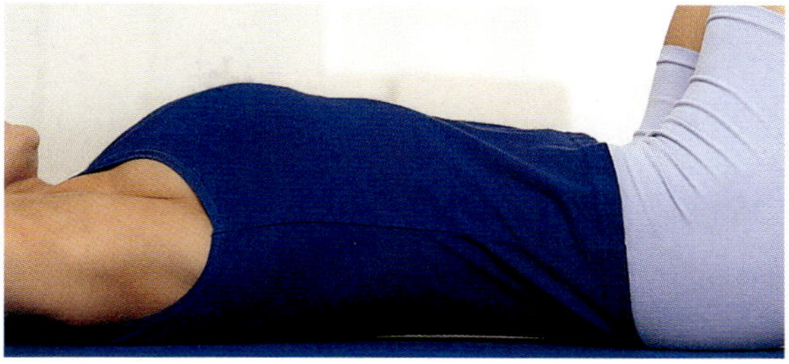

Legen Sie sich auf den Rücken und stellen die Füße auf. Heben Sie Ihr Becken *(s. S. 50)*, dann entspannen Sie sich, bis der untere Rücken in die natürliche Krümmung findet.

NACKENPRESSE

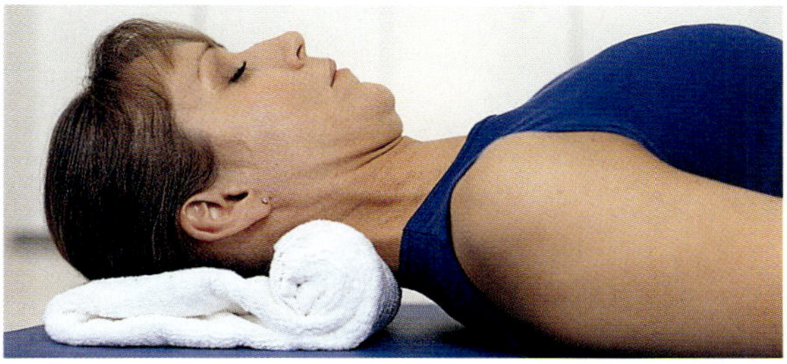

Zur Kräftigung des Nackens legen Sie sich auf den Rücken. Die Beine sind gebeugt, die Füße aufgestellt. Legen Sie ein Handtuch unter den Nacken. Zählen Sie beim Ausatmen bis fünf und pressen Sie den Nacken dabei in das Handtuch. Nacken entspannen und einatmen. Täglich zehnmal wiederholen!

»W«-ÜBUNG (Schulterblätter zusammenpressen)

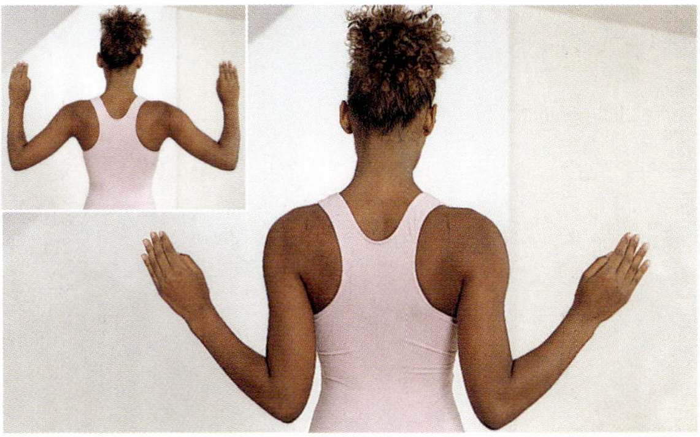

Um den mittleren Rücken zu stärken, strecken Sie die Arme zur Seite und winkeln dann an den Ellbogen zu einem »W« an *(kleines Bild)*. Einatmen und die Schulterblätter beim Ausatmen nach unten und zusammenziehen. Täglich zehnmal wiederholen!

EIN STABILER RUMPF

Nachdem Sie gelernt haben, die Wirbelsäule gerade zu halten (*s. S. 24–25*), fahren Sie damit fort, Ihren Rumpf zu stabilisieren. Das funktioniert mit einem Training für die Muskeln, die Ihre Wirbelsäule kontrollieren. Sie werden gekräftigt und gedehnt, außerdem gleichen die Übungen Asymmetrien aus und sorgen so für eine gute Haltung. Ein kräftiger Rumpf ist die Voraussetzung für korrekt ausgeführte Bewegungen in allen Regionen des Körpers.

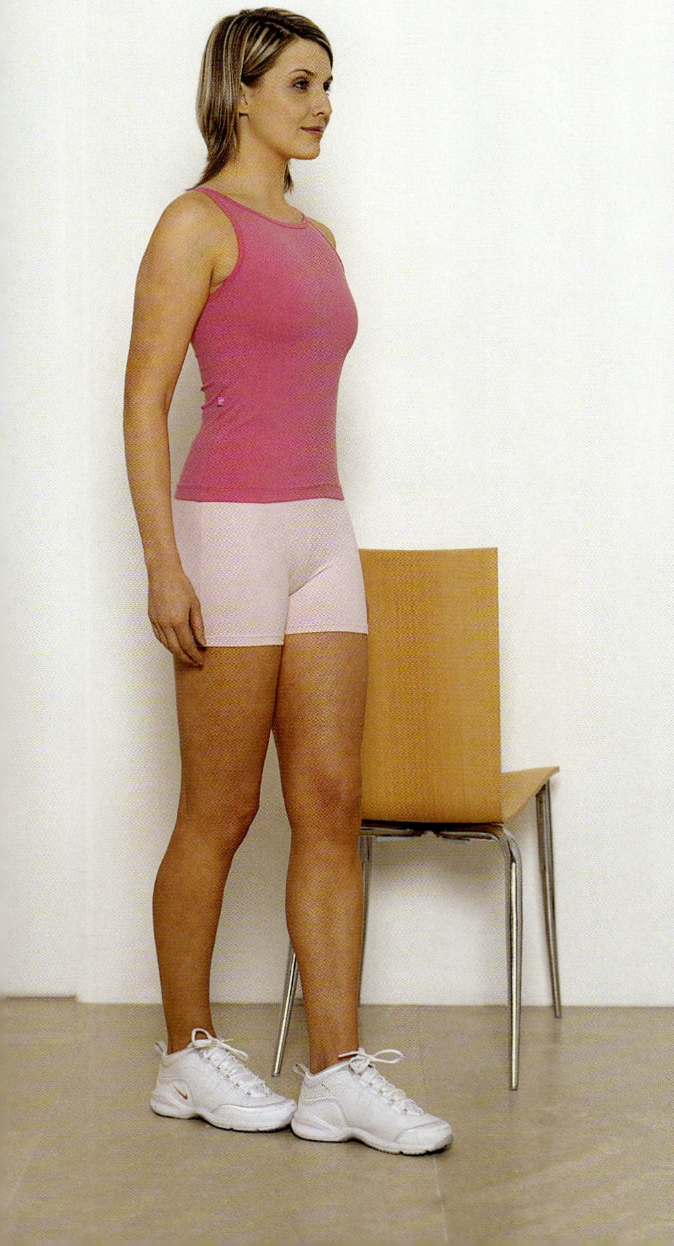

GLEICHGEWICHTSTRAINING

Ein außerordentlich wichtiger Aspekt der Stabilisierung ist das Gleichgewichtstraining. Die Gleichgewichtszentren – Augen, Ohren und Füße – decken Ungleichgewicht und Haltungsfehler auf. Im Alter von etwa 20 Jahren ist der Gleichgewichtssinn am besten ausgeprägt und bleibt bis ca. Mitte 40 sehr gut. Danach lässt er, wenn auch zunächst kaum spürbar, immer mehr nach. Doch jeder von uns kann sein Gleichgewicht trainieren. Wer sein Reaktionsvermögen verbessert, ein Stolpern leichter abfängt und seine Bewegungsrichtung rascher ändern kann, senkt das Sturz- und Verletzungsrisiko.

Wenn Sie gerade erst damit beginnen, Ihren Gleichgewichtssinn zu trainieren, sollten Sie den »Tandem-Stand« (***links***) ausprobieren. Stellen Sie sich zur Sicherheit neben einen Stuhl, an dem Sie sich allerdings möglichst nicht festhalten sollten. Setzen Sie einen Fuß exakt vor den anderen und fixieren Sie einen Punkt vor Ihnen. Wenn Sie 30 Sekunden in dieser Position verharren können, versuchen Sie dasselbe mit geschlossenen Augen.

Um das dynamische Gleichgewicht zu trainieren, nehmen Sie nun die Bewegung dazu. Gehen Sie geradeaus, indem Sie die Füße exakt voreinander setzen. Oder machen Sie einen Ausfallschritt nach vorn (***s. S. 69***). Schließen Sie dann die Beine wieder, sodass beide Füße parallel stehen, und wiederholen Sie den Ausfallschritt mit dem anderen Bein. Fahren Sie mit dieser Übung fort und bewegen Sie sich konstant vorwärts.

DAS GLEICHGEWICHT VERBESSERN

Als Nächstes trainieren Sie Ihr Gleichgewicht, indem Sie den festen Boden gegen einen beweglichen Ball tauschen. Wenn Sie auf dem Ball sitzen, müssen Sie die Ballbewegung ständig ausgleichen, um im Gleichgewicht zu bleiben. Dabei werden die Muskeln in den Füßen, Beinen, Hüften und in der Wirbelsäule aktiviert. In einigen Schulen wurden die Stühle bereits durch solche Sitzbälle ersetzt, um die Haltung von Kindern zu verbessern. Ich selbst benütze auch einen Ball als Schreibtischstuhl.

Ein solcher Ball trainiert darüber hinaus das Koordinationsvermögen. Das Training mit einem instabilen Untergrund ist die beste Methode, um falsche Bewegungsmuster zu korrigieren. Denn in diesem Fall helfen alte Gewohnheiten nicht weiter. Ist die erste Unsicherheit überwunden, werden neue, gesündere Bewegungsabläufe gespeichert.

Welche Ballgröße für Sie die richtige ist, hängt von Ihrer Körpergröße und Beinlänge ab: Achten Sie darauf, dass Ober- und Unterschenkel einen rechten Winkel bilden, wenn Sie auf dem Ball sitzen. Ein Ball in der falschen Größe ist nicht nur unbequem, sondern kann Ihrer Wirbelsäule und Ihren Gelenken schaden.

Legen Sie sich zum Üben auf den Rücken und lassen Sie Ihre Unterschenkel so auf dem Ball ruhen, dass sie mit den Oberschenkeln einen rechten Winkel bilden (***siehe Brücke mit Ball, S. 77***). Für die Übungen in »Tischposition« oder Bauchlage beachten Sie die nebenstehenden Hinweise.

UMSETZUNG WÄHREND DES TRAININGS

Wenn Sie alle genannten Aspekte berücksichtigen, ist Ihr Körper gut auf die folgenden Übungen vorbereitet. Sie werden bestimmt froh darüber sein, wenn Sie das nächste Mal schwer bepackt bei schlechtem Wetter auf dem Nachhauseweg sind – in der einen Hand die Einkaufstüten, in der anderen den Regenschirm und über der Schulter die Handtasche – und zwar ohne zu stolpern. Nutzen Sie den Gymnastikball, um für derartige Situationen gerüstet zu sein!

TISCHPOSITION

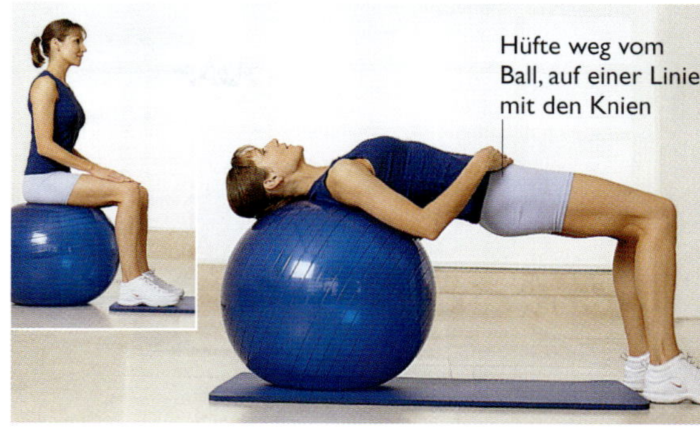
Hüfte weg vom Ball, auf einer Linie mit den Knien

Auf einen Ball setzen. Ober- und Unterschenkel bilden einen rechten Winkel. Die Füße nach vorne bewegen, bis nur noch Kopf, Nacken und Schultern auf dem Ball liegen. Eventuell mit den Händen seitlich am Ball festhalten. Zum Wiederaufrichten Füße Richtung Ball bewegen und Oberkörper hochrollen.

BAUCHLAGE

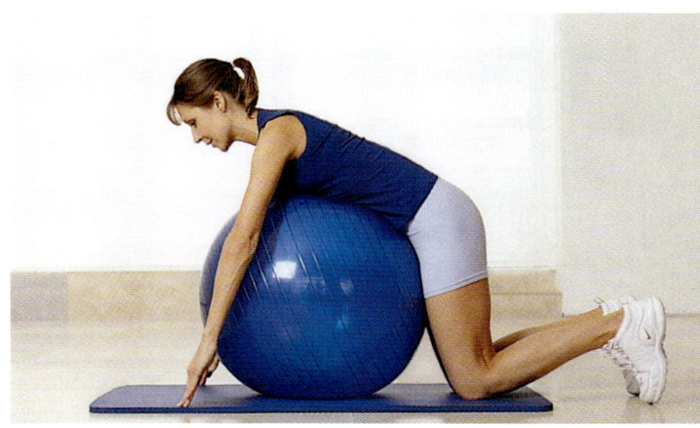

1 Legen Sie sich bäuchlings mit dem Gesicht nach unten auf den Ball. Rollen Sie ein wenig nach vorn, bis Finger, Knie und Zehen den Boden berühren.

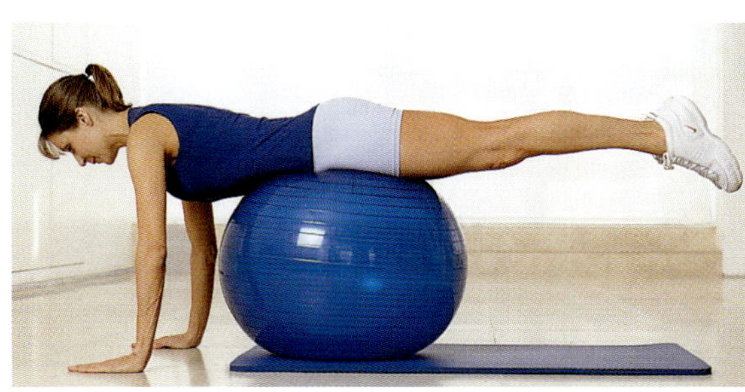

2 Die Hände nach vorn bewegen, bis Sie mit den Hüften auf dem Ball liegen; auf die Handflächen stützen. Um in die Ausgangsposition zurückzukehren: Bewegungsablauf umkehren.

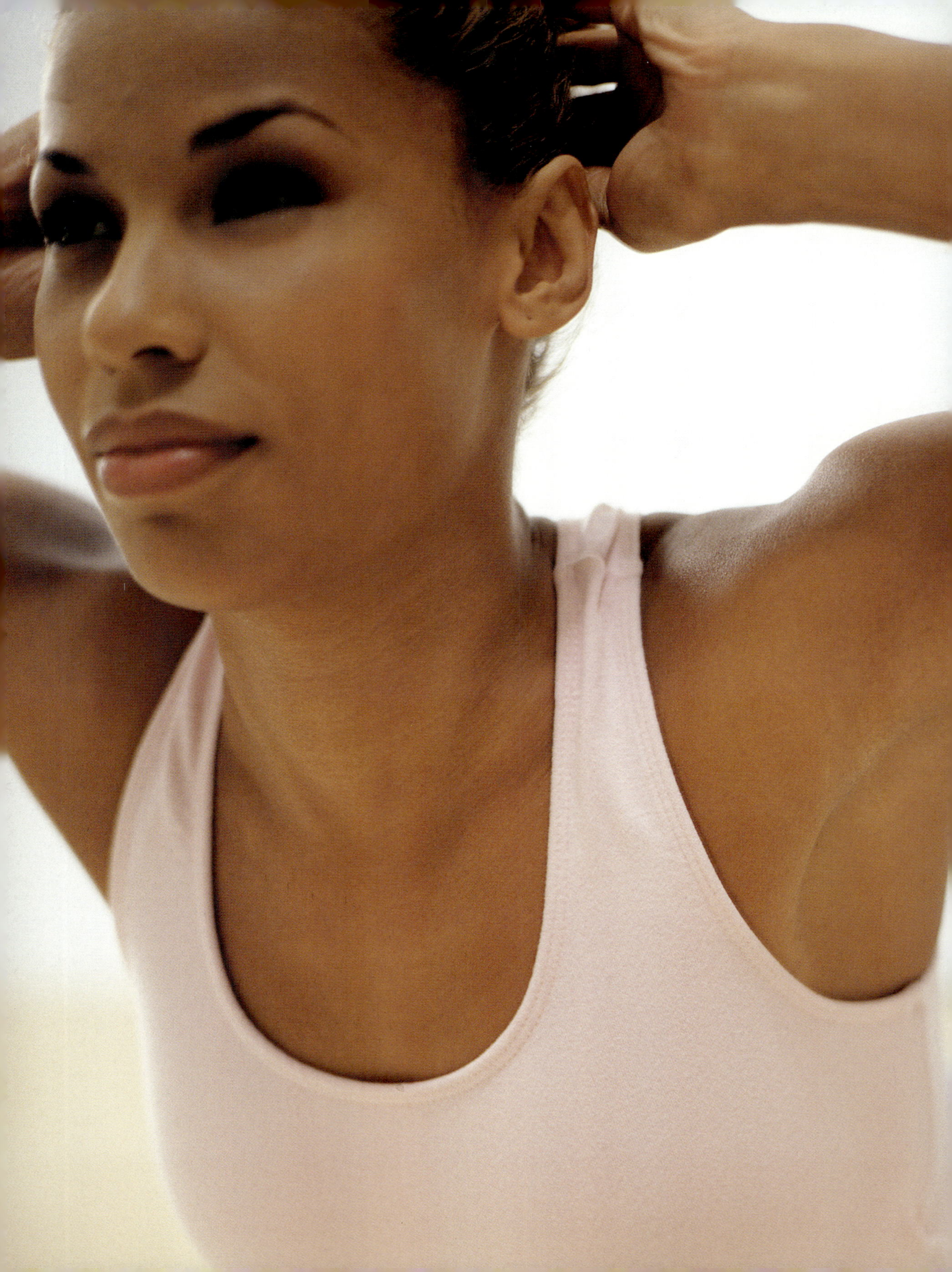

DIE MAGISCHEN VIER

Am Anfang unseres Muskeltrainingsprogramms stehen vier ganz einfache Übungen: Squats, Liegestützen, Rückenstrecken und Beckenheben, die zusammen bereits ein Mini-Workout für den ganzen Körper ergeben. Da nur mithilfe des eigenen Körpergewichts trainiert wird, können Sie die Übungen fast jederzeit und überall ausführen. Selbst wenn Sie nicht mit den anderen Übungen fortfahren, werden Sie bei regelmäßigem Training schon von diesen Vieren profitieren. Die vier Übungen bilden das Basisprogramm, zu dem Sie jederzeit zurückkehren können, wenn Sie in Zeitnot sind. Bei Stress bieten Sie Ihnen eine »aktive Erholung« von ihrem normalen Trainingsprogramm.

»Ich habe mit Mitte vierzig angefangen, bei Joan zu trainieren. Je mehr meine Muskeln sich strafften, desto besser wurde meine Figur. Ich wirke jünger und fühle mich wesentlich energiegeladener und selbstbewusster als früher.« *Jean*

DIE PROGRAMME AUF EINEN BLICK

Wer nicht mehr so in Form ist, beginnt mit dem Programm für Anfänger (Level 1). Absolvieren Sie es mindestens zwei Mal die Woche und ergänzen Sie es durch Therabandübungen, um die Haltungsmuskulatur zu kräftigen. Später trainieren Sie auf einem anderen Level bzw. mit anderen Programmen weiter.

LEVEL 1 (LEICHT)

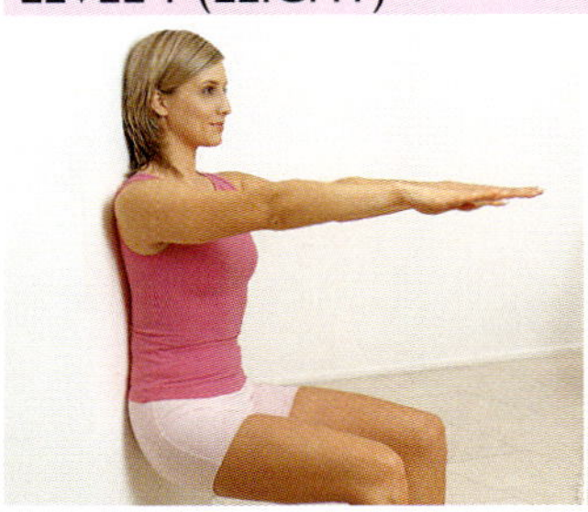

1 Squats an der Wand *(s. S. 38)*

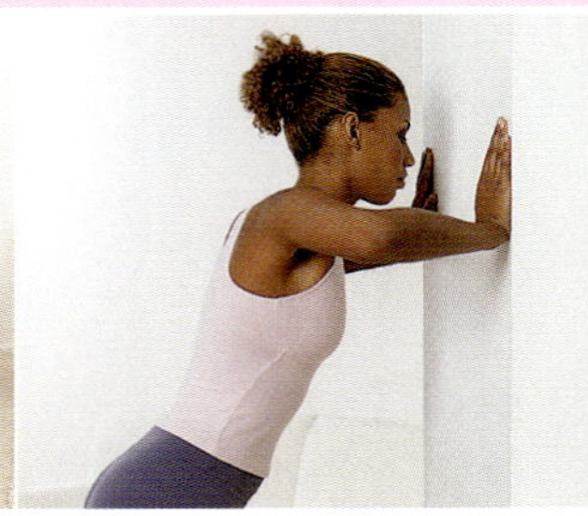

2 Liegestützen an der Wand *(s. S. 42)*

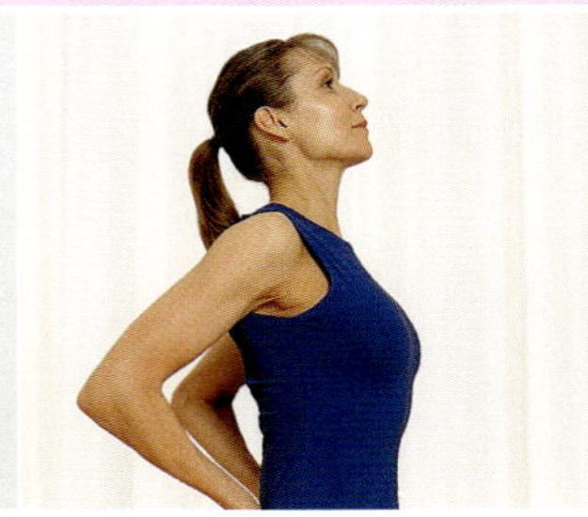

3 Rückenstrecken im Stehen *(s. S. 46)*

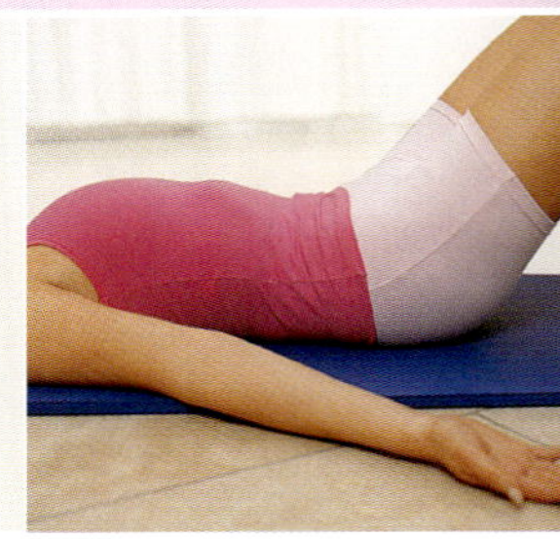

4 Beckenheben im Liegen *(s. S. 50)*

LEVEL 2 (MITTEL)

Diagonale oder halbe Liegestützen absolvieren

Entweder den Sonnengruß

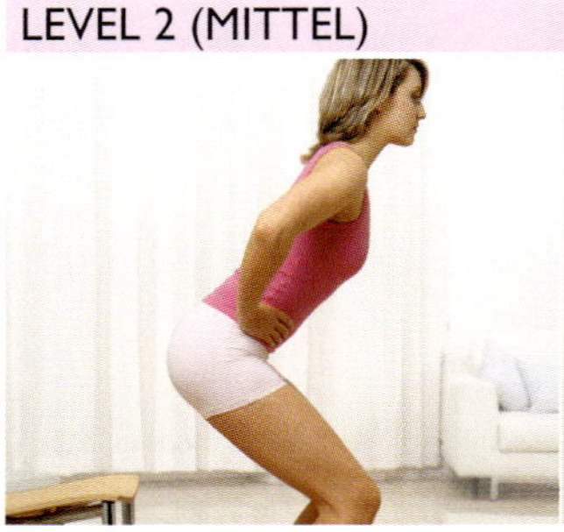

1 Squat: Aus der Hocke aufstehen *(s. S. 40)*

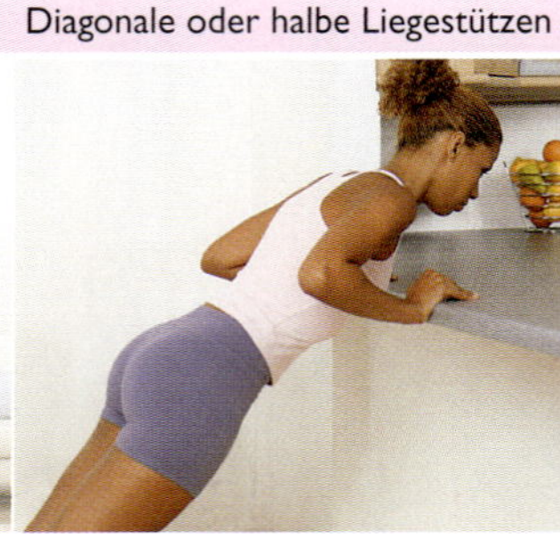

2 Liegestützen diagonal ODER *(s. S. 43)*

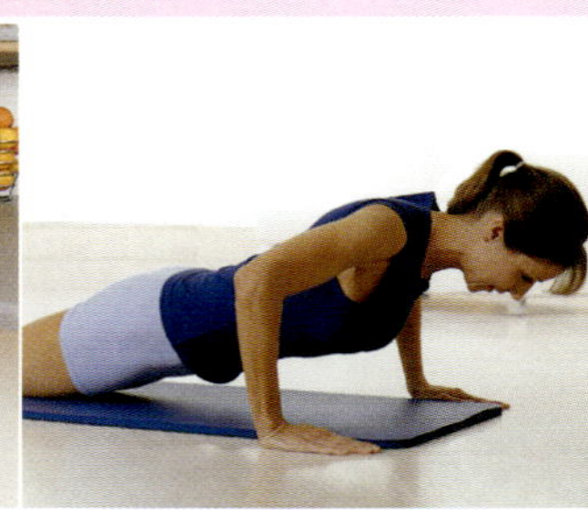

Halbe Liegestützen *(s. S. 44)*

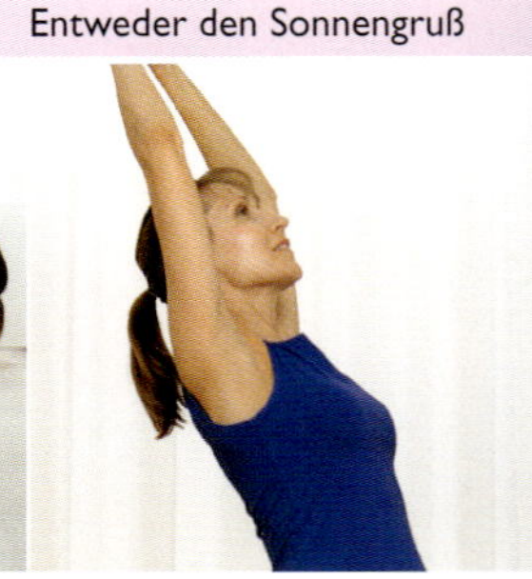

3 Sonnengruß ODER *(s. S. 47)*

LEVEL 3 (SCHWER)

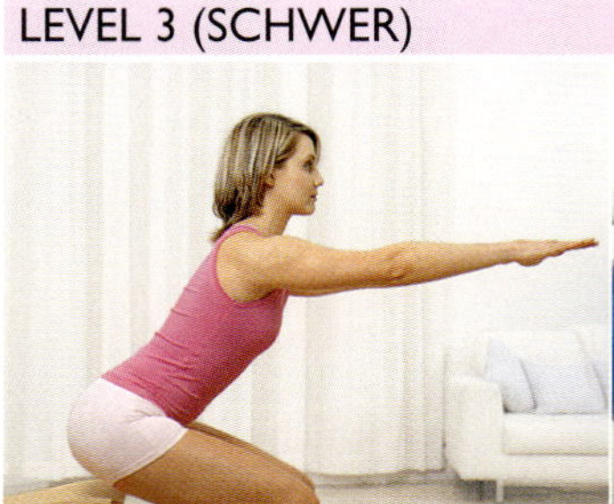

1 Squats: In die Hocke gehen *(s. S. 41)*

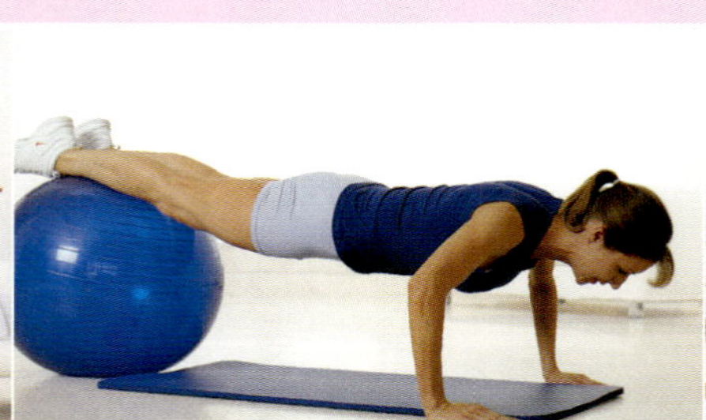

2 Liegestützen auf Ball *(s. S. 45)*

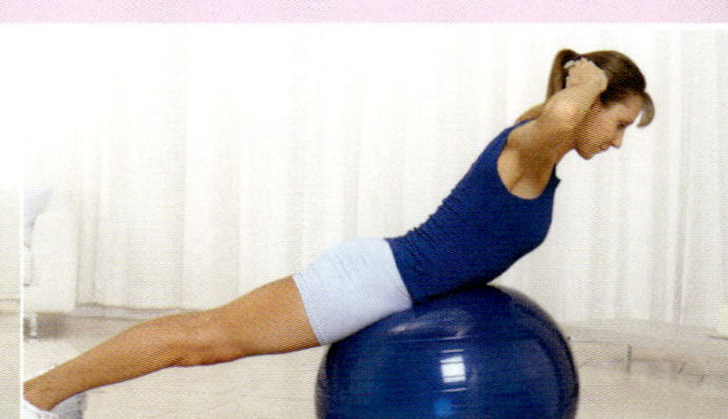

3 Rückenstrecken auf dem Balll *(s. S. 49)*

TRAININGSHINWEISE

- Aufwärmen (s. *Warm-up S. 32-37*) nicht vergessen; Dehnübungen (s. *Cool-down S. 54-55*) zum Schluss machen.
- Auf gute Haltung und korrekte Ausführung achten.
- Sanft beginnen, es dürfen keine Schmerzen auftreten.
- Die Intensität langsam steigern.
- Der Farbcode hilft Ihnen bei der Auswahl geeigneter Übungen:

Leicht: Auch für Anfänger geeignet
Mittel: Erfordert Muskelkraft und Koordination
Schwer: Nur für Fortgeschrittene

Haltungstraining

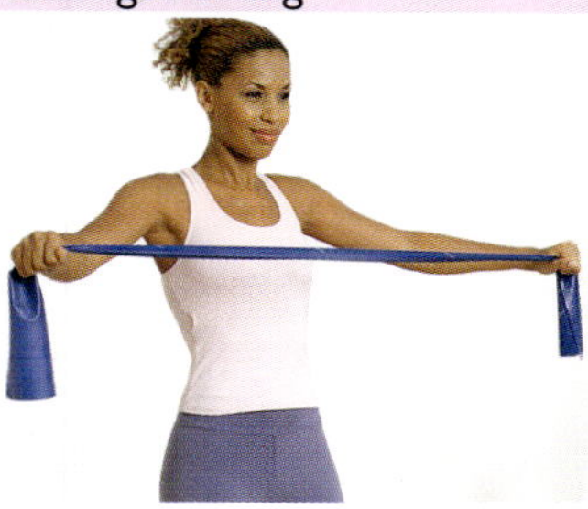

Horizontale Abduktion
(s. S. 52)

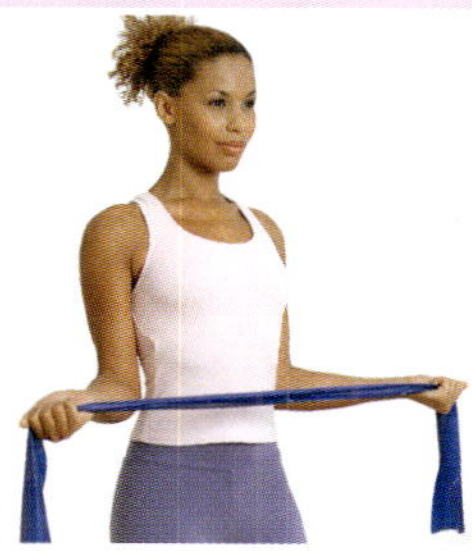

Außenrotation
(s. S. 53)

oder das Rückenstrecken auf dem Bauch absolvieren

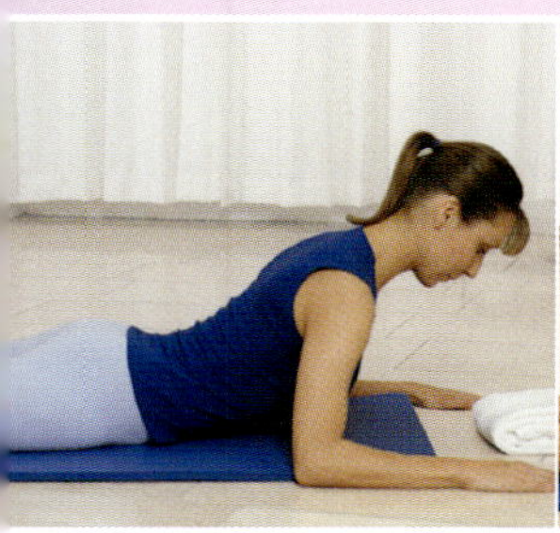

Rückenstrecken auf dem Bauch *(s. S. 48)*

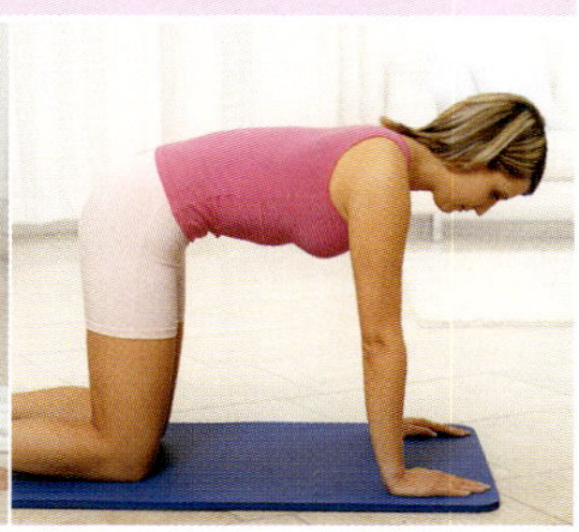

4 Beckenheben im Vierfüßlerstand *(s. S. 51)*

Haltungstraining

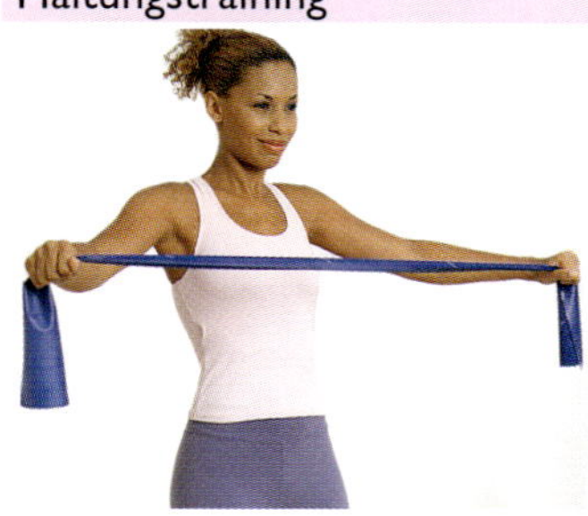

Horizontale Abduktion
(s. S. 52)

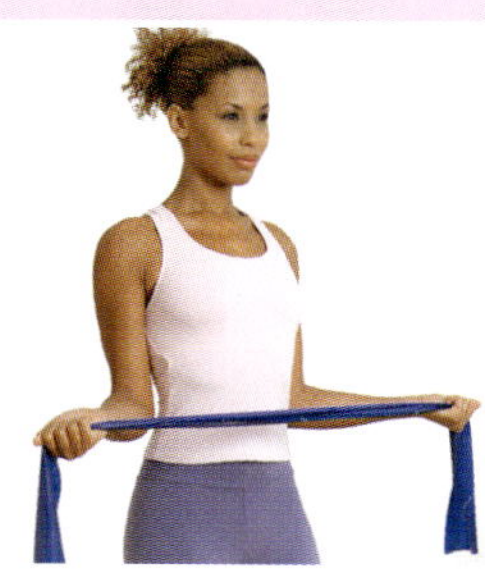

Außenrotation
(s. S. 53)

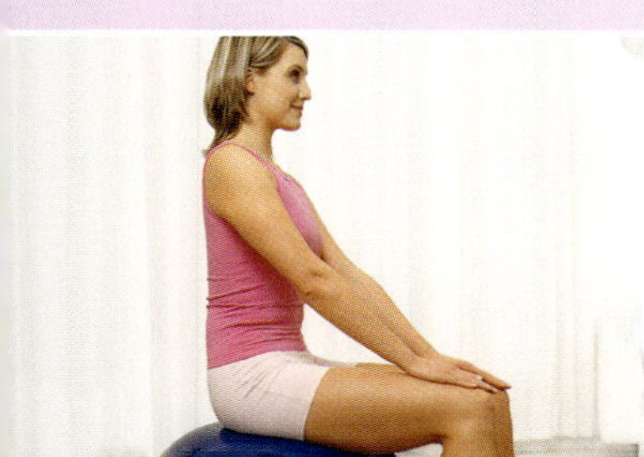

4 Beckenheben im Sitzen
(s. S. 51)

Haltungstraining

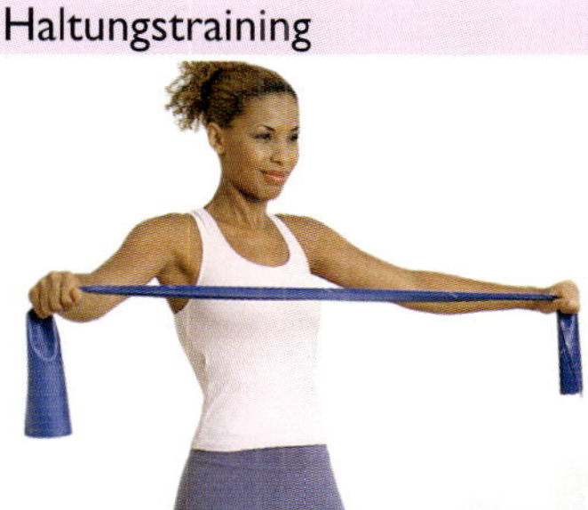

Horizontale Abduktion
(s. S. 52)

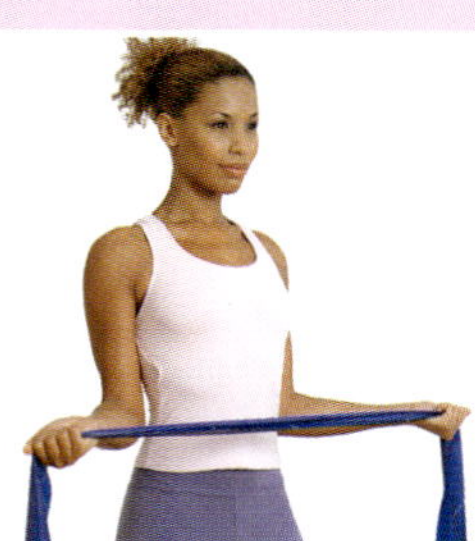

Außenrotation
(s. S. 53)

WARM-UP

Das Warm-up bereitet den Körper auf anstrengendere Übungen vor, indem es die Durchblutung verbessert und die Gelenke »schmiert«, außerdem senkt es das Verletzungsrisiko. Wiederholen Sie die Ballübungen zwei bis drei Mal, bis Ihnen warm wird und Sie ins Schwitzen geraten. Die Dehnübungen mit dem Theraband (*s. S. 35–37*) erhöhen den Bewegungsradius im Schultergelenk und dehnen die gesamte Muskulatur.

☐ STRECKEN MIT BALL

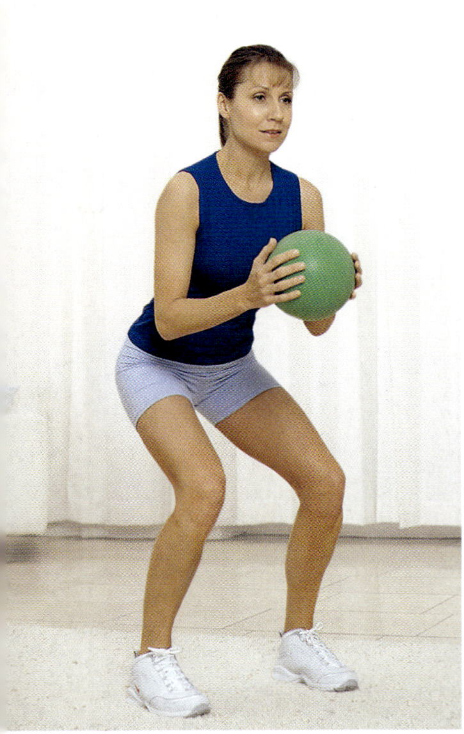

1 Die Knie sind angewinkelt, der Oberkörper ist vorgebeugt, die Füße sind parallel und hüftbreit auseinander. In Brusthöhe halten Sie mit gebeugten Armen einen Ball von 19 cm Durchmesser. Je schwerer der Ball, desto anstrengender wird die Übung.

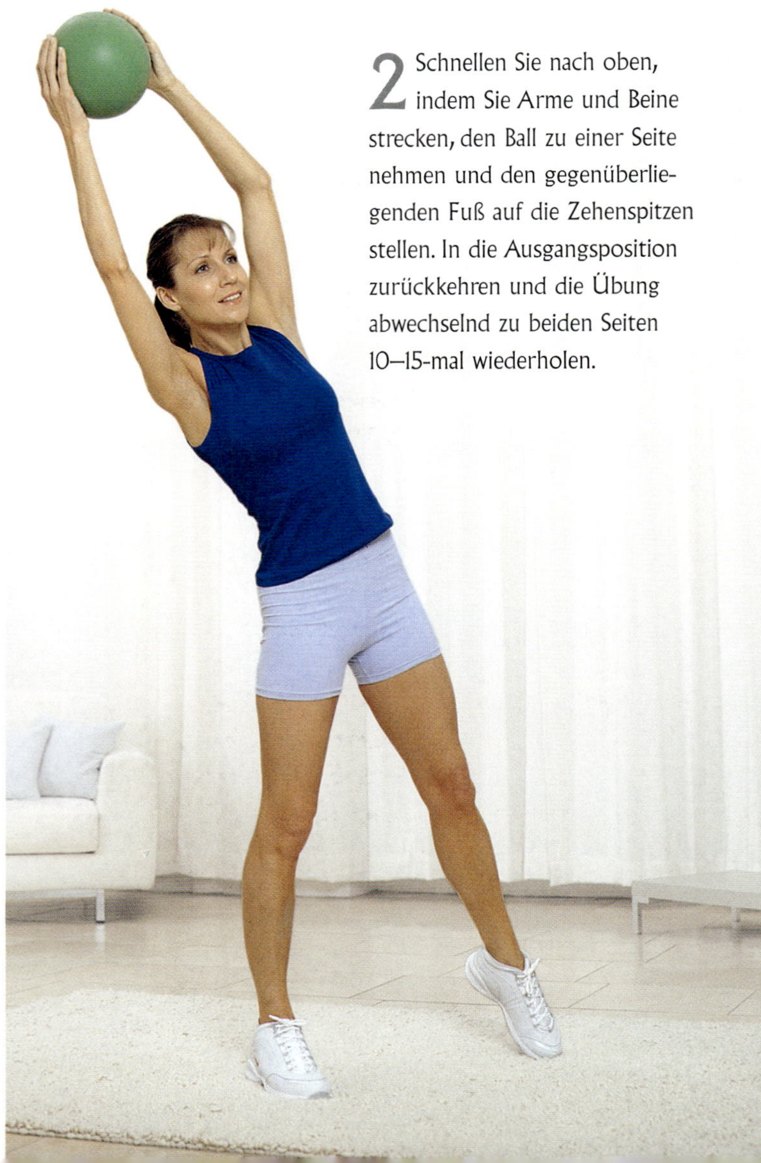

2 Schnellen Sie nach oben, indem Sie Arme und Beine strecken, den Ball zu einer Seite nehmen und den gegenüberliegenden Fuß auf die Zehenspitzen stellen. In die Ausgangsposition zurückkehren und die Übung abwechselnd zu beiden Seiten 10–15-mal wiederholen.

KNIEHEBEN MIT BALL

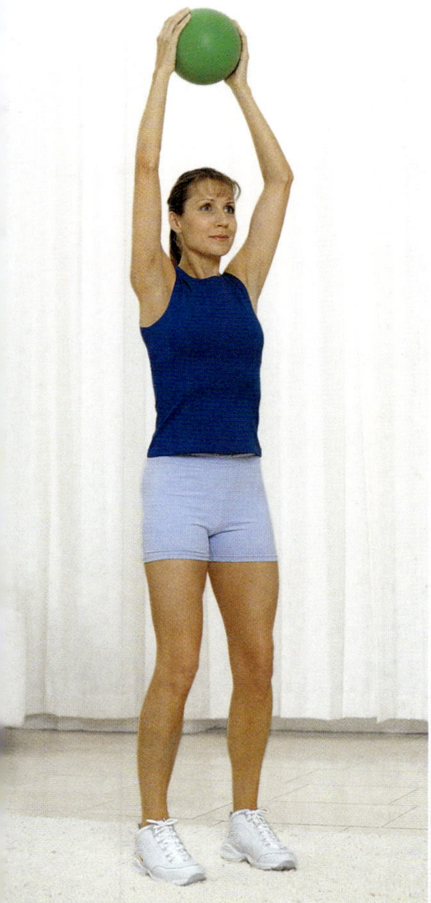

1 Die Füße sind parallel und hüftbreit auseinander, die Knie gebeugt. Die Bauchmuskeln anspannen, um den Rumpf zu stabilisieren. Den Ball mit beiden Händen über den Kopf strecken.

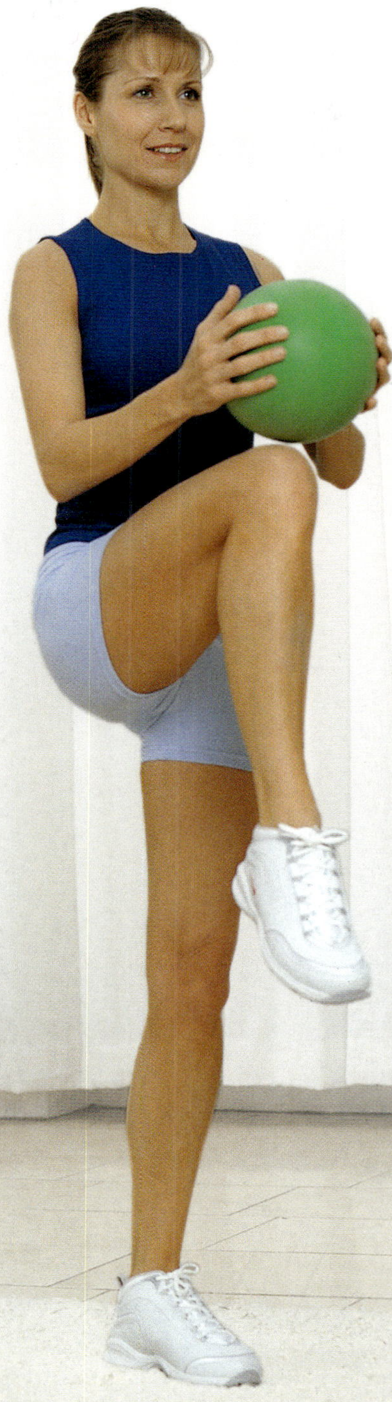

TRAININGSTIPPS

- **Das Körpergewicht** sollte über dem Fußgewölbe ruhen und nicht vorne auf den Zehen oder hinten auf den Fersen.
- **Den Fuß** zentriert lassen und weder nach innen noch nach außen kippen.
- **Die Brust** heben und geradeaus blicken.

2 Ball auf Brusthöhe herunternehmen und gleichzeitig ein Knie hochziehen, um ihn zu berühren. In die Ausgangsposition zurückkehren und die Übung abwechselnd mit jedem Bein 10–15-mal wiederholen.

PLIÉ MIT BALLHEBEN

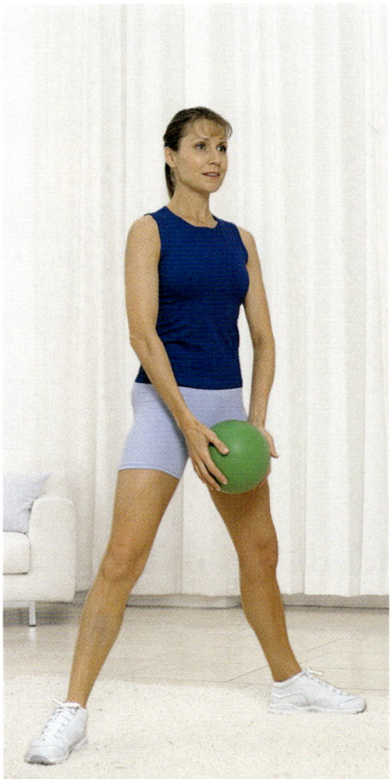

2 Einatmen, Beine beugen und den Ball mit gestreckten Armen auf Brusthöhe heben. Denken Sie dabei: »Beugen und heben«. Ausatmen, Beine strecken und mit dem Ball in die Ausgangsposition zurückkehren. Die Fersen in den Boden drücken und den Po sowie die Oberschenkelinnenseiten beim Hochkommen anspannen. 10–15-mal wiederholen.

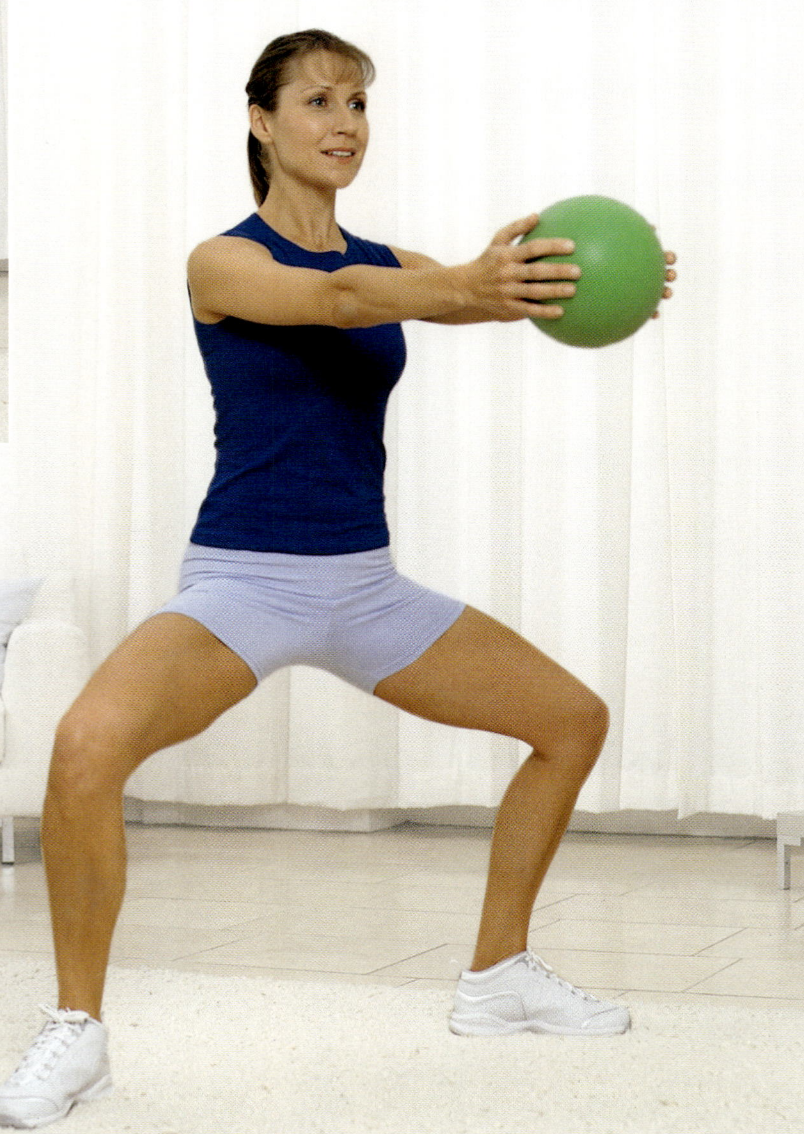

1 Die Füße sind mehr als hüftbreit auseinander. Das Gewicht auf die Fersen verlagern, die Zehen zeigen nach außen. Den Ball vor den Körper halten.

SCHULTERROTATION

Diese Übung dehnt die Muskeln, Sehnen und Bänder rund um das Schultergelenk. Ein Band mit leichter bis mittlerer Zugstärke verwenden.

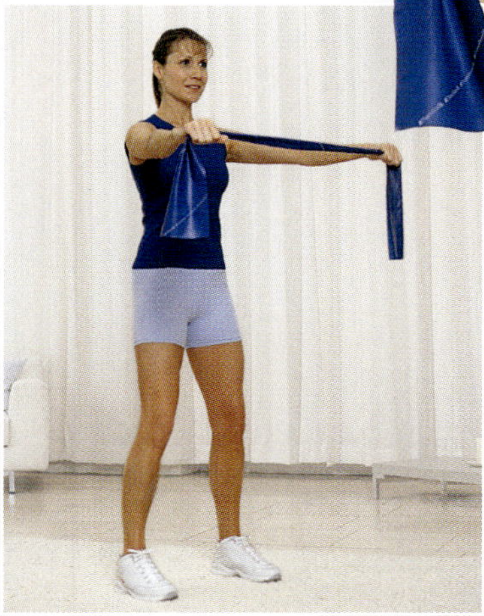

1 Das Band ein wenig straffen und mit in Schulterhöhe nach vorn gestreckten Armen festhalten. Die Handflächen sind parallel zum Boden. Die Arme langsam über den Kopf strecken und die Dehnung in den vorderen Schultermuskeln spüren. Wenn die Dehnung zu intensiv ist, die Hände weiter auseinander nehmen oder die Arme leicht beugen (*s. Kasten, rechts*).

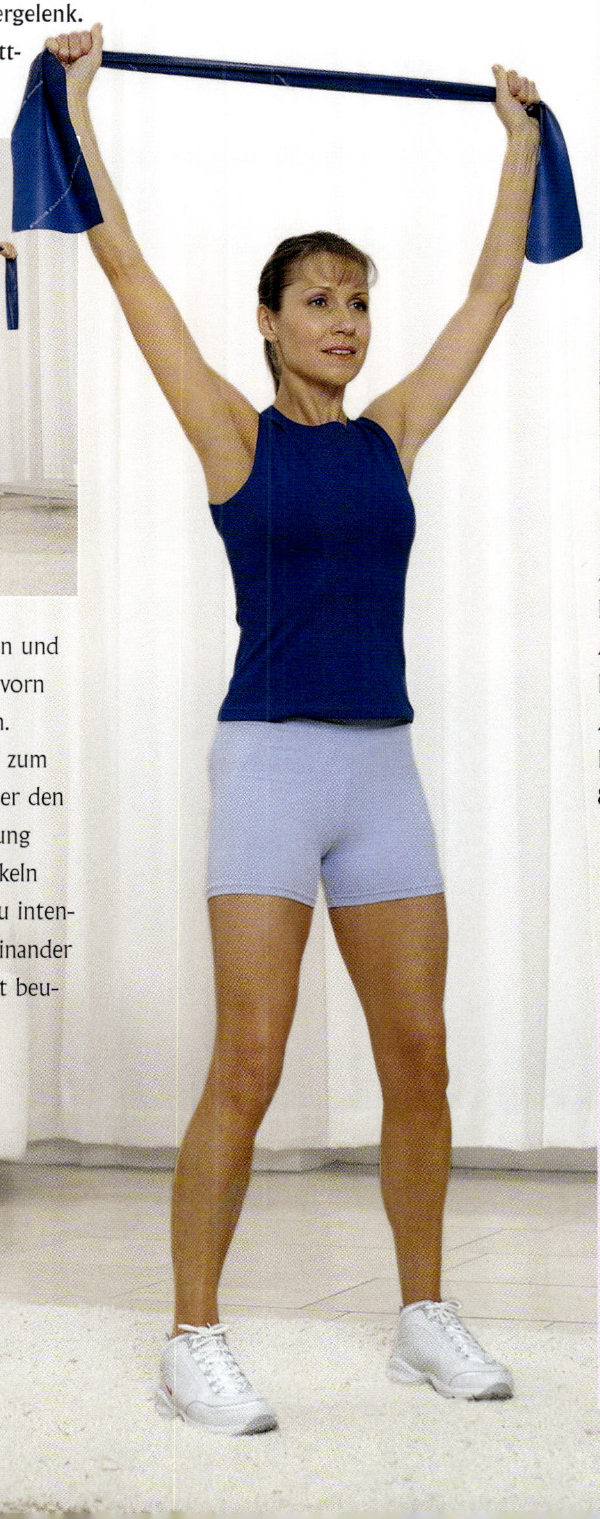

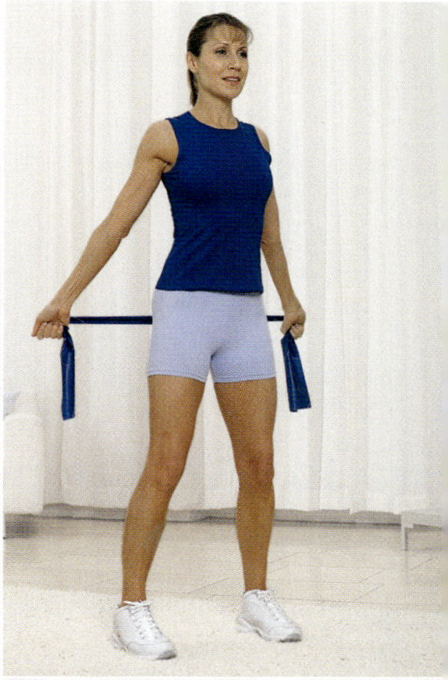

2 Das Band vorsichtig hinter dem Körper auf Hüfthöhe bringen und die Arme dabei strecken. Die Bewegung um- und in die Ausgangsposition zurückkehren. Die gesamte Übung 8-mal wiederholen.

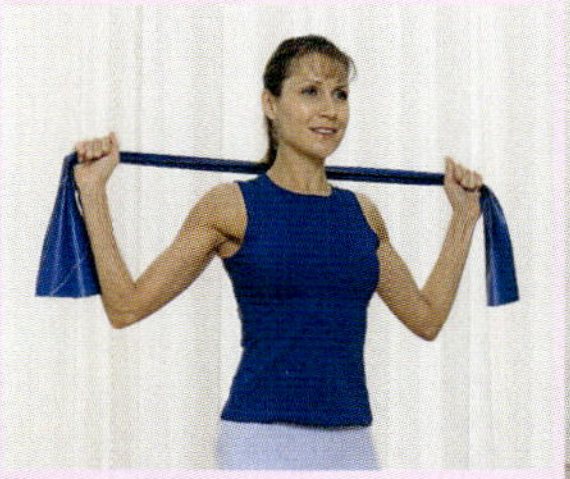

MIT GEBEUGTEN ARMEN

Anfänger absolvieren die Übung mit gebeugten Armen. Arme nicht hochstrecken, sondern das Band einfach hinter dem Körper auf Schulterhöhe bringen.

SEITWÄRTSBEUGE

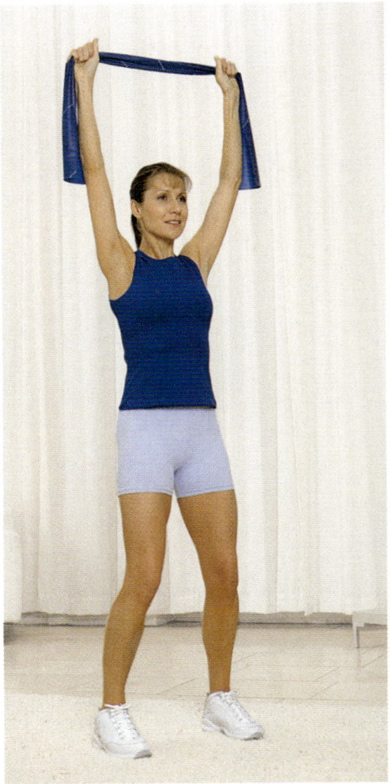

1 Die Füße sind parallel und hüftbreit auseinander, die Knie gebeugt. Das Band leicht straffen und mit gestreckten Armen über dem Kopf halten, die Handflächen zeigen nach vorn. Die Arme sind etwas weiter als schulterbreit auseinander. Die Schultern bleiben unten und die Handgelenke gerade. Der Kopf befindet sich genau zwischen den Ellbogen.

2 Die Arme lang machen, den Oberkörper seitwärts beugen, in die Ausgangsposition zurückkehren und die andere Seite dehnen. Die Übung abwechselnd zu beiden Seiten 8-mal wiederholen, dabei jeweils in der Mitte kurz pausieren.

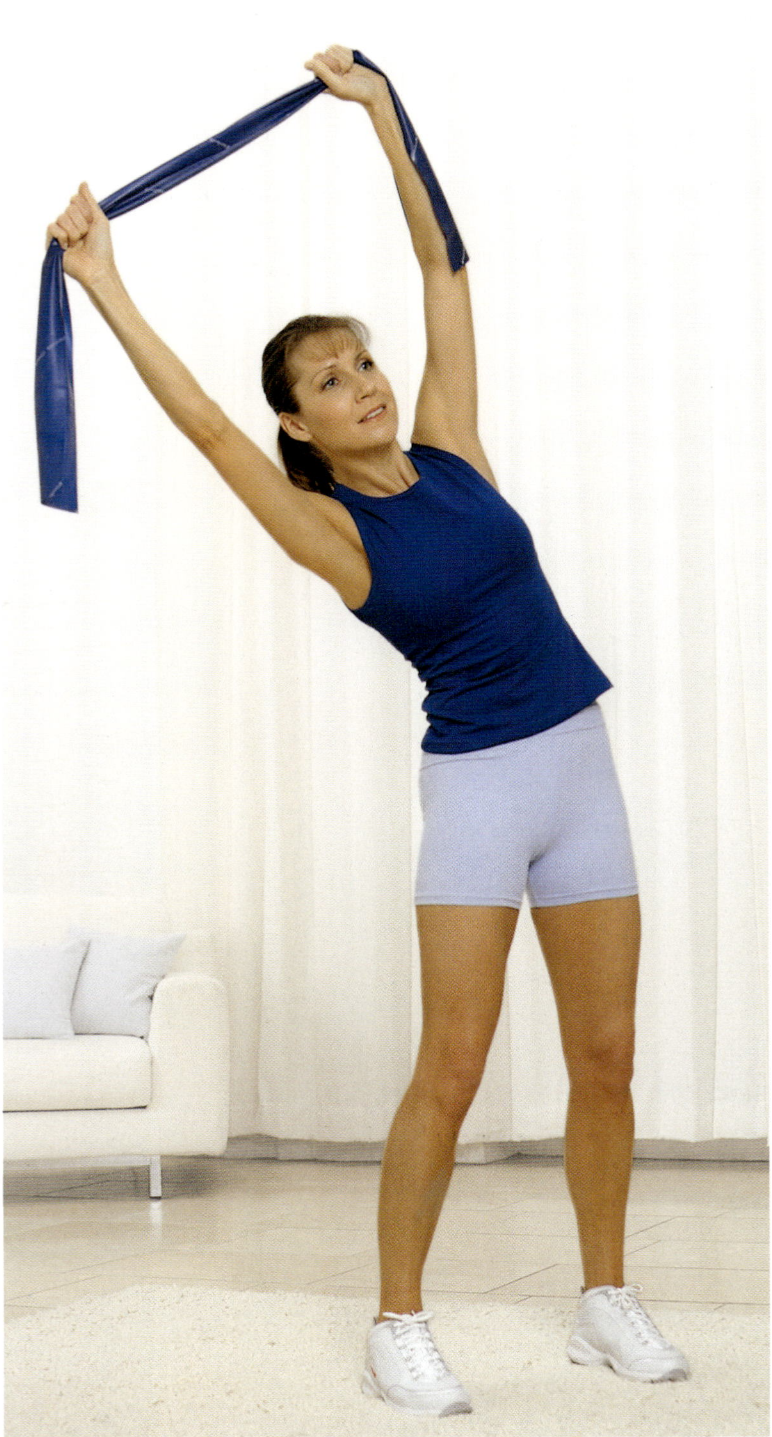

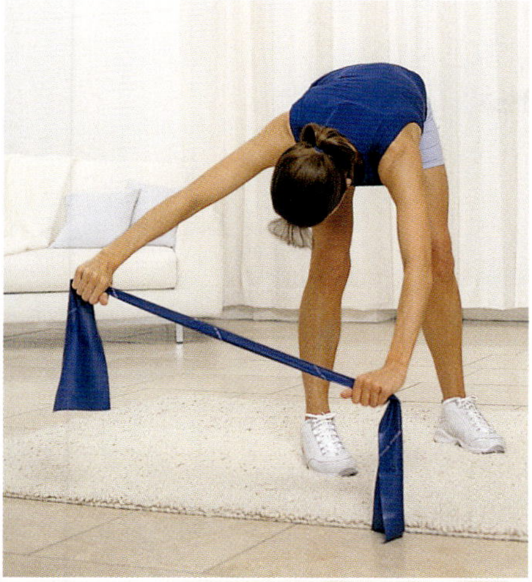

SEITWÄRTSBEUGE MIT DREHUNG

Diese Dehnung für den ganzen Körper ist optimal, wenn Sie keine Rückenbeschwerden haben. Nach der letzten Seitwärtsbeuge von Seite 36 gleich damit fortfahren.

1 Eine Seitwärtsbeuge nach rechts machen (***s. Schritt 2 auf der linken Seite***). Das Band bleibt straff. Dann den Oberkörper aus der Taille vorbeugen, der Rumpf zeigt zum Boden.

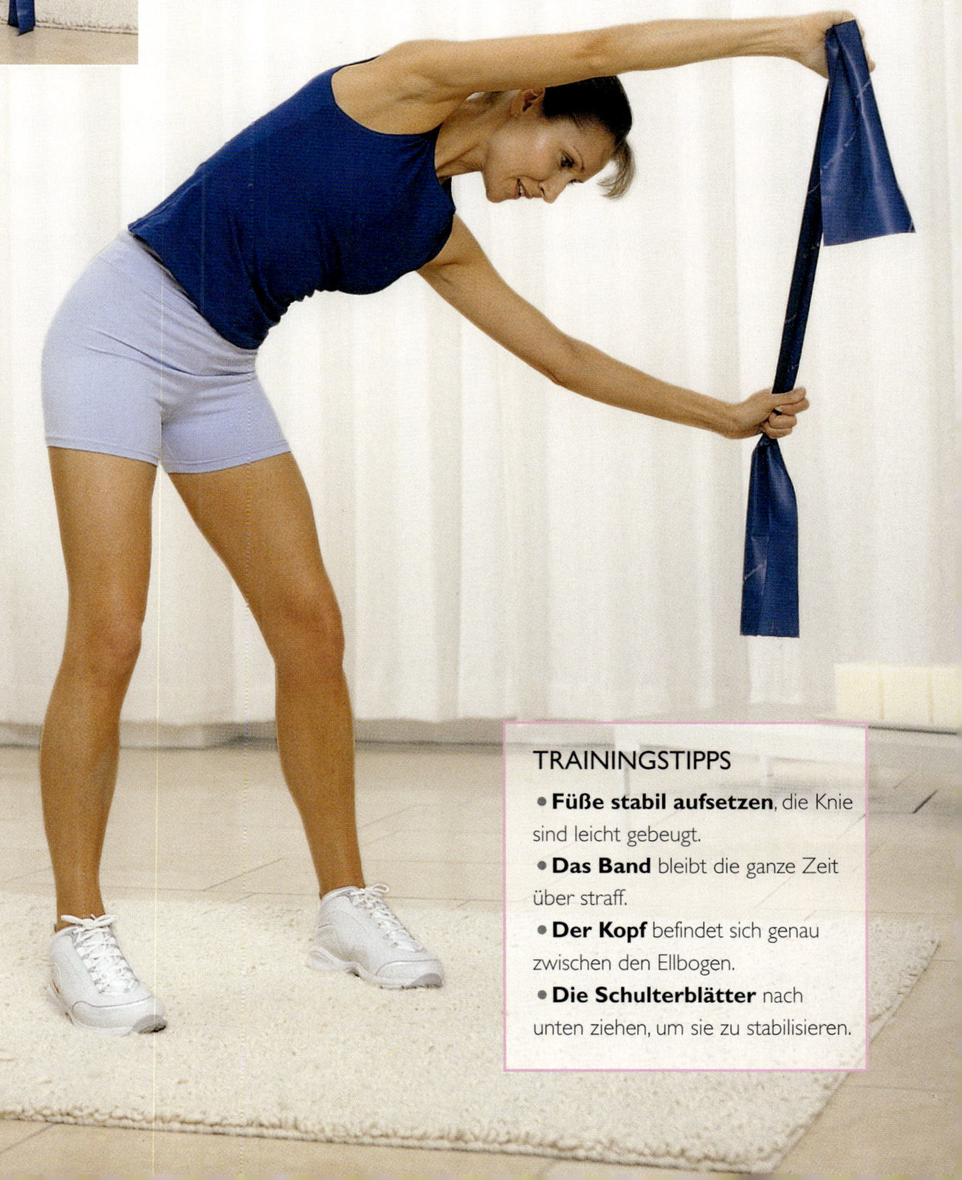

2 Mit dem Oberkörper einen Halbkreis nach links beschreiben, hochkommen und wieder in die Ausgangsposition zurückkehren. Die Bewegungsrichtung ändern und die Übung abwechselnd zu beiden Seiten 8-mal wiederholen.

TRAININGSTIPPS

- **Füße stabil aufsetzen**, die Knie sind leicht gebeugt.
- **Das Band** bleibt die ganze Zeit über straff.
- **Der Kopf** befindet sich genau zwischen den Ellbogen.
- **Die Schulterblätter** nach unten ziehen, um sie zu stabilisieren.

1 SQUATS

Wenn ich eine Übung empfehlen kann, die einen das ganze Leben lang begleiten sollte, dann diese hier. Sie trainiert nicht nur die Bein- und Pomuskeln, sondern auch die Bauch- und Rückenmuskeln, die den Rumpf stabilisieren: Eine bessere Übung für den ganzen Körper gibt es nicht! Die dabei ausgeführte Bewegung ist so, als wollten wir uns von einem Stuhl erheben oder in die Hocke gehen: Eine Fähigkeit, die uns bis ins hohe Alter unabhängig macht. Achten Sie auf eine korrekte Haltung, um die Kniegelenke zu schonen. Das Gewicht muss auf den Fersen ruhen!

AKTIVE MUSKELN

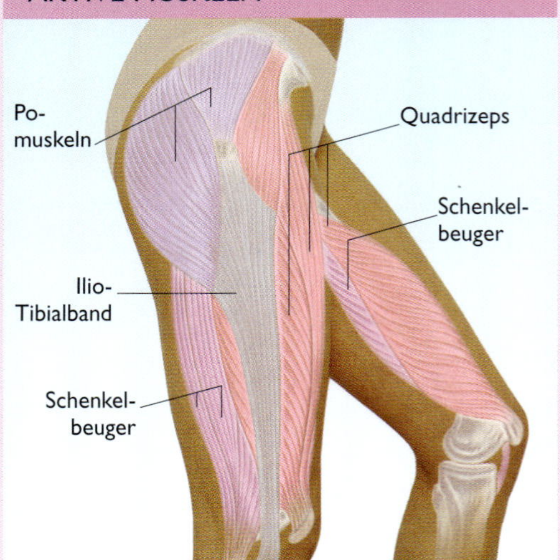

Durch Squats werden die Hauptmuskelgruppen von Po und Oberschenkeln (Quadrizeps und Schenkelbeuger) trainiert.

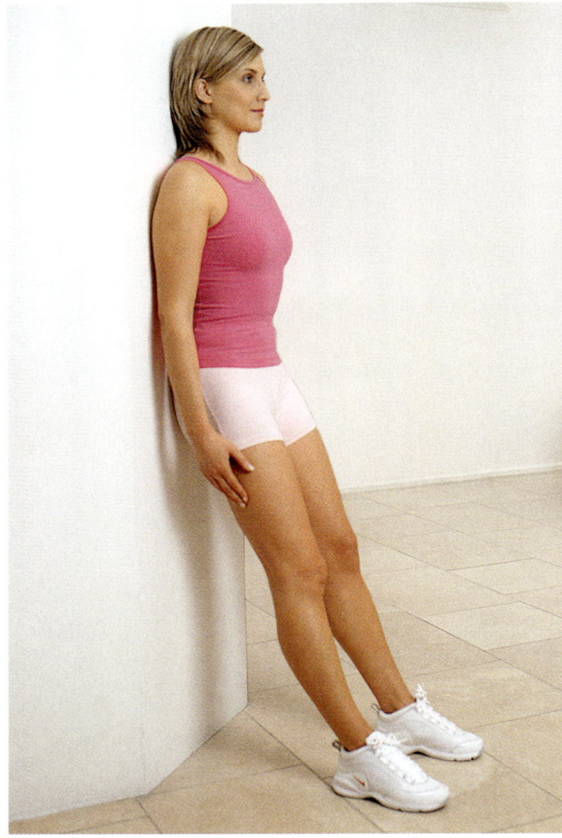

SQUATS AN DER WAND

Um die Knie zu kräftigen, beginnen wir mit Squats an der Wand, bei denen das Gewicht zum Teil von der Wand getragen wird. Diese Übung eignet sich auch hervorragend als Skigymnastik, die man gegen einen Baum gelehnt sogar im Freien durchführen kann. Um Ihre Ausdauer zu trainieren, sollten Sie die Position bis zu 90 Sekunden lang halten.

1 Lehnen Sie sich mit dem Rücken an eine Wand. Machen Sie einen großen Schritt nach vorn und stellen Sie sich in dieser Entfernung vor der Wand auf. Die Füße sind parallel und hüftbreit auseinander. Kopf, Schultern und Po in die Wand drücken. Die Bauchmuskeln anspannen.

2 Einatmen, die Knie langsam beugen und die Arme heben. Abwärts gleiten, bis die Oberschenkel parallel zum Boden sind und sich die Knie über den Knöcheln befinden. Pausieren, ausatmen und die Pomuskeln beim Hochschieben fest anspannen. Kopf, Schultern und Hüften lösen sich nicht von der Wand. Arme herunternehmen, Beine strecken. 10–15-mal wiederholen, dabei 30–90 Sekunden in der Hocke bleiben (Dauer allmählich steigern).

TRAININGSTIPPS

- **Achten Sie von Anfang an** darauf, dass Füße und Knie die korrekte Position einnehmen. Letztere dürfen nicht über die Knöchel hinausragen.
- **Knie außerdem** nicht nach innen ausweichen lassen.

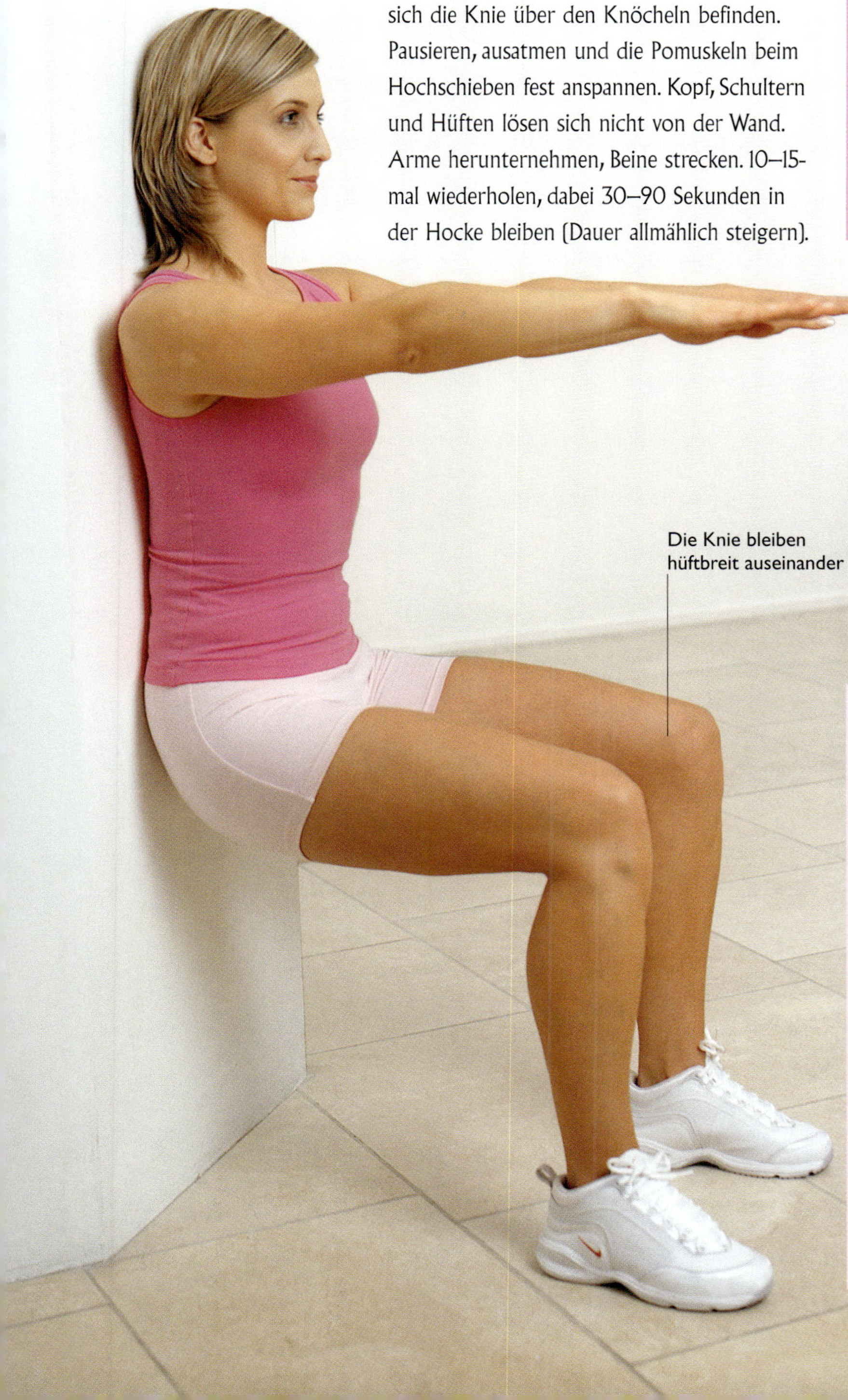

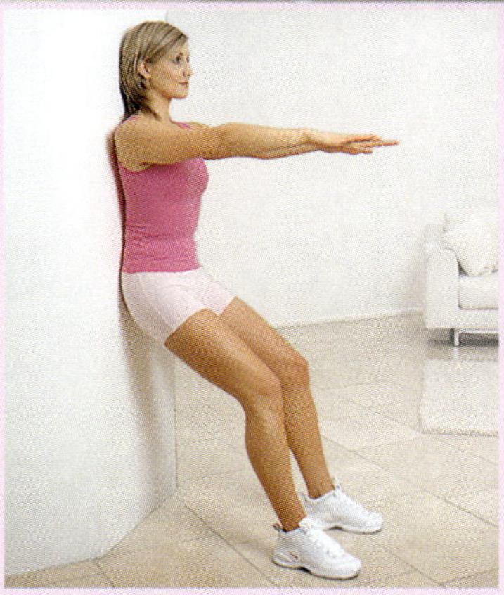

HALBE SQUATS

Anfänger gehen nicht ganz in die Hocke. Sie sollten zwar ein leichtes Brennen im Quadrizeps spüren, Ihre Knie dürfen aber auf keinen Fall schmerzen.

SQUATS: AUS DER HOCKE AUFSTEHEN

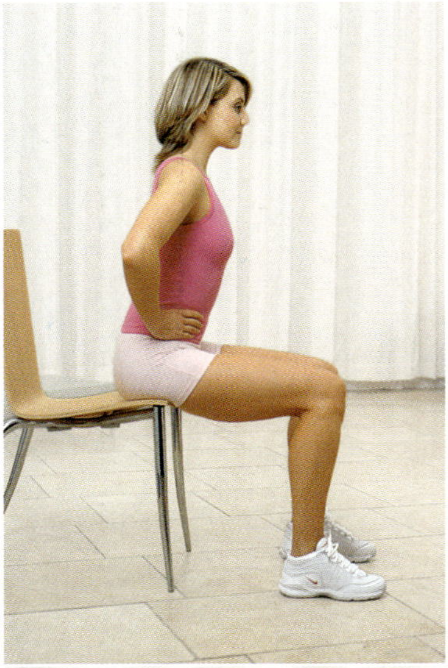

1 Anfänger beginnen am besten mit dieser Squat-Version: Setzen Sie sich auf die Kante eines stabilen Stuhls, Ober- und Unterschenkel bilden einen rechten Winkel, die Knie befinden sich genau über den Knöcheln. Die Füße sind parallel und hüftbreit auseinander. Hände in die Hüften stemmen.

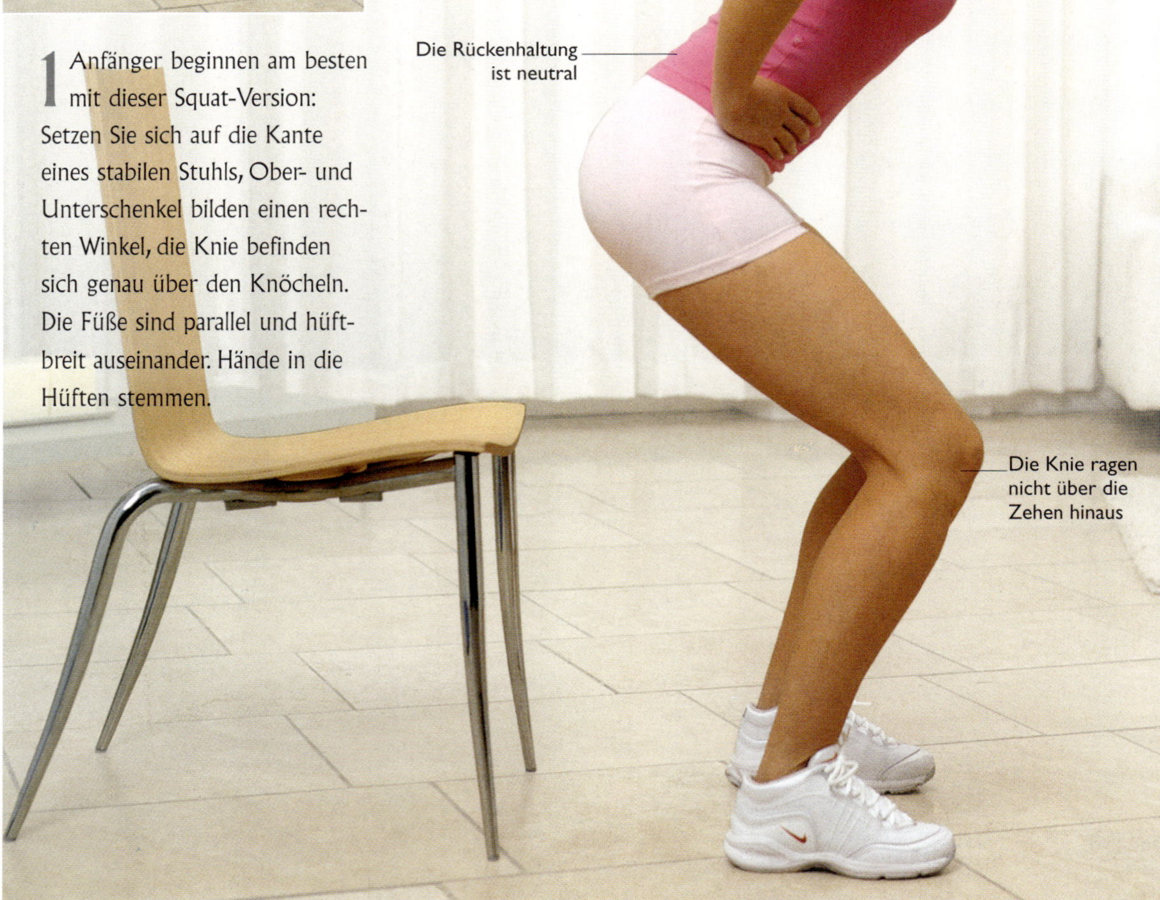
Die Rückenhaltung ist neutral
Die Knie ragen nicht über die Zehen hinaus

2 Beugen Sie sich aus der Hüfte heraus mit gerader Wirbelsäule nach vorn. Ausatmen, die Pomuskeln anspannen und mit Druck auf die Füße hochstemmen. Knie strecken, aber nicht durchdrücken. Kurze Pause, danach wieder setzen. Mit einem Satz von 10–15 Wh. beginnen und auf bis zu drei Sätze steigern.

SQUATS: IN DIE HOCKE GEHEN

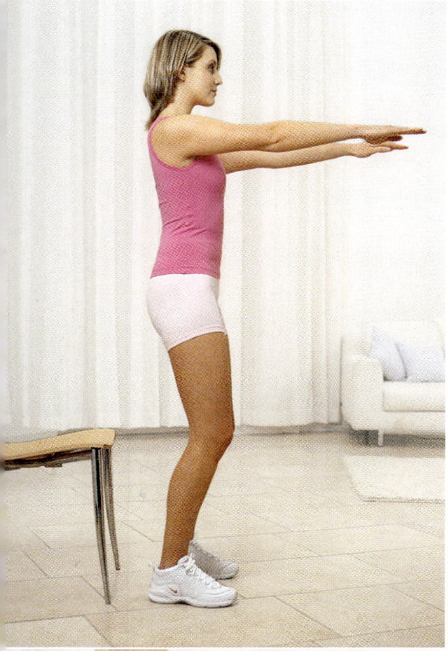

1 Stellen Sie sich vor einen Stuhl, die Füße sind parallel und hüftbreit auseinander. Das Gewicht auf die Fersen verlagern. Stellen Sie sich vor, Sie seien am Boden festgenagelt. Die Arme nach vorn strecken, um das Gleichgewicht zu halten, geradeaus blicken.

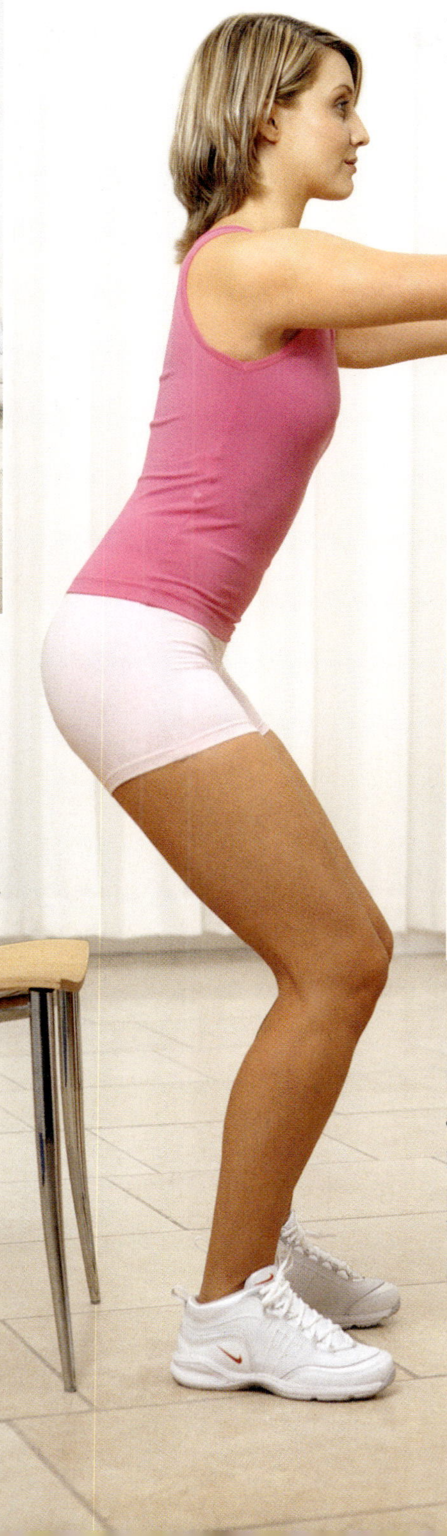

2 Einatmen und in die Hocke gehen, als wollten Sie sich auf den Stuhl setzen. Der Rumpf ist leicht nach vorn gebeugt, doch die Wirbelsäule bleibt gerade und behält ihre natürliche Krümmung im unteren Rücken.

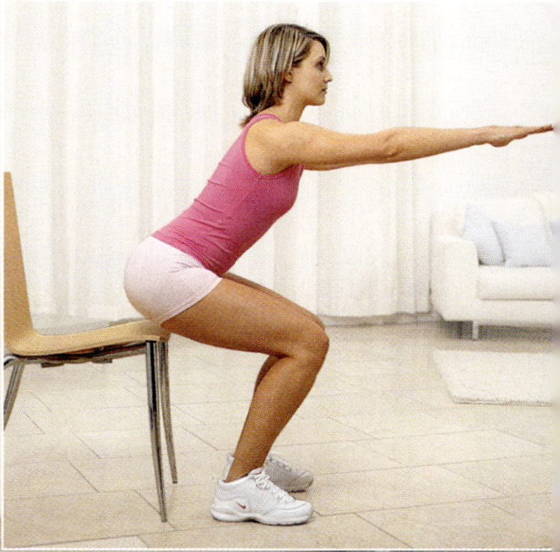

3 In die Hocke gehen, bis Sie die Stuhlkante berühren, aber nicht hinsetzen. Ausatmen, Pomuskeln anspannen und in die Ausgangsposition zurückkehren. Bei Knieproblemen nur halb so tief gehen. Mit einem Satz von 10–15 Wh. beginnen und auf 3 Sätze steigern.

2 LIEGE-STÜTZEN

Bei den Liegestützen werden gleich mehrere Muskeln mithilfe des eigenen Körpergewichts trainiert, nämlich Brust-, Schultermuskeln und Trizeps. Sind die Hände weit auseinander, liegt der Schwerpunkt auf der Brustmuskulatur, ansonsten auf den Schulternmuskeln. Jede Variante trainiert den Trizeps auf der Oberarmrückseite und kräftigt Arme und Handgelenke. Die Bauch- und Rückenmuskeln sind ebenfalls aktiv, um den Rumpf zu stabilisieren. Wie anstrengend die Übung ist, hängt davon ab, wie viel Gewicht Sie auf den Oberkörper verlagern.

AKTIVE MUSKELN

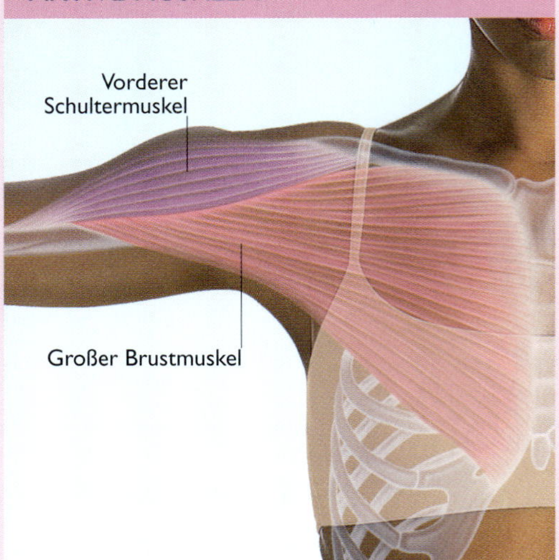

Liegestützen trainieren die großen Brustmuskeln, die vorderen Schultermuskeln und die Oberarmrückseiten bzw. den Trizeps.

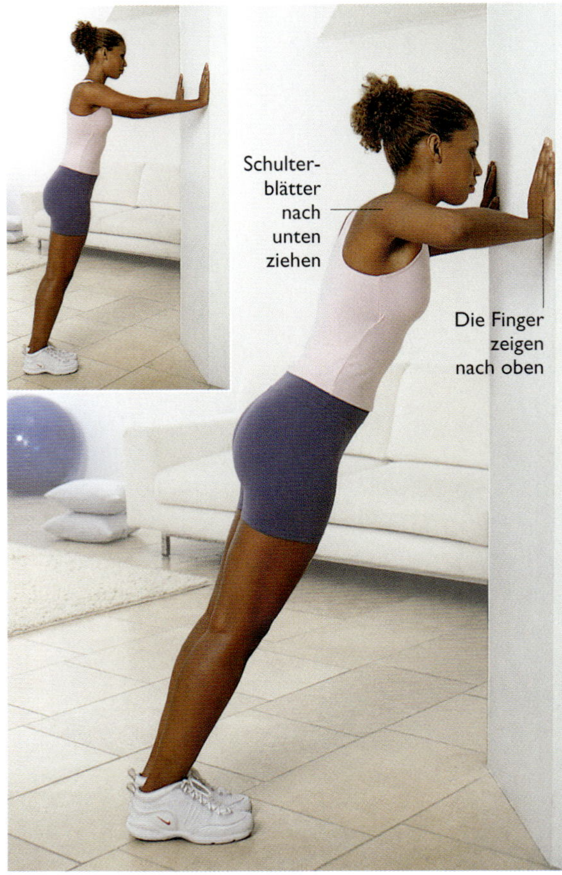

LIEGESTÜTZEN AN DER WAND

Ich rate meinen Kundinnen, sich Zuhause eine freie Wand für die Liegestützen zu reservieren. Immer, wenn Sie zufällig daran vorbeikommen, sollten Sie ein paar davon absolvieren. Diese Variante ist die am wenigsten anstrengende, da nicht viel Körpergewicht gestemmt werden muss. Die weit auseinander aufgestützten Hände trainieren die Brust.

Stellen Sie sich auf Armeslänge vor die Wand, die Hände befinden sich auf Schulterhöhe und sind etwa 10 cm weiter auseinander als die Schultern. Bauchmuskeln anspannen. Der Körper bildet von den Schultern bis zu den Knöcheln eine Linie. Einatmen, Arme beugen und den Rumpf zur Wand bringen. Ausatmen und in die Ausgangsposition zurückkehren. Übung 10–15-mal wiederholen.

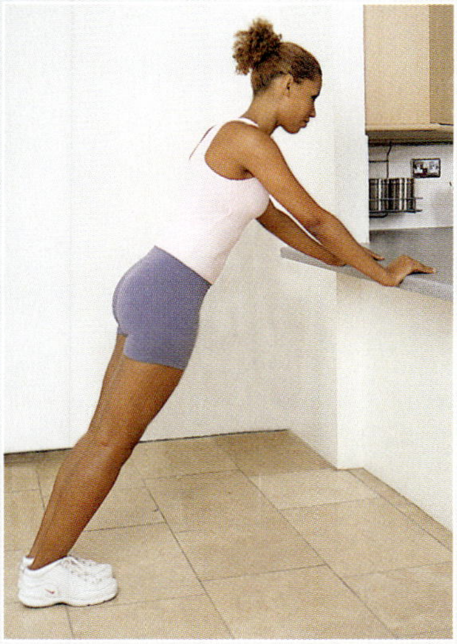

LIEGESTÜTZEN DIAGONAL

Diese Variante ist etwas anstrengender, da der Oberkörper in der diagonalen Position mit mehr Gewicht belastet wird. Je enger die Ellbogen am Körper bleiben, desto stärker trainieren Sie die Schultermuskeln. Suchen Sie sich stabilen Halt – z.B. eine Küchentheke.

1 Stellen Sie sich auf Armeslänge vor die Küchentheke. Die Arme sind gestreckt, die Hände schulterbreit auseinander, die Finger zeigen nach vorn. Die Schulterblätter nach unten und zusammenziehen. Die Bauchmuskeln anspannen, sodass der Körper eine Linie bildet.

2 Einatmen, die Ellbogen eng am Körper anwinkeln und die Brust zur Küchentheke bringen. Die Fersen vom Boden lösen. (Noch anstrengender wird es, wenn Sie die gesamte Übung auf Zehenspitzen absolvieren und so noch mehr Gewicht auf den Oberkörper verlagern.) Ausatmen und in die Ausgangsposition zurückkehren. Übung 10–15-mal wiederholen.

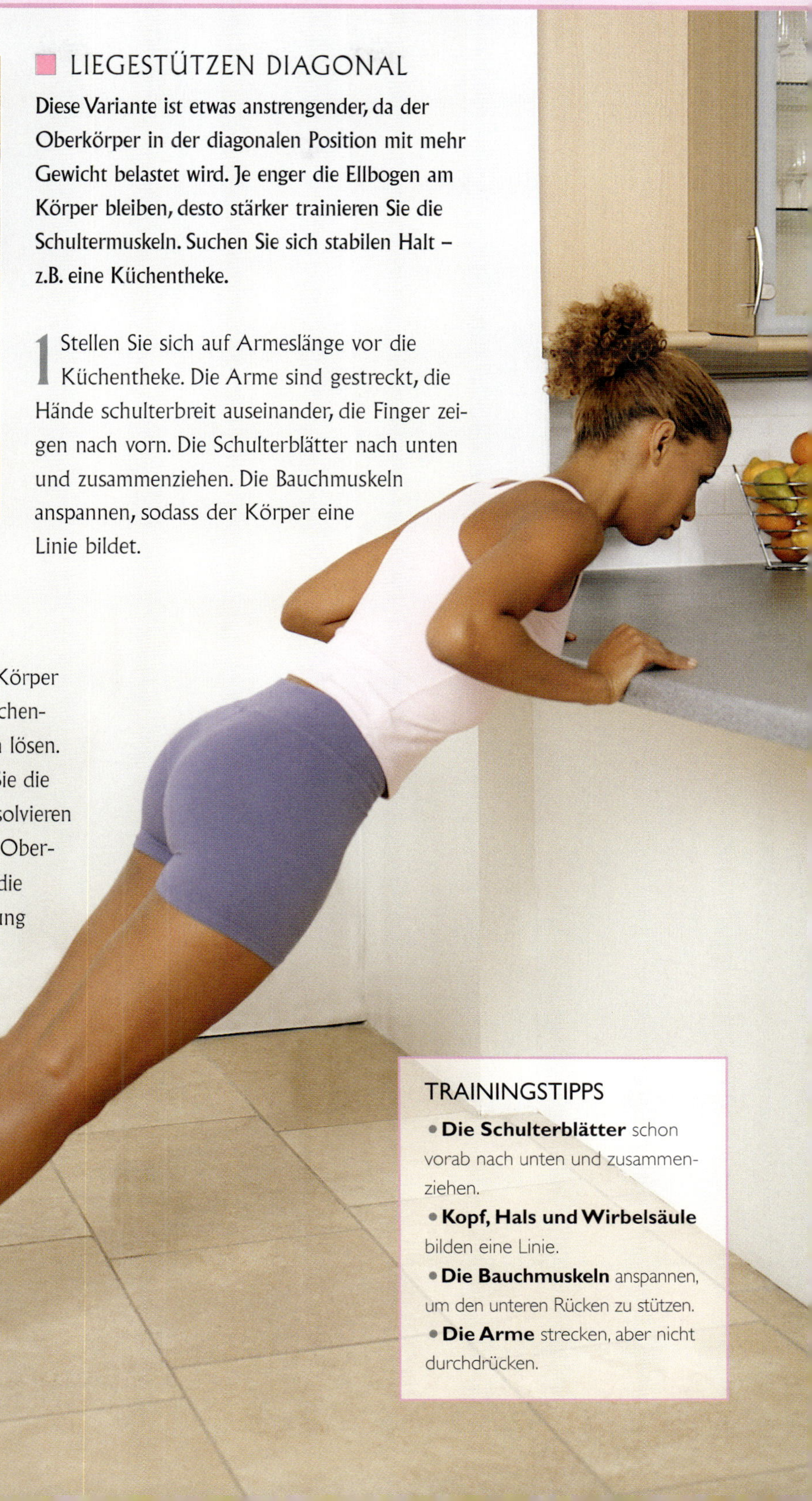

TRAININGSTIPPS

- **Die Schulterblätter** schon vorab nach unten und zusammenziehen.
- **Kopf, Hals und Wirbelsäule** bilden eine Linie.
- **Die Bauchmuskeln** anspannen, um den unteren Rücken zu stützen.
- **Die Arme** strecken, aber nicht durchdrücken.

HALBE LIEGESTÜTZEN

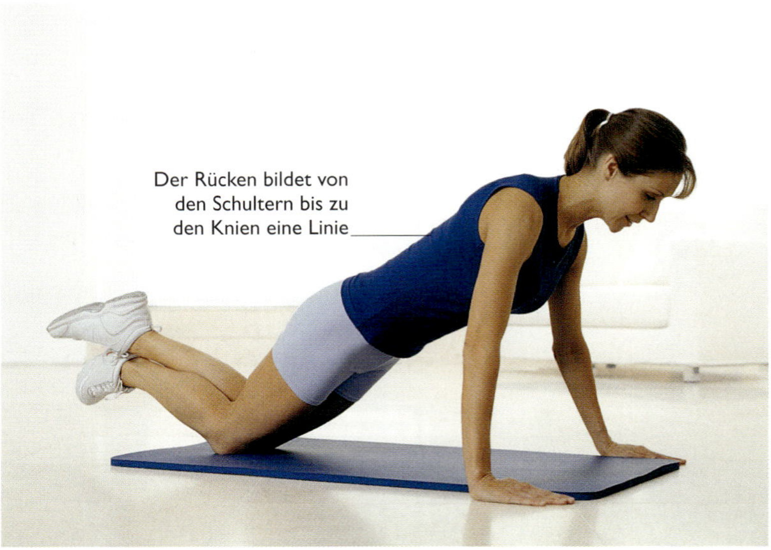

Wenn Sie Probleme mit den Handgelenken haben, sollten Sie lieber bei den Liegestützen an der Wand (*s. S. 42*) bleiben.

1 Knien Sie sich auf eine Matte. Die Hände sind etwa 10 cm weiter auseinander als die Schultern und die Finger zeigen nach vorn. Hüfte senken und das Gewicht von den Knien auf die Arme verlagern. Die Knöchel übereinander schlagen und die Unterschenkel entspannen.

2 Die Schulterblätter nach unten und zusammenziehen. Einatmen, die Arme beugen und den Oberkörper langsam Richtung Boden bringen. Ausatmen, die Arme strecken und in die Ausgangsposition zurückkehren. Mit einem Satz von 15–20 Wh. beginnen und auf 2 Sätze steigern.

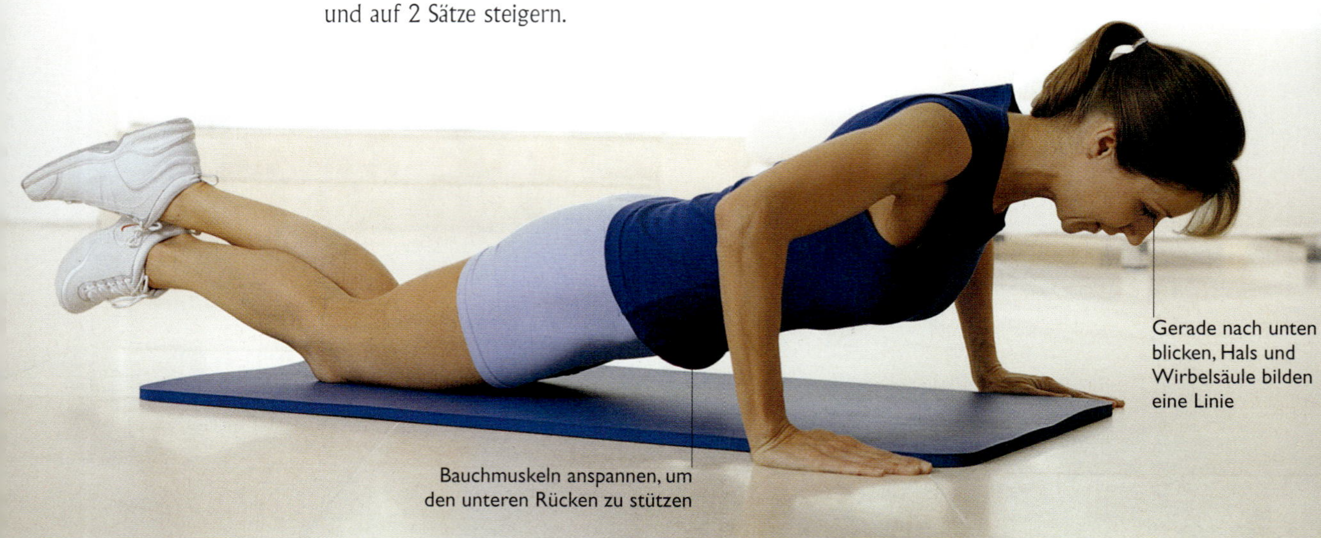

LIEGESTÜTZEN AUF BALL

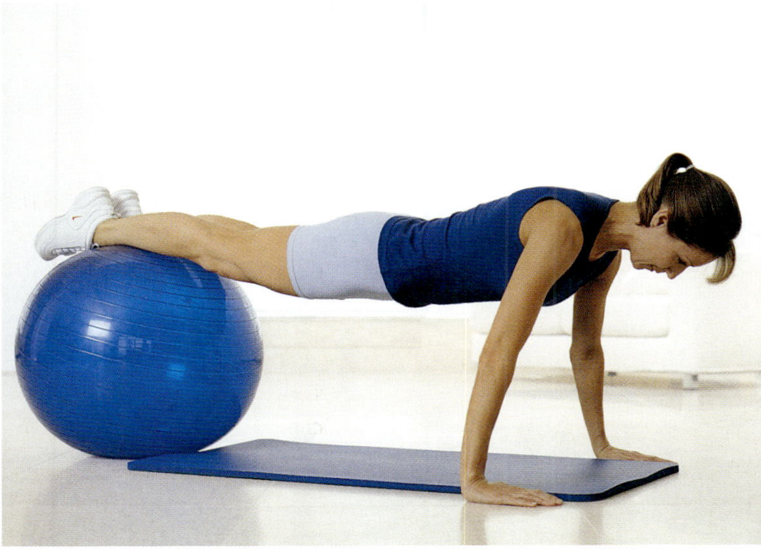

Diese Übung sieht anstrengender aus als sie ist, da sich mithilfe des Balls regulieren lässt, wie viel Körpergewicht man auf die Arme verlagert. Je weiter Sie die Hände vom Ball entfernen, desto stärker trainieren Sie Ihren Oberkörper.

1 Legen Sie sich bäuchlings auf den Ball und laufen Sie mit den Händen so weit wie möglich nach vorn. Die Hände befinden sich unter den Schultern, sind aber etwas weiter als schulterbreit auseinander.

2 Die Schulterblätter nach unten und zusammenziehen. Einatmen, die Arme beugen und den Oberkörper Richtung Boden bringen. Ausatmen, die Arme strecken und in die Ausgangsposition zurückkehren. Anfangs 1 Satz mit 10–15 Wh. absolvieren und auf 2 Sätze steigern.

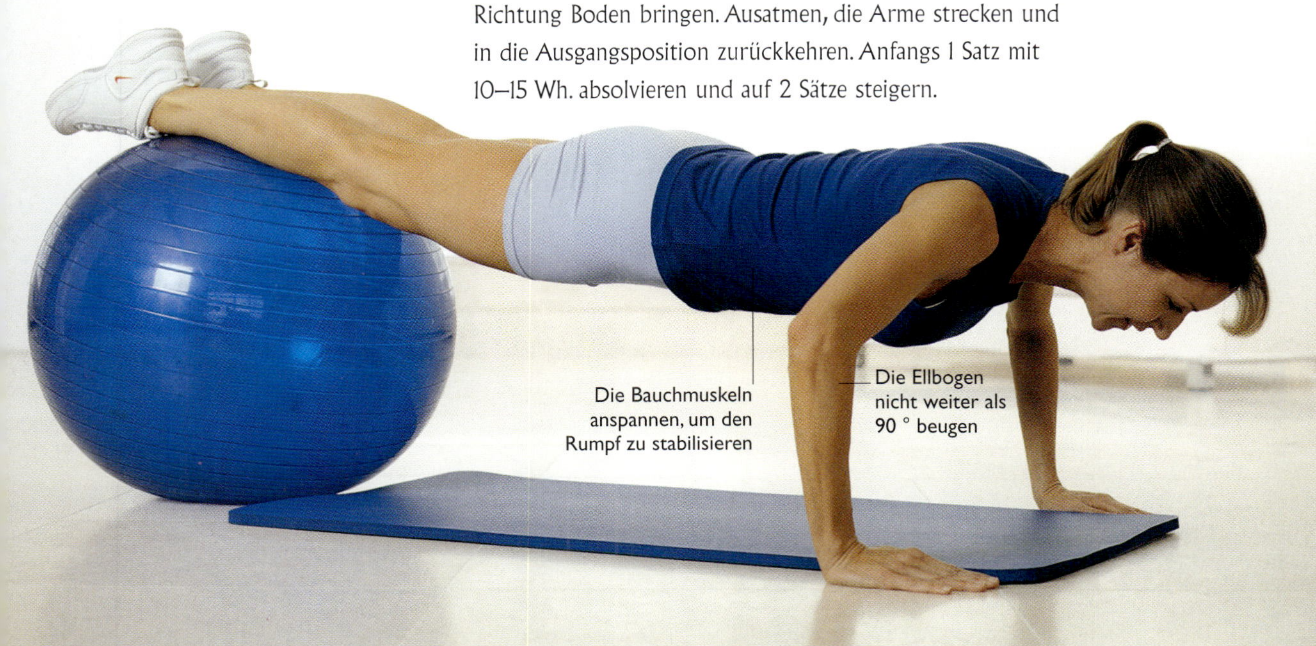
Die Bauchmuskeln anspannen, um den Rumpf zu stabilisieren
Die Ellbogen nicht weiter als 90 ° beugen

3 RÜCKEN-STRECKEN

Wer jünger wirken möchte, sollte es statt mit teuren Cremes mit ein paar Rückenübungen versuchen. Sie kosten nichts und sind weitaus erfolgversprechender! Das Rückenstrecken trainiert den langen Rückenstrecker bzw. die Muskeln, die parallel zur Wirbelsäule verlaufen und Sie größer und aufrechter wirken lassen. Außerdem sorgen sie für einen beweglichen oberen und mittleren Rücken. Wenn Sie die Brust heben und den oberen Rücken aufrichten, öffnen Sie gleichzeitig die Schultervorderseiten und nehmen eine jugendliche, selbstbewusste Haltung ein.

AKTIVE MUSKELN

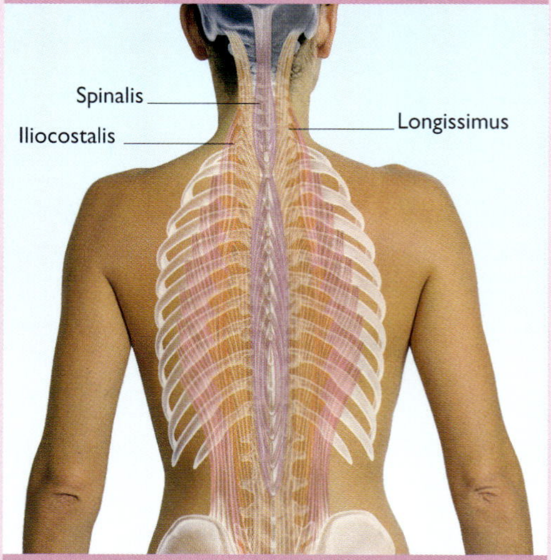

Die zum langen Rückenstrecker gehörigen Muskeln *Spinalis*, *Longissimus* und *Iliocostalis* sorgen für einen geraden Rücken.

RÜCKENSTRECKEN IM STEHEN

Wer sich selten nach hinten beugt, sollte mit dieser Variante beginnen. Um den unteren Rücken nicht zu stauchen, machen Sie die Wirbelsäule vorab ganz lang und streben mit dem Scheitel zur Decke.

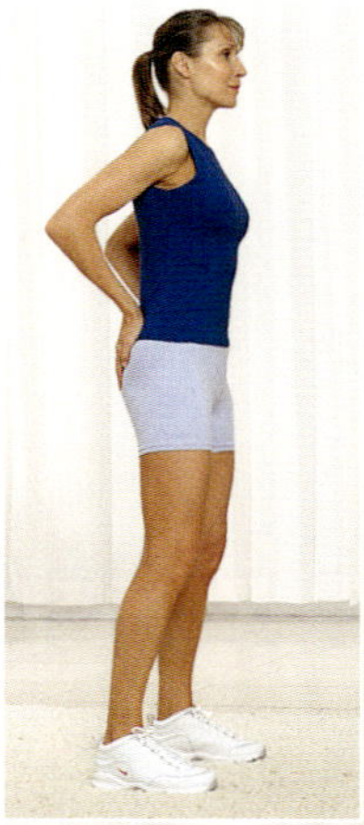

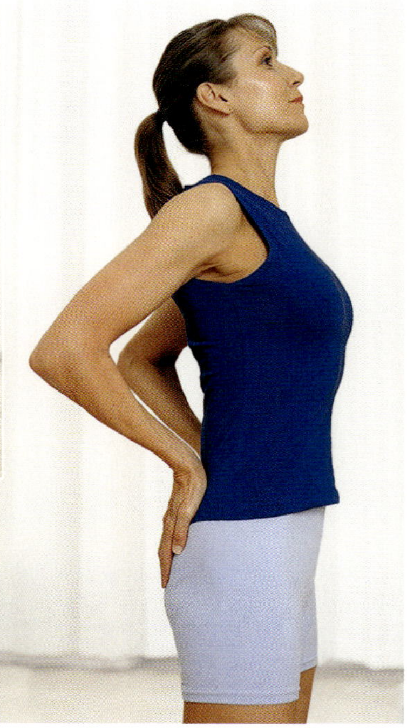

Die Füße sind parallel und hüftbreit auseinander, die Knie leicht gebeugt. Die Hände ruhen direkt unter der Taille. Tief einatmen und den Rumpf strecken. Ausatmen, die Brust heben und die Ellbogen hinter dem Körper zusammenbringen. In die Ausgangsposition zurückkehren und die Übung 5–10-mal wiederholen.

TRAINING FÜR DIE WIRBELSÄULE

Wenn Sie beweglicher sind, lassen Sie die Hände die Wirbelsäule hinaufrutschen. Ballen Sie beide Hände zu Fäusten und platzieren Sie sie auf dem Rücken knapp über der Taille. Dann lassen Sie sie langsam immer weiter nach oben wandern.

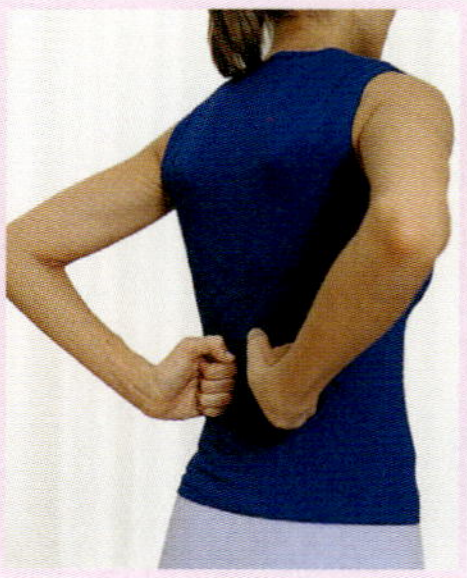

SONNENGRUSS

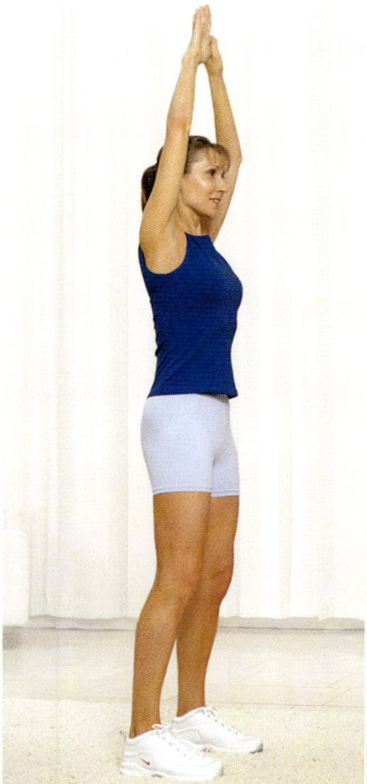

Diese Dehnübung beugt Verspannungen im ganzen Körper vor. Eine 92-jährige Kundin von mir ist absolut begeistert davon.

1 Die Füße sind parallel und hüftbreit auseinander. Die Arme über den Kopf strecken, eine Hand umfasst den Daumen der anderen. Der Kopf befindet sich genau zwischen den Ellbogen. Einatmen und die Wirbelsäule ganz lang machen. Die Hüft-, Po- und Schenkelmuskulatur anspannen, um den unteren Rücken zu schützen.

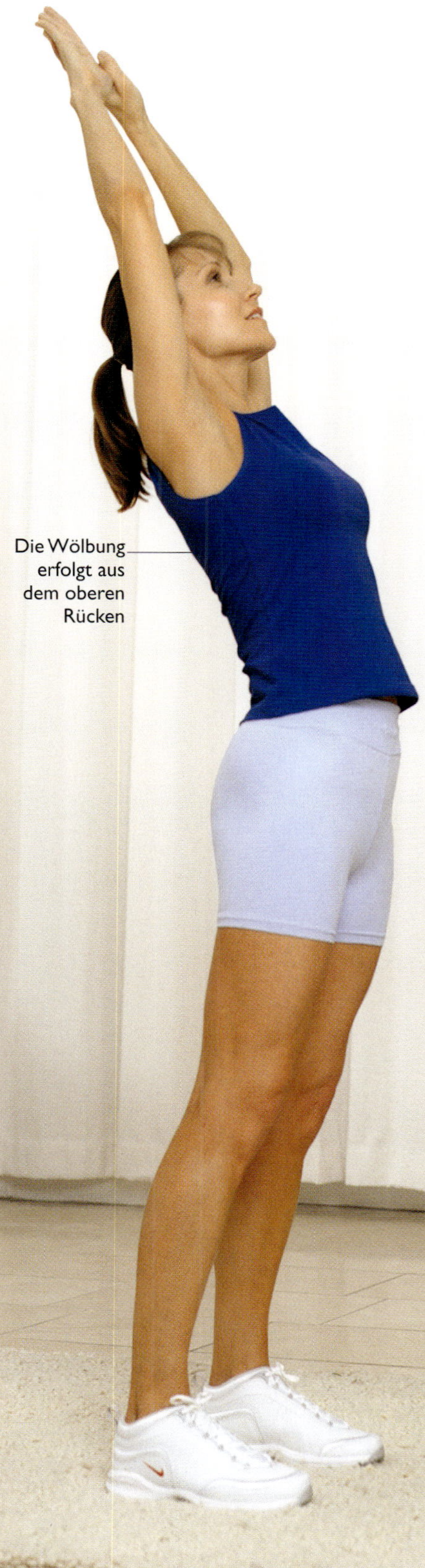

TRAININGSTIPPS

- **Die Wirbelsäule** vorab ganz lang machen.
- **Zwischen Kinn und Brust** muss eine Orange passen.
- **Den Kopf** nicht nach hinten fallen lassen, er bleibt zwischen den Armen.
- **Aus dem unteren Rücken** heraus strecken, ohne ins Hohlkreuz zu gehen.

2 Ausatmen und sich zurücklehnen, der Kopf bleibt zwischen den Schultern. Zur Decke blicken, das Kinn aber in seiner Position belassen. In die Ausgangsposition zurückkehren. Übung 5–10-mal wiederholen.

RÜCKENSTRECKEN AUF DEM BAUCH

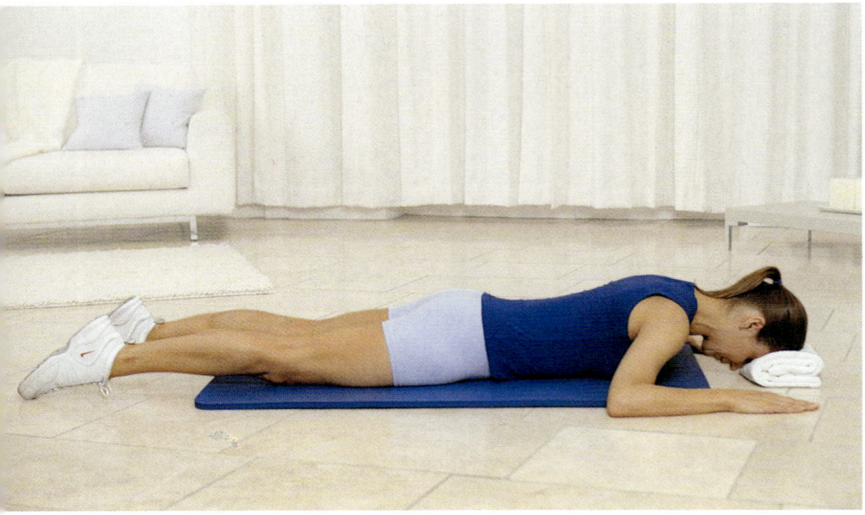

Diese Übung dürfen Sie nur absolvieren, wenn Sie keine Schmerzen im unteren Rücken haben. Spüren Sie, wie sich die Muskeln des unteren Rückens beim Training anspannen.

1 Legen Sie sich bäuchlings auf die Matte. Ein zusammengefaltetes Handtuch sorgt dafür, dass Kopf, Hals und Wirbelsäule eine Linie bilden. Die Arme sind angewinkelt, die Handflächen zeigen nach unten. Den Bauch in den Boden drücken, um den unteren Rücken zu schützen.

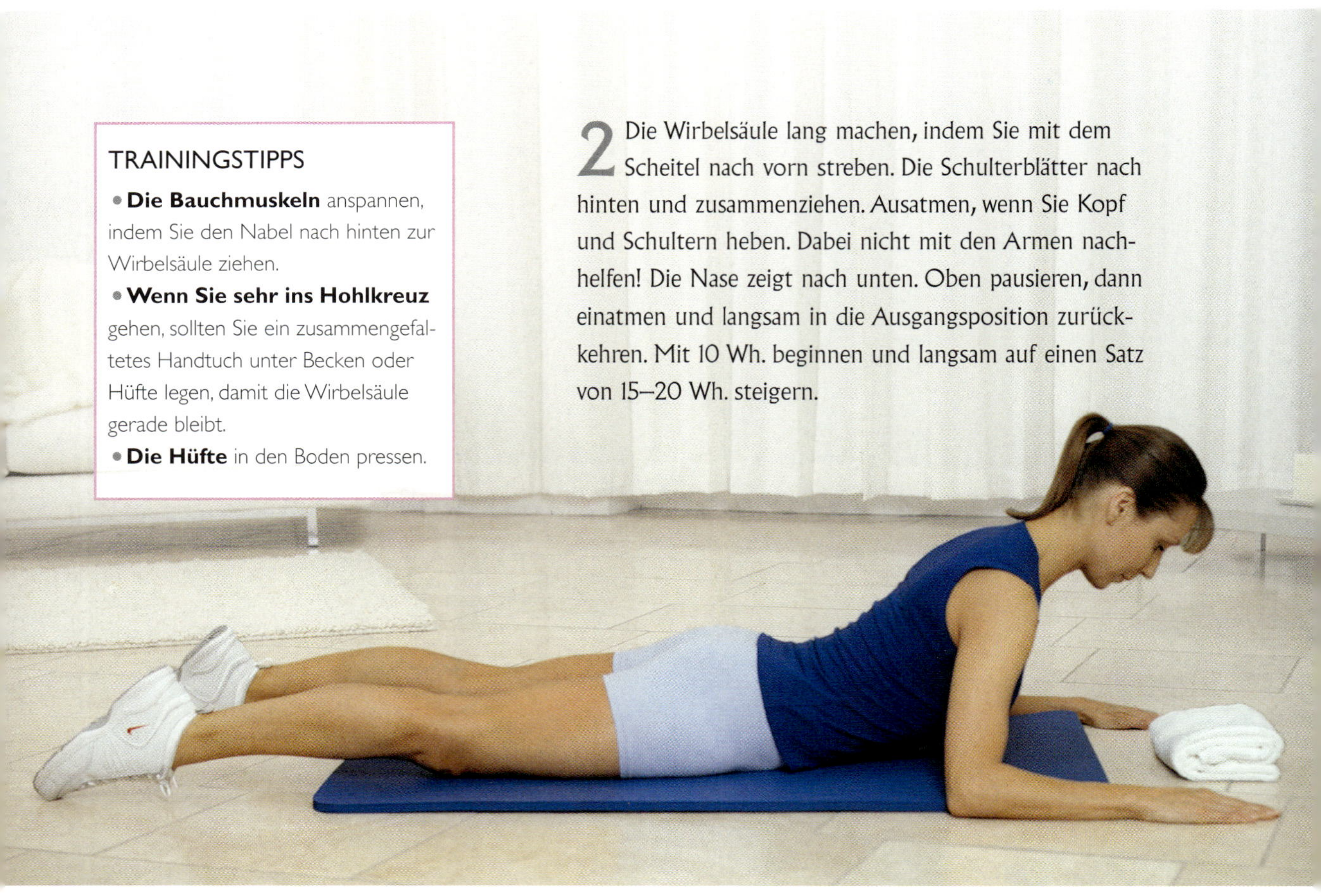

TRAININGSTIPPS

- **Die Bauchmuskeln** anspannen, indem Sie den Nabel nach hinten zur Wirbelsäule ziehen.
- **Wenn Sie sehr ins Hohlkreuz** gehen, sollten Sie ein zusammengefaltetes Handtuch unter Becken oder Hüfte legen, damit die Wirbelsäule gerade bleibt.
- **Die Hüfte** in den Boden pressen.

2 Die Wirbelsäule lang machen, indem Sie mit dem Scheitel nach vorn streben. Die Schulterblätter nach hinten und zusammenziehen. Ausatmen, wenn Sie Kopf und Schultern heben. Dabei nicht mit den Armen nachhelfen! Die Nase zeigt nach unten. Oben pausieren, dann einatmen und langsam in die Ausgangsposition zurückkehren. Mit 10 Wh. beginnen und langsam auf einen Satz von 15–20 Wh. steigern.

RÜCKENSTRECKEN AUF DEM BALL

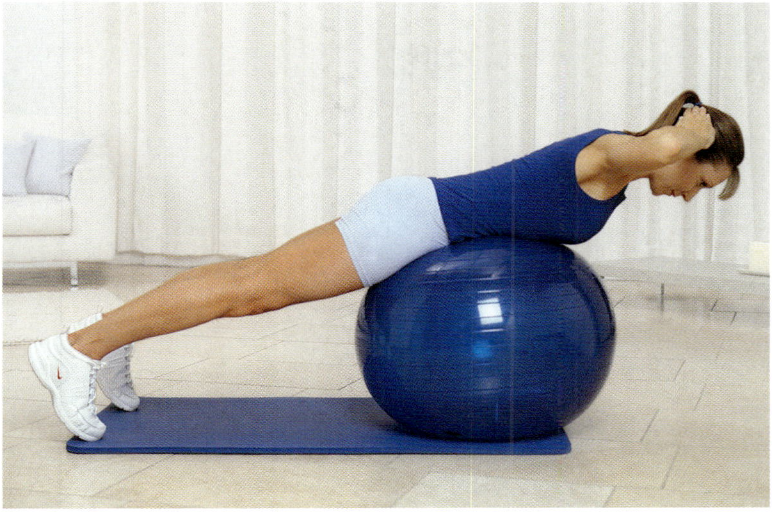

Bei dieser Variante für Fortgeschrittene müssen Sie den gesamten Körper stabil halten. Auch der Bewegungsradius ist größer, da der Oberkörper stärker angehoben werden muss.

1 Legen Sie sich bäuchlings auf den Ball. Die Beine sind gestreckt, die Zehen in die Matte gedrückt. Sie können sich auch mit den Zehen an einer Wand abstützen. Die Hände an die Ohren nehmen und die Wirbelsäule lang machen.

2 Ausatmen, die Pomuskeln anspannen und den Oberkörper um 45° anheben. Die Hüfte in den Ball drücken, einatmen und langsam, aber ohne Pause in die Ausgangsposition zurückkehren. Mit 10 Wh. beginnen und auf einen Satz mit 15–20 Wh. steigern.

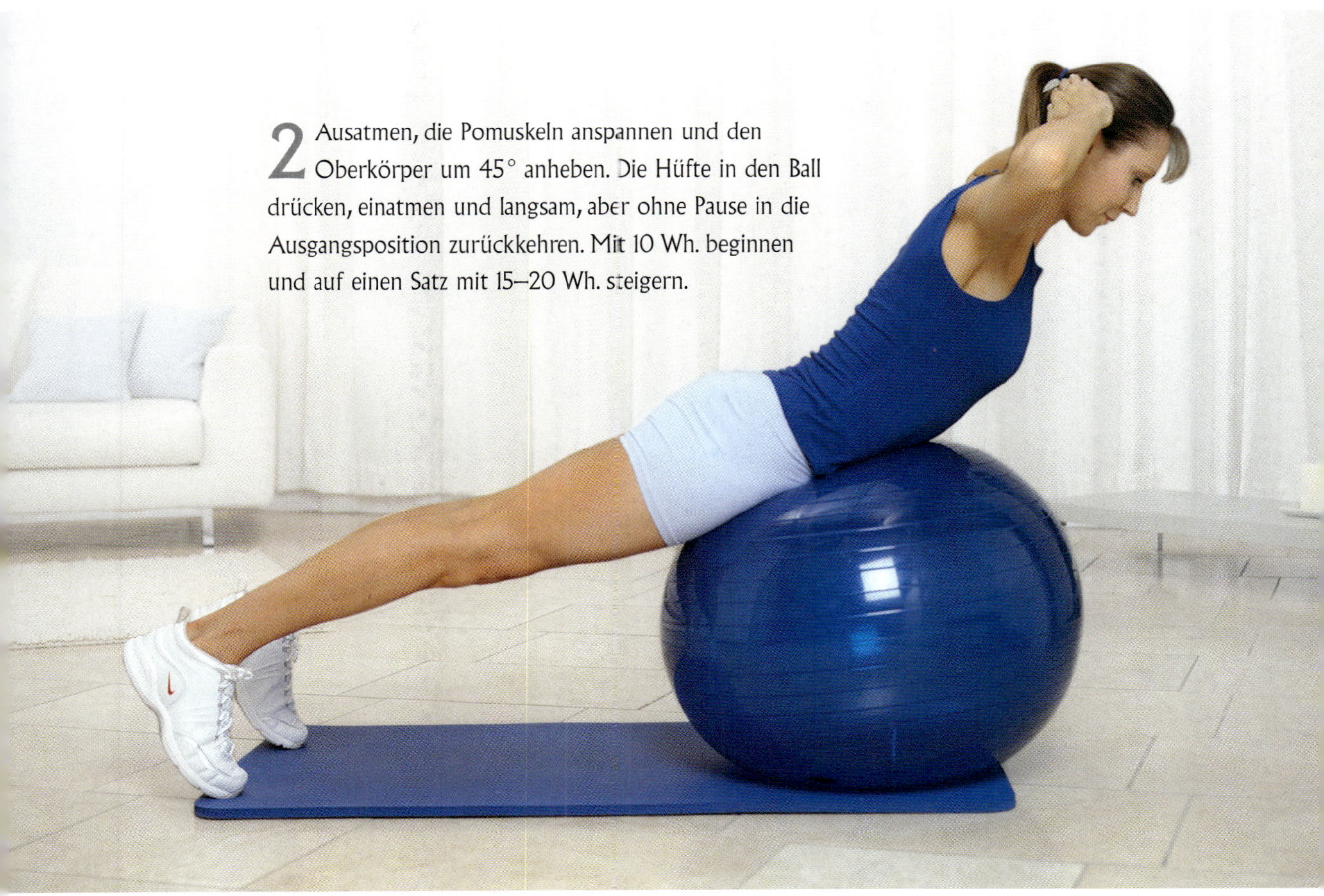

4 BECKENHEBEN

Die Zwerchfellatmung ist die Grundlage jedes Bauchmuskeltrainings. Obwohl sie ursprünglich jeder beherrscht, atmen wir im Stehen meist nur flach aus der Brust, sodass wir sie neu erlernen müssen. Wer ein Baby beim Atmen beobachtet, sieht, dass sich sein Unterbauch beim Einatmen wölbt und beim Ausatmen wieder flach wird. Das Beckenheben kombiniert diese Atembewegung mit einer Anspannung der Bauchmuskulatur und einer leichten Hüftdrehung. Das kräftigt den Bauch und dehnt den unteren Rücken.

AKTIVE MUSKELN

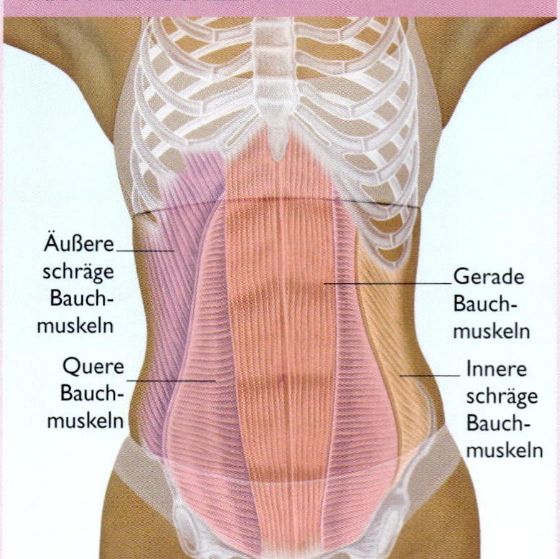

Beim Beckenheben werden die vier großen Bauchmuskelgruppen trainiert: die queren, die geraden sowie die inneren und äußeren schrägen Bauchmuskeln. Außerdem wird der lange Rückenstrecker gedehnt.

BECKENHEBEN IM LIEGEN

Beginnen wir mit dem Beckenheben in der einfachsten Haltung: Dazu legen Sie sich flach auf den Rücken. Mit dieser Übung lernen Sie, Atmung und Bauchmuskeltraining zu koordinieren.

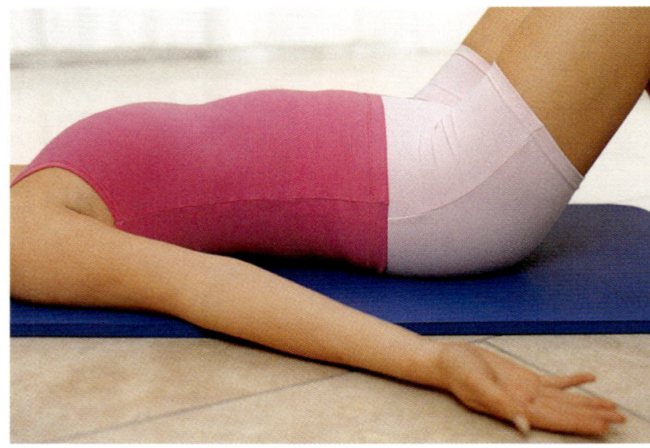

1 Legen Sie sich auf den Rücken, die Füße sind aufgestellt, die Arme liegen neben dem Körper und die Handflächen zeigen nach oben. Die Rückenhaltung ist neutral und der untere Rücken natürlich gewölbt. Tief in den Bauch atmen und diesen mit Luft füllen.

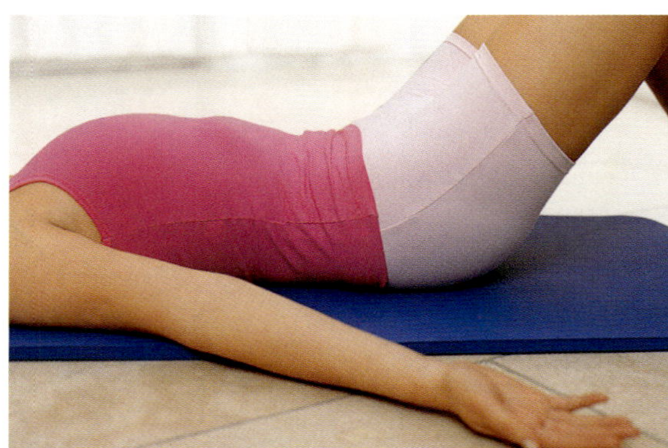

2 Kräftig ausatmen, indem Sie die Bauchmuskeln anspannen und den Nabel in Richtung Wirbelsäule ziehen. Den unteren Rücken mit einer fließenden Bewegung in den Boden drücken. Mit dem Becken 2 cm vom Boden hochkommen. Den Rücken entspannen. In die Ausgangsposition zurückkehren. Übung 10–15-mal wiederholen.

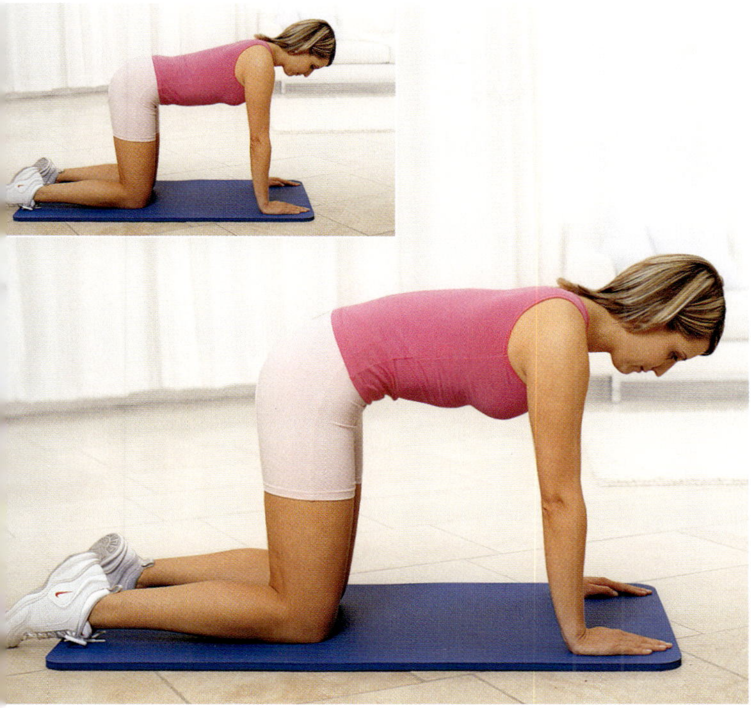

BECKENHEBEN IM VIERFÜSSLERSTAND

Diese Variante ist für alle geeignet, die nicht flach auf dem Rücken liegen können. Manchmal wird empfohlen, die nebenstehende Variante nach dem ersten Schwangerschaftsdrittel nicht mehr zu absolvieren, weil sie die Blutversorgung des Fötus beeinträchtigen kann. Sprechen Sie mit Ihrem Arzt!

Gehen Sie in den Vierfüßlerstand, die Rückenhaltung ist neutral. Atmen Sie ein und füllen Sie Ihren Bauch mit Luft. Kräftig ausatmen, die Bauchmuskeln anspannen und den Nabel zur Wirbelsäule ziehen. Die natürliche Krümmung des unteren Rückens mit einer fließenden Bewegung umkehren und das Becken nach vorn kippen, danach entspannen. Die Übung 10–15-mal wiederholen.

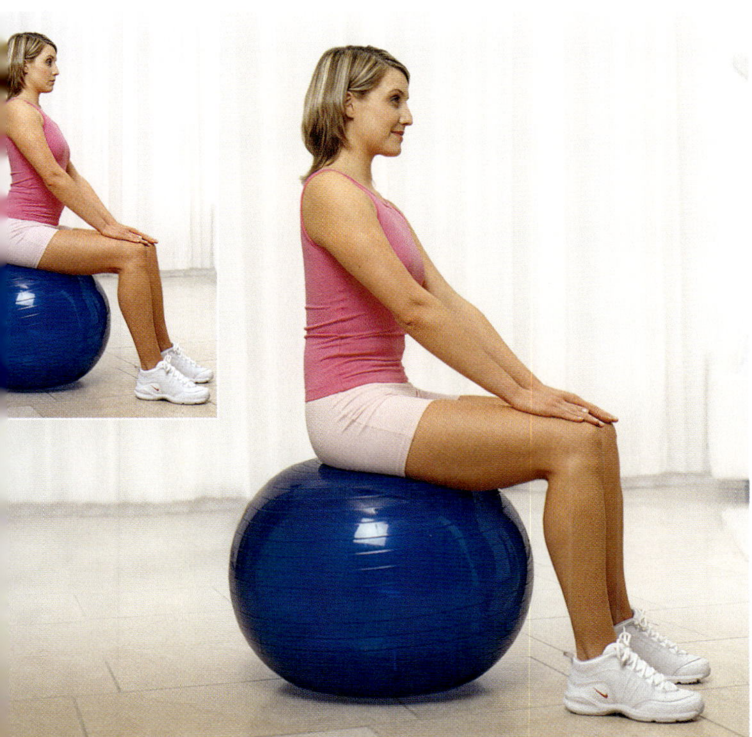

BECKENHEBEN IM SITZEN

Im Sitzen oder Stehen ist das Beckenheben noch etwas schwieriger. Bei dieser Variante zeigt eine kleine Vorwärtsbewegung des Balles an, dass Sie die Übung korrekt ausgeführt haben.

Setzen Sie sich aufrecht auf den Ball, die Füße sind parallel und hüftbreit auseinander. Die Hände auf die Knie legen. Der Rücken bleibt gerade, also in der neutralen Haltung. Einatmen und den Bauch mit Luft füllen. Kräftig ausatmen, Bauchmuskeln anspannen und den Nabel zur Wirbelsäule ziehen. Die natürliche Krümmung des unteren Rücken mit einer fließenden Bewegung umkehren und das Becken nach vorn kippen. Der Ball rollt dabei etwa 2 cm nach vorn. Entspannen und die Übung 10–15-mal wiederholen.

HALTUNGSTRAINING

Jetzt trainieren Sie mithilfe eines Therabands die Muskeln der Schultern und des oberen Rückens. Die folgenden beiden Übungen sind ideal, um hängenden Schultern entgegenwirken. Die horizontale Abduktion trainiert die Muskeln des mittleren Rückens (Rauten- und Kapuzenmuskel), während die Außenrotation die hinteren Schultermuskeln und die Außenrotatoren fordert.

GEWICHTE & WIEDERHOLUNGEN

Bodyshaping Band mit leichter bis mittlerer Zugstärke (pro Satz 12–15 Wh.)

Knochenaufbau Band mit schwerer Zugstärke (pro Satz 8–12 Wh.)

HORIZONTALE ABDUKTION

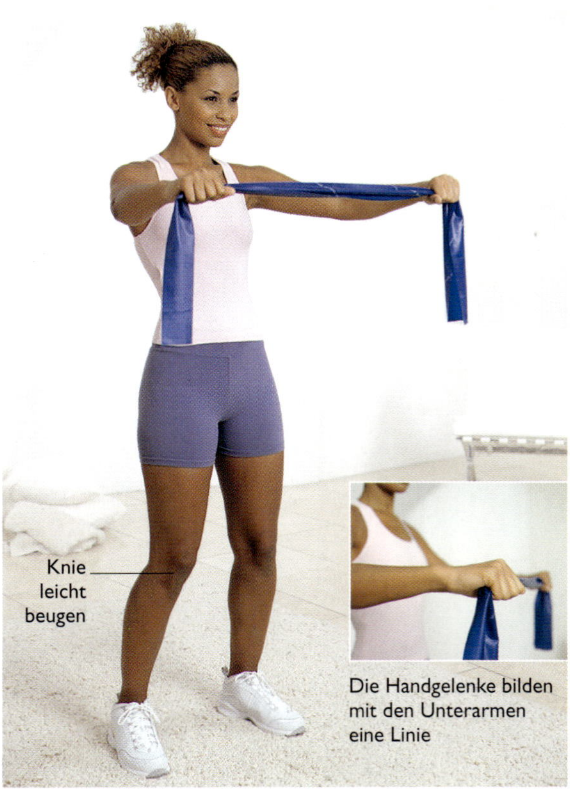
Knie leicht beugen
Die Handgelenke bilden mit den Unterarmen eine Linie

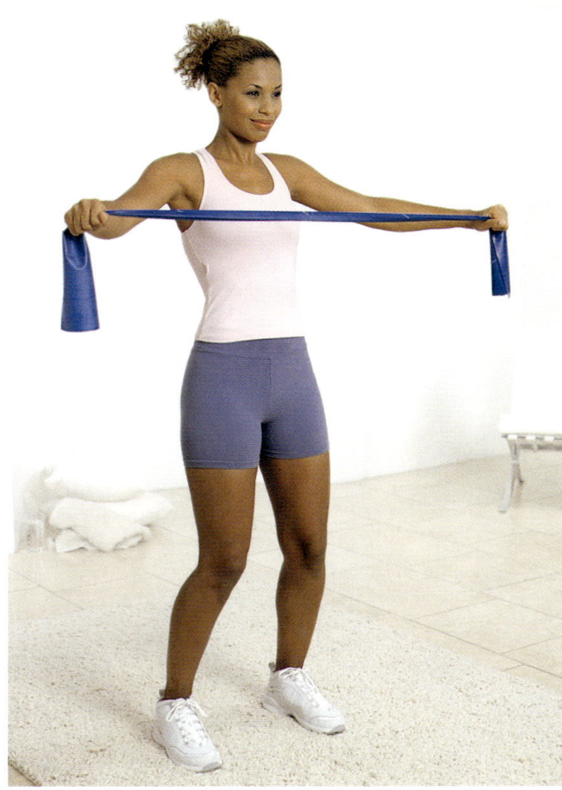

1 Füße sind parallel und hüftbreit auseinander. Das Band auf Brusthöhe halten, die Handflächen zeigen nach unten, die Arme sind weiter als schulterbreit auseinander. Die Ellbogen sind leicht gebeugt, die Handgelenke gerade. Schulterblätter nach unten ziehen und das Band straffen.

2 Ausatmen, die Schulterblätter zusammenpressen und das Band an die Brust ziehen. Die Ellbogen bleiben leicht gebeugt, wenn Sie mithilfe der Schultermuskulatur an dem Band ziehen. Kurz pausieren, dann einatmen und langsam in die Ausgangsposition zurückkehren.

AUSSENROTATION

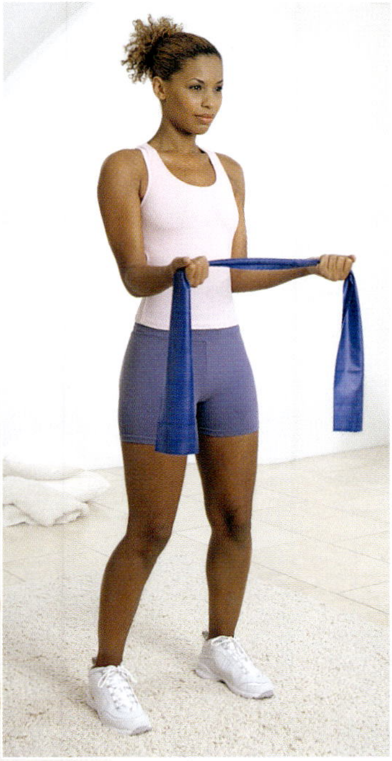

1 Die Füße sind parallel und hüftbreit auseinander, die Knie leicht gebeugt. Das Band so halten, dass die Handflächen nach oben zeigen, Ober- und Unterarme bilden einen rechten Winkel, die Ellbogen bleiben am Körper. Die Schulterblätter nach unten ziehen und das Band etwas straffen.

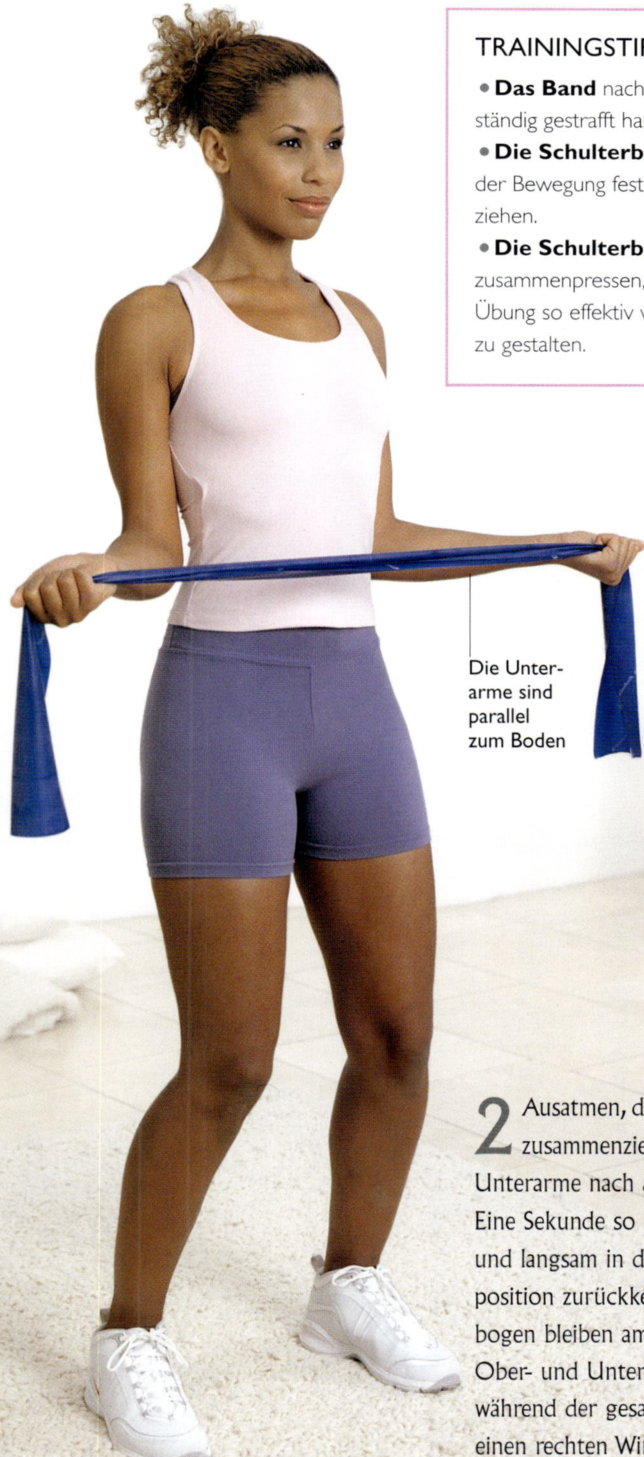

TRAININGSTIPPS

- **Das Band** nach Übungsbeginn ständig gestrafft halten.
- **Die Schulterblätter** vor der Bewegung fest nach unten ziehen.
- **Die Schulterblätter** zusammenpressen, um die Übung so effektiv wie möglich zu gestalten.

2 Ausatmen, die Schulterblätter zusammenziehen und die Unterarme nach außen drehen. Eine Sekunde so bleiben, einatmen und langsam in die Ausgangsposition zurückkehren. Die Ellbogen bleiben am Körper und Ober- und Unterarme bilden während der gesamten Übung einen rechten Winkel.

COOL-DOWN

Nachdem Sie Ihre Muskeln trainiert haben, sollten Sie sie sorgfältig entspannen und dehnen. Regelmäßige Dehnübungen sorgen für eine aufrechtere Haltung, fördern die Beweglichkeit und können Ihre Muskeln um bis zu 20 Prozent kräftigen. In die Dehnung hineinatmen und 10–15 Sekunden lang darin verharren. Während des Schulterkreisens ganz normal weiteratmen.

BRUSTDEHNUNG

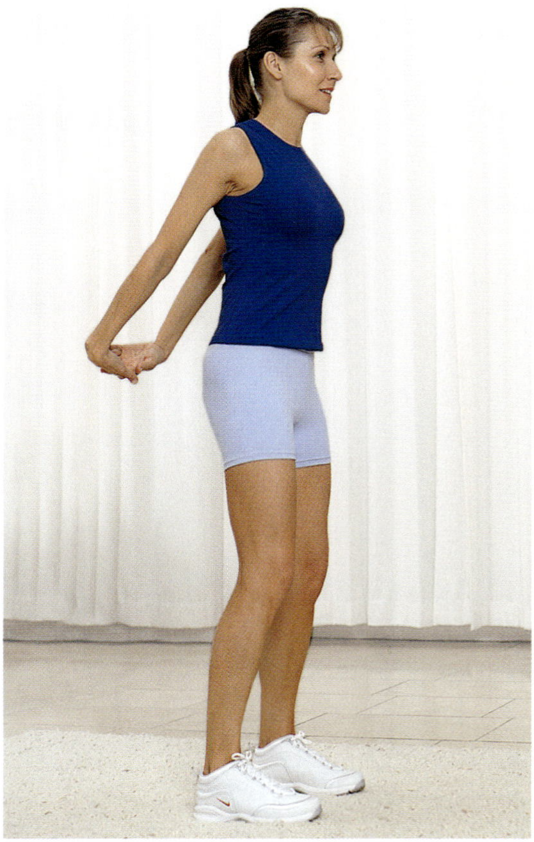

Die Füße sind parallel und hüftbreit auseinander, die Knie leicht gebeugt. Die Hände hinter dem Rücken verschränken und beim Heben der Brust in Richtung Decke bewegen. Das Kinn bleibt in seiner natürlichen Position, der Blick geht geradeaus.

DEHNÜBUNG FÜR DEN OBEREN RÜCKEN

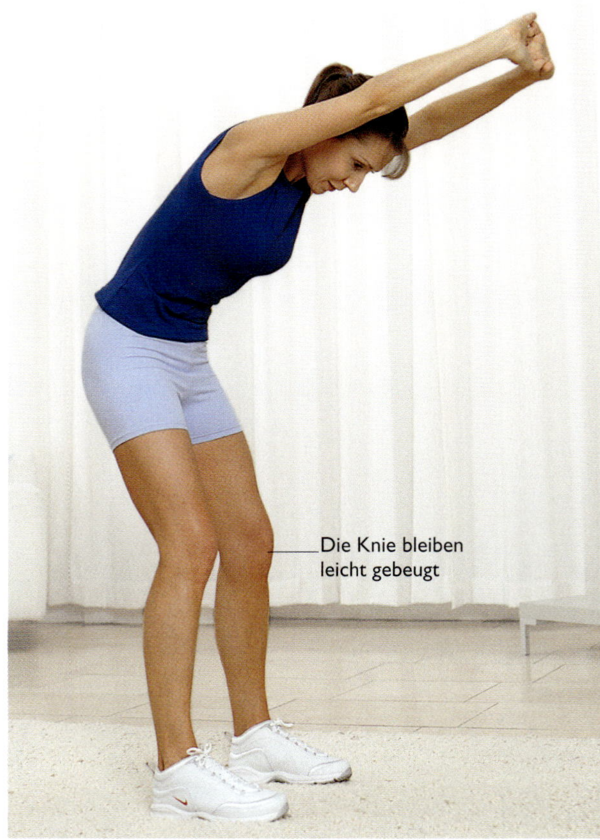

Die Füße sind parallel und hüftbreit auseinander, die Knie leicht gebeugt. Die Hände über dem Kopf verschränken, die Handflächen zeigen zur Decke. Arme nach vorn strecken, während Sie den oberen Rücken ganz rund machen. Der Kopf bleibt zwischen den Ellbogen.

SEITLICHE DEHNUNG

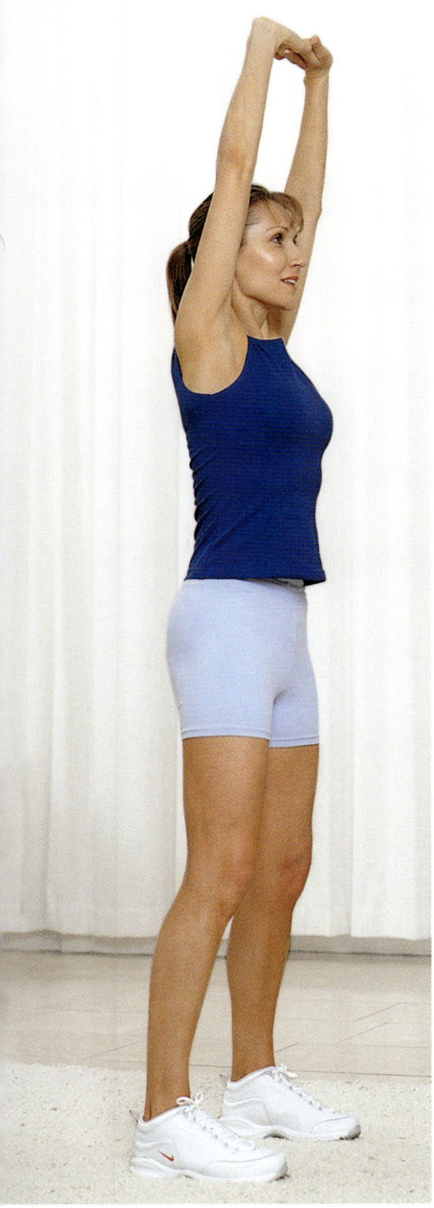

Die Füße sind parallel und hüftbreit auseinander, die Knie leicht gebeugt. Hände über dem Kopf verschränken, die Handflächen zeigen zur Decke. Arme ausstrecken. Wirbelsäule lang machen. Dehnung im Rücken spüren.

RUMPFDEHNUNG

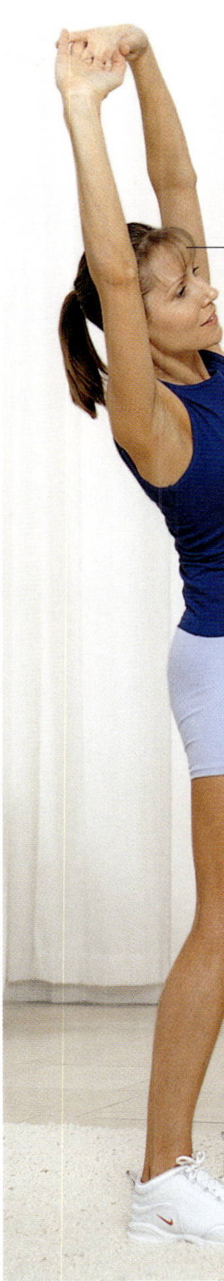

Der Kopf bleibt zwischen den Ellbogen

Gleiche Position wie zuvor. Stellen Sie sich vor, Ihr Körper befände sich zwischen zwei Glasscheiben. Eine gerade Haltung bewahren und die Arme erst zur einen und dann zur anderen Seite bringen. Dehnung bis zu den Hüften hinunter spüren.

SCHULTERKREISEN

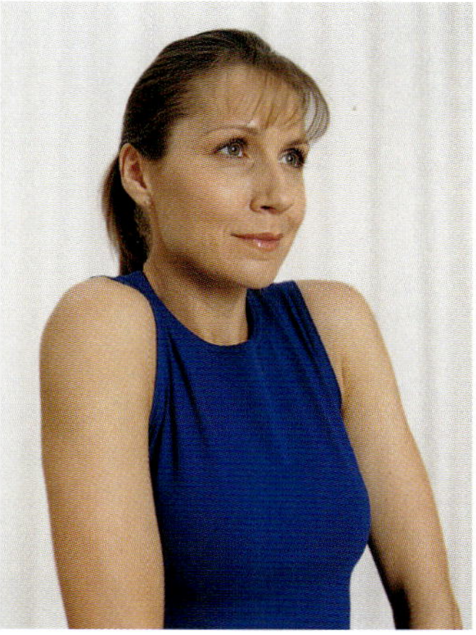

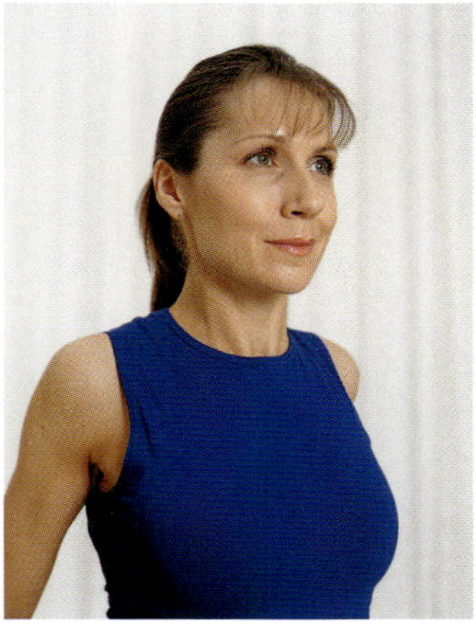

Die Schulterblätter hochziehen, dann nach hinten rollen und zusammenziehen. Anschließend die Schulterblätter auseinander ziehen und nach vorn rollen. Die Bewegung in beide Richtungen 3-mal wiederholen.

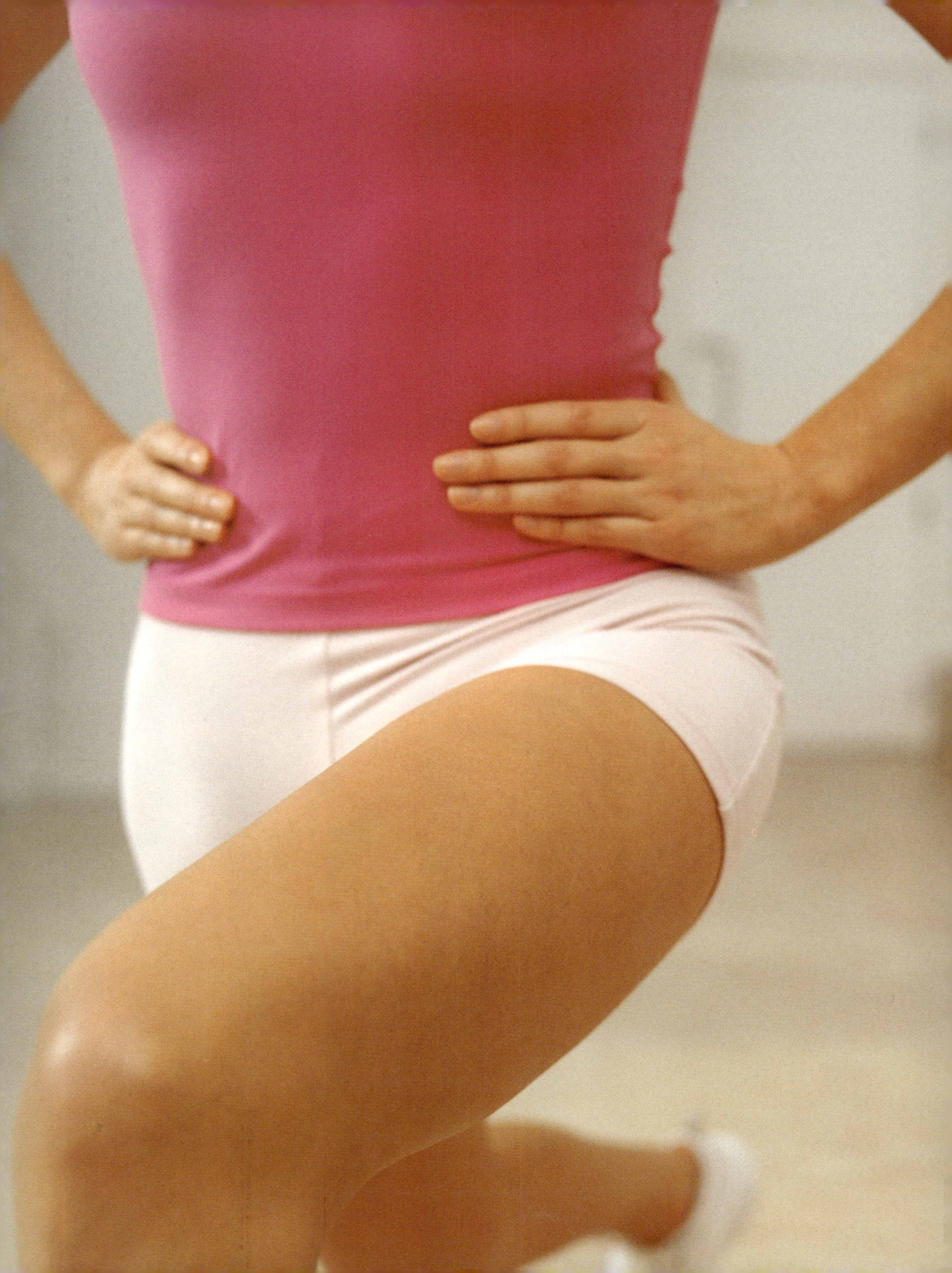

UNTER-KÖRPER

Als Erstes trainieren wir Hüften und Oberschenkel, denn sie sind die größten Muskelgruppen des ganzen Körpers. Die folgenden Übungen sorgen dafür, dass Sie in Ihre Lieblingsjeans passen, einen straffen Po und ebensolche Oberschenkel und Waden bekommen. Wer seine großen Beinmuskeln trainiert, trägt aktiv dazu bei, bis ins hohe Alter aktiv und selbstständig zu bleiben. Damit das Programm effektiv bleibt, sollten Sie die einzelnen Übungen von Zeit zu Zeit variieren und mit verschiedenen Hilfsmitteln wie Hanteln, Tubings und Gymnastikball absolvieren.

»Joans Begeisterung ist so ansteckend, dass ich schon seit 15 Jahren bei ihr trainiere – und das, obwohl ich Sport eigentlich hasse. Sagt das nicht schon alles?« *Josie*

DIE PROGRAMME AUF EINEN BLICK

Absolvieren Sie zunächst das Programm für Anfänger (Level 1) und steigern Sie sich dann bis auf Level 3. Sie können sich auch selbst ein Programm aus 8–10 Übungen zusammenstellen. Dabei sollten die ersten drei Übungen Po, Schenkel und Waden fordern. Die Squats besonders sorgfältig üben, bis Sie sie absolut beherrschen. Erst dann Gewichte und Tubings dazunehmen!

LEVEL 1 (LEICHT)

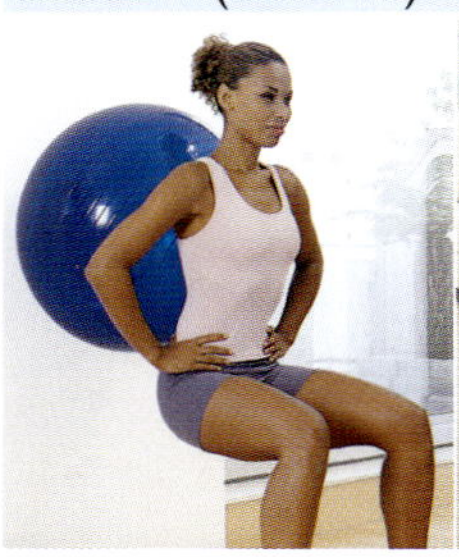

Squats mit Ball
(s. S. 60)

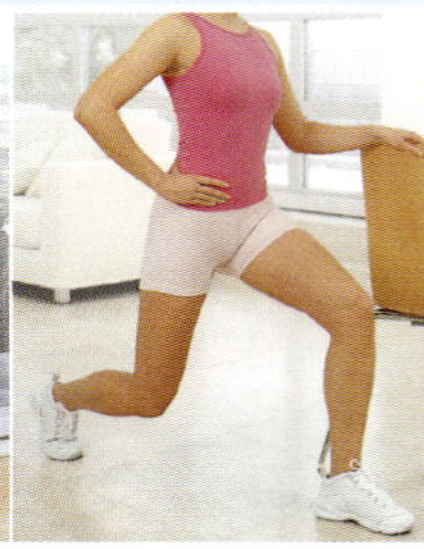

Ausfallschritt
(s. S. 68)

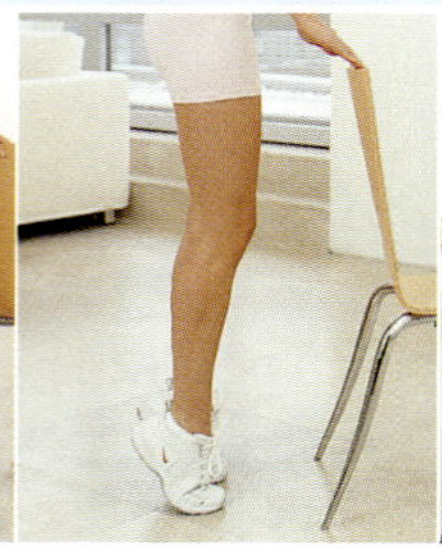

Wadenheben
(s. S. 71)

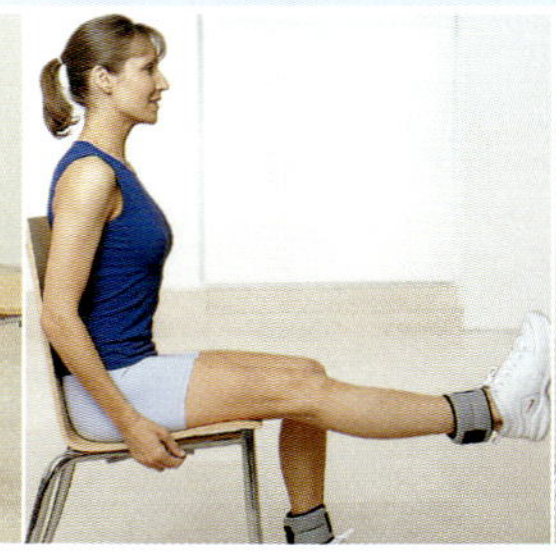

Beinstrecken im Sitzen
(s. S. 72)

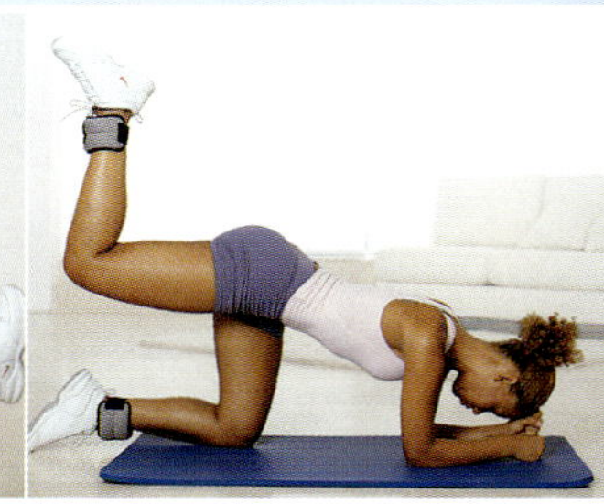

Po-Lift
(s. S. 74)

LEVEL 2 (MITTEL)

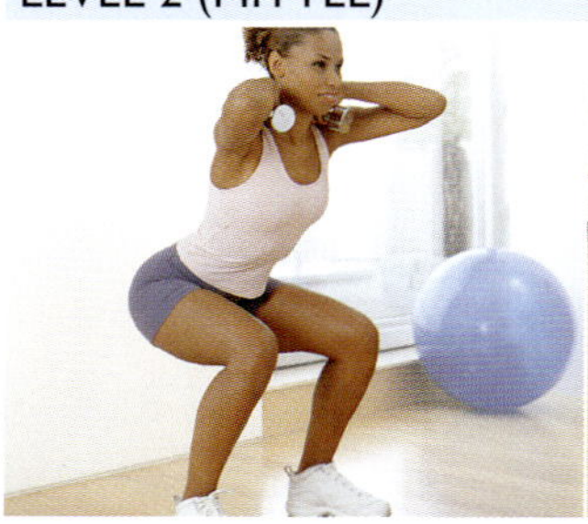

Squats mit Hanteln
(s. S. 61)

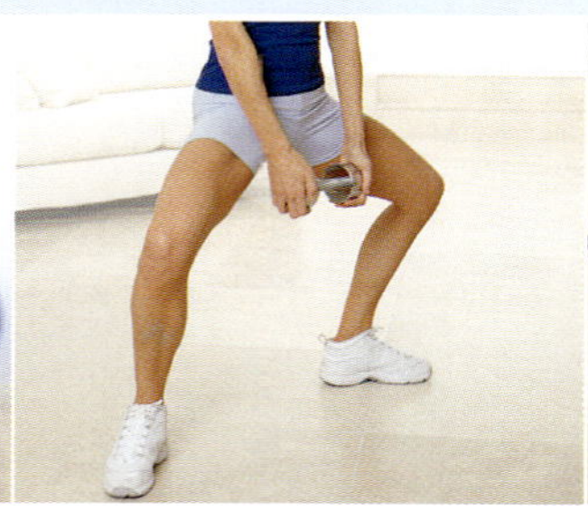

Plié mit Hantel
(s. S. 67)

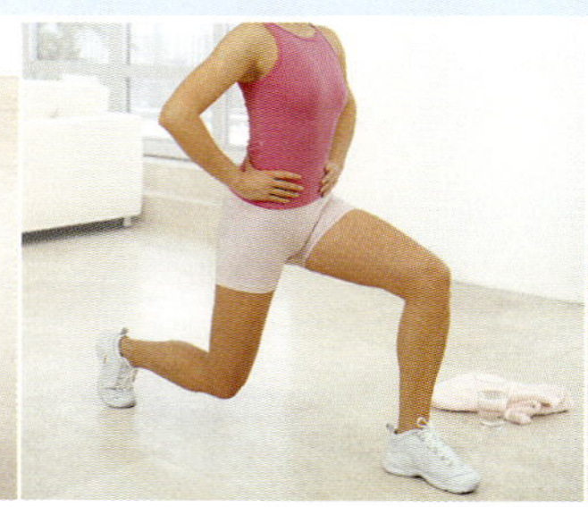

Ausfallschritt nach vorn
(s. S. 69)

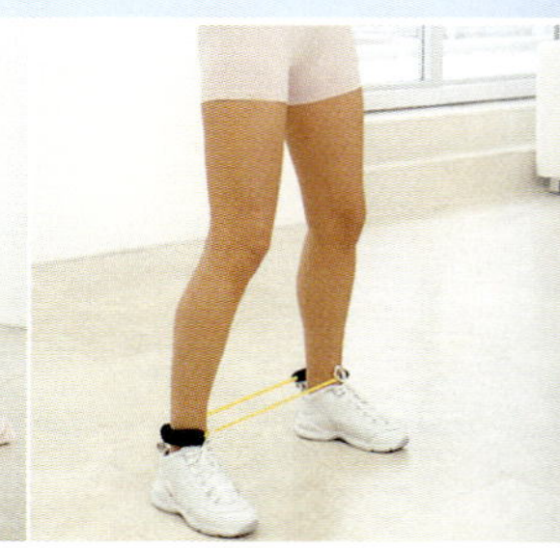

Side-Steps mit Tubing
(s. S. 84)

LEVEL 3 (SCHWER)

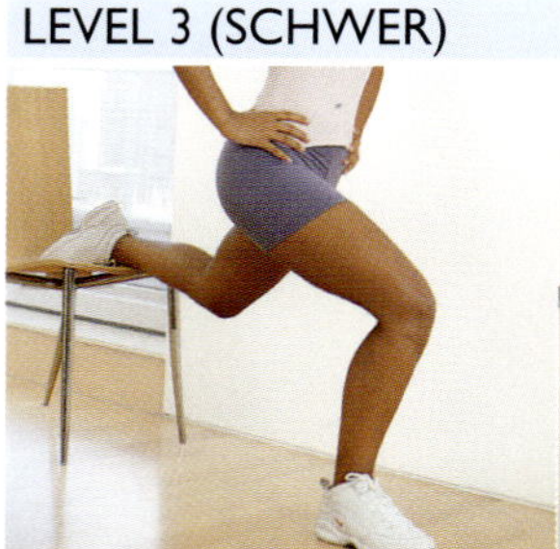

Squats mit einem Bein
(s. S. 62)

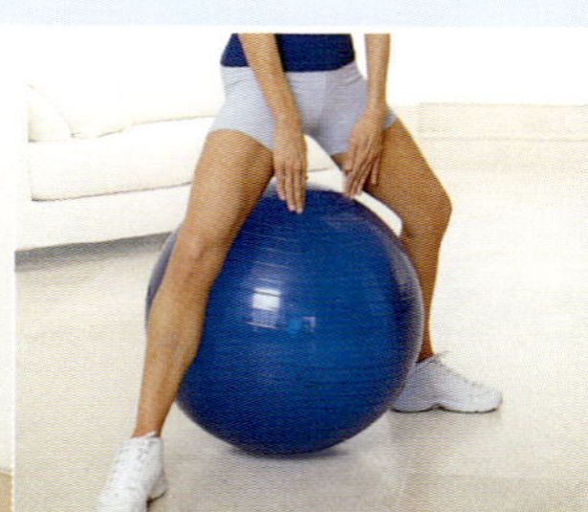

Plié mit Ball
(s. S. 66)

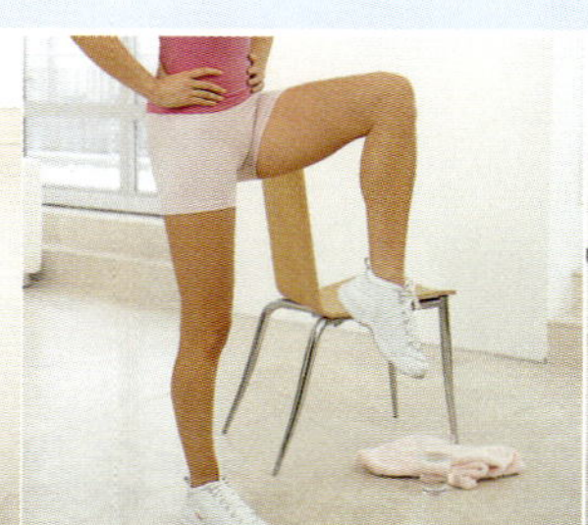

Ausfallschritt nach hinten mit Knieheben *(s. S. 70)*

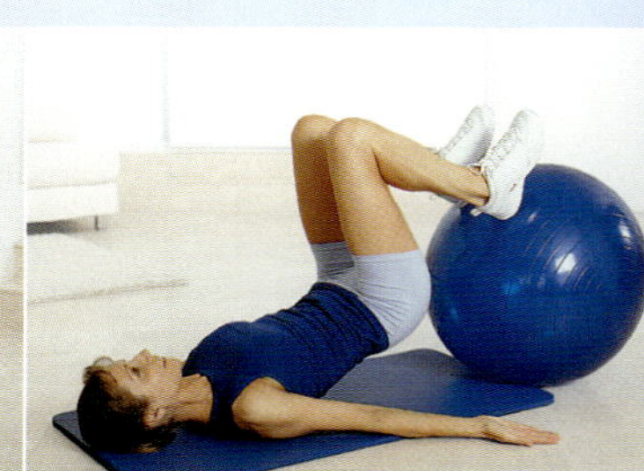

Beinbeugen auf Ball
(s. S. 77)

TRAININGSHINWEISE

- Aufwärmen (s. *Warm-up S. 32–37*) nicht vergessen; Dehnübungen (s. *Cool-down S. 86–89*) am Schluss machen.
- Auf gute Haltung und korrekte Ausführung achten.
- Sanft beginnen, es dürfen keine Schmerzen auftreten.
- Die Intensität langsam steigern.
- Der Farbcode hilft Ihnen bei der Auswahl geeigneter Übungen:

Leicht: Auch für Anfänger geeignet
Mittel: Erfordert Muskelkraft und Koordination
Schwer: Nur für Fortgeschrittene

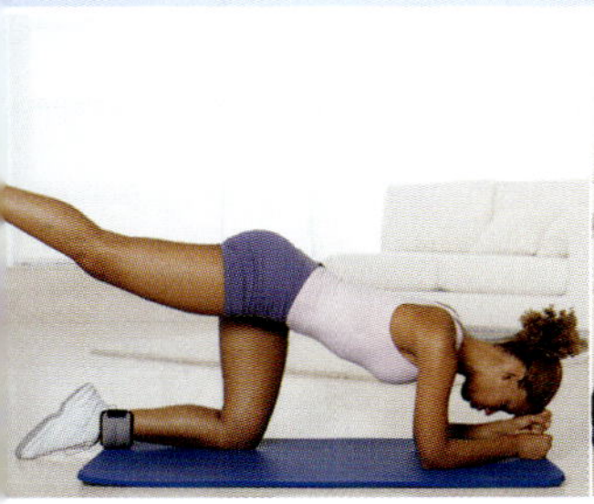

Po-Lift mit gestrecktem Bein *(s. S. 75)*

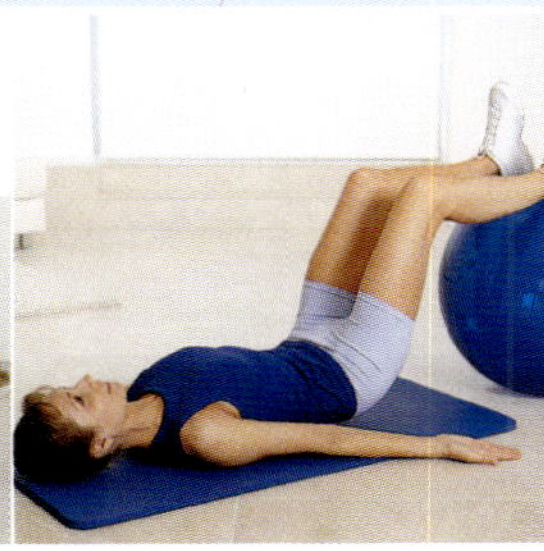

Becken-Lift *(s. S. 76)*

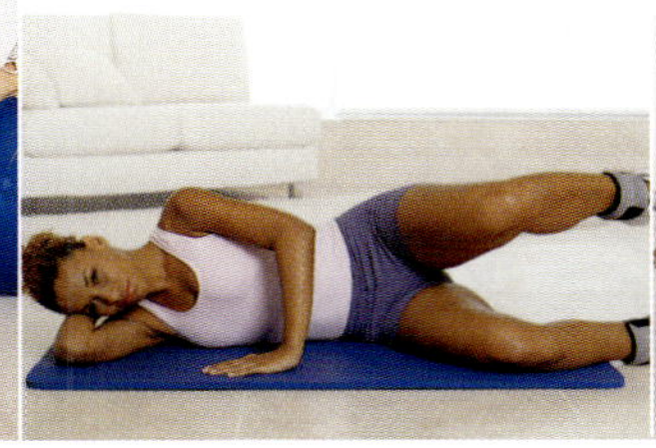

Beinheben für die Oberschenkelaußenseiten *(s. S. 80)*

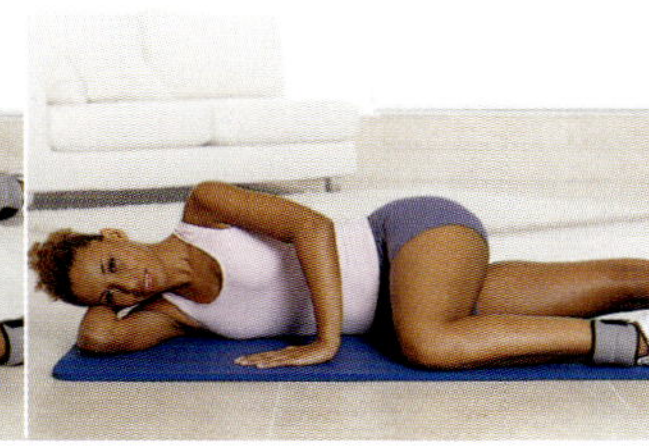

Beinheben für die Ober schenkelinnenseiten *(s. S. 81)*

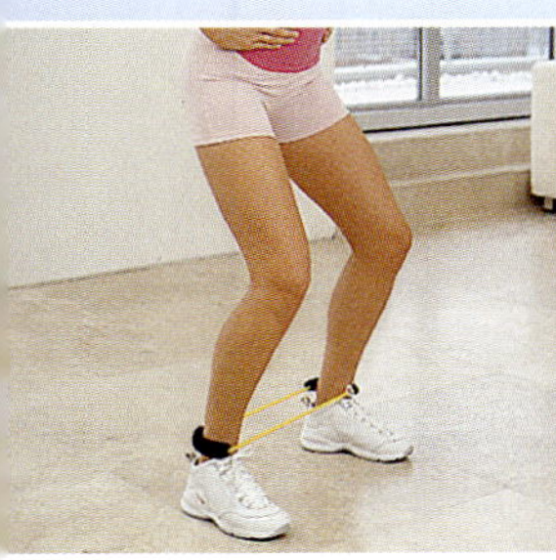

Side-Steps mit Squats *(s. S. 84)*

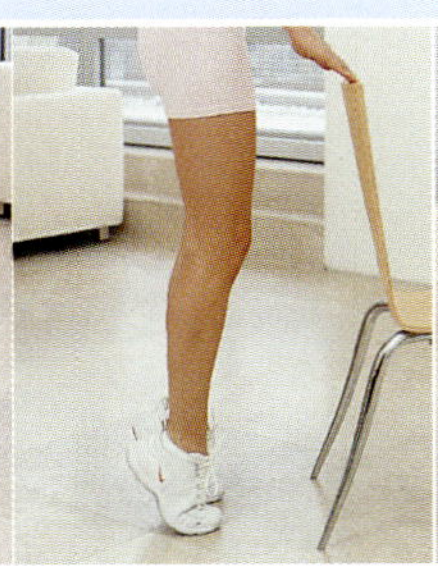

Wadenheben *(s. S. 71)*

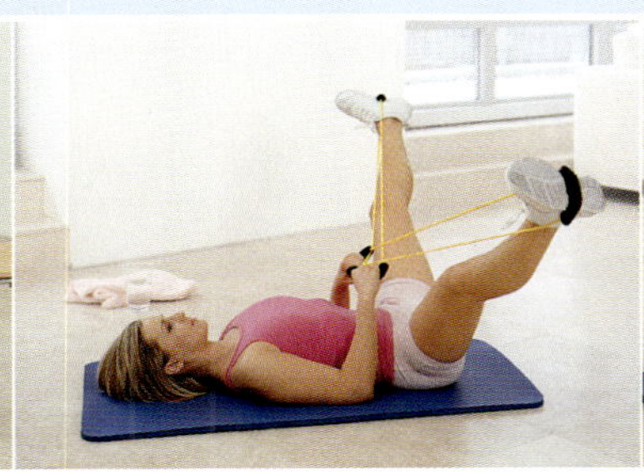

Grätsche mit Tubings *(s. S. 85)*

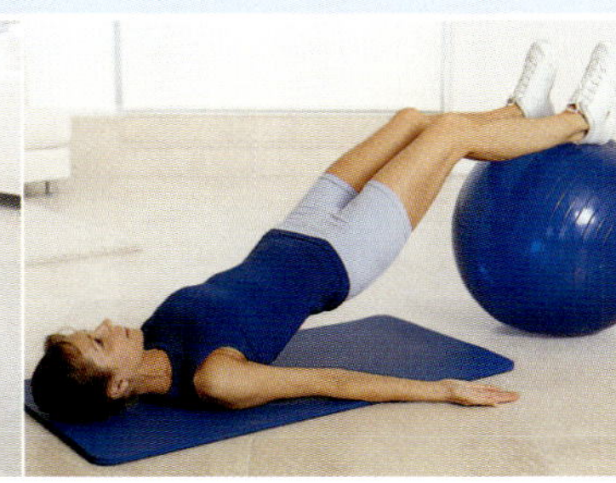

Brücke mit Ball *(s. S. 77)*

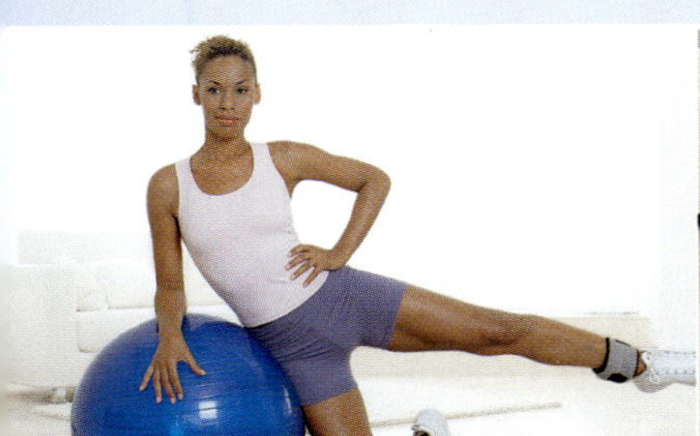

Beinheben am Ball für die Oberschenkelaußenseiten *(s. S. 81)*

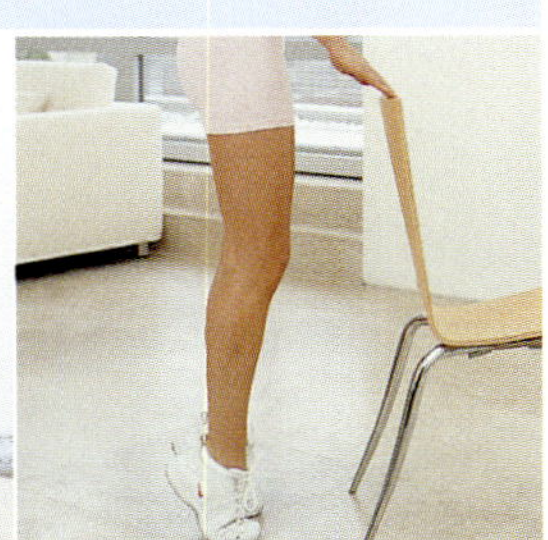

Wadenheben *(s. S. 71)*

PO & OBERSCHENKEL: SQUATS I

Die Squats mit Ball kräftigen die Beinmuskulatur und die Knie, noch ehe Sie Hanteln dazunehmen. Indem Sie das Körpergewicht zum Teil auf den Ball verlagern, werden Ihre Knie beim Aufstehen aus der Hocke geschont. Sie spüren die Übung zuerst im Quadrizeps, dann auch in den Pomuskeln und in den Schenkelbeugern, die mithilfe der Squats ebenfalls in Form gebracht werden.

GEWICHTE & WIEDERHOLUNGEN

Bodyshaping Mit 1–2 kg schweren Hanteln 15 Wh. pro Satz.

Knochenaufbau Mit 4–6 kg schweren Hanteln 8–12 Wh. pro Satz.

SQUATS MIT BALL

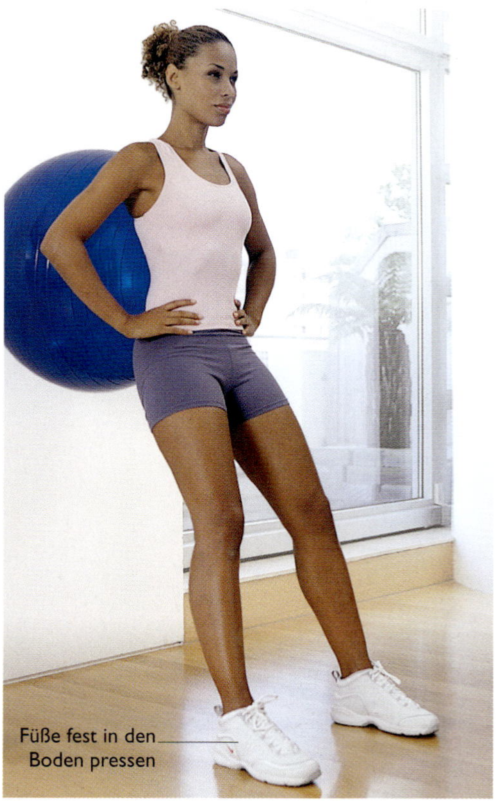

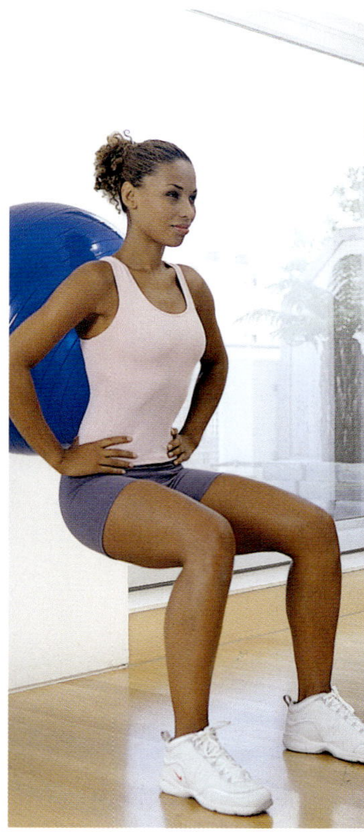

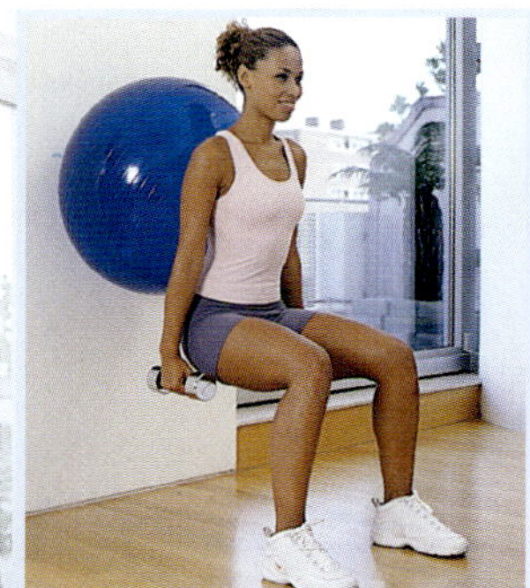

MIT BALL UND HANTELN
Um den Widerstand zu erhöhen, halten Sie in jeder Hand eine Hantel, die Handflächen zeigen zum Körper. Erst die Hanteln aufheben, bevor Sie mit der Übung beginnen.

1 Den Ball so gegen die Wand drücken, dass er die Wölbung des Rückens ausfüllt. Die Hände in die Hüften stemmen. Mit dem ganzen Körpergewicht gegen den Ball lehnen. Füße so weit nach vorn bringen, bis die Beine fast gestreckt sind.

2 Einatmen und mit geradem Rücken in die Hocke gehen, bis sich die Oberschenkel parallel zum Boden befinden bzw. so weit Sie können. Darauf achten, dass die Knie nicht über die Zehenspitzen hinausragen. Kurz pausieren, ausatmen, die Pomuskeln anspannen und sich in die Ausgangsposition zurückstemmen.

SQUATS MIT HANTELN

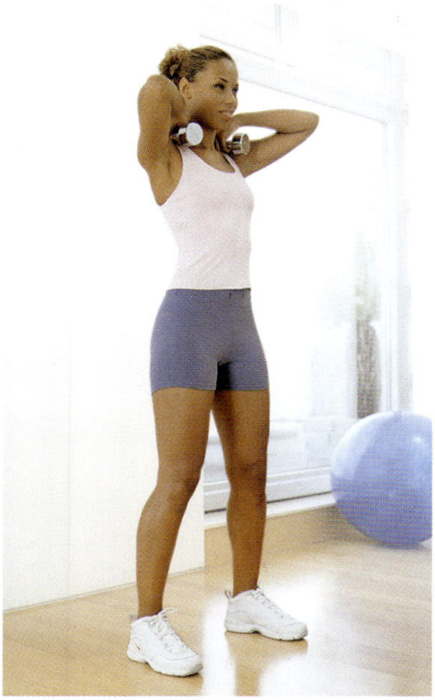

1 Eine Hantel auf jede Schulter stützen. Die Füße sind parallel und hüftbreit auseinander. Das gesamte Körpergewicht auf die Fersen verlagern und diese fest in den Boden drücken, sodass Sie die Zehen leicht vom Boden lösen können.

2 Einatmen und in die Hocke gehen, bis Ober- und Unterschenkel einen rechten Winkel bilden. Den Oberkörper dabei leicht nach vorn neigen. Die Wirbelsäule bleibt gerade und der Blick geht geradeaus. Kurz pausieren, ausatmen und die Pomuskeln anspannen, um sich von den Fersen aus zurück in die Ausgangsposition zu stemmen.

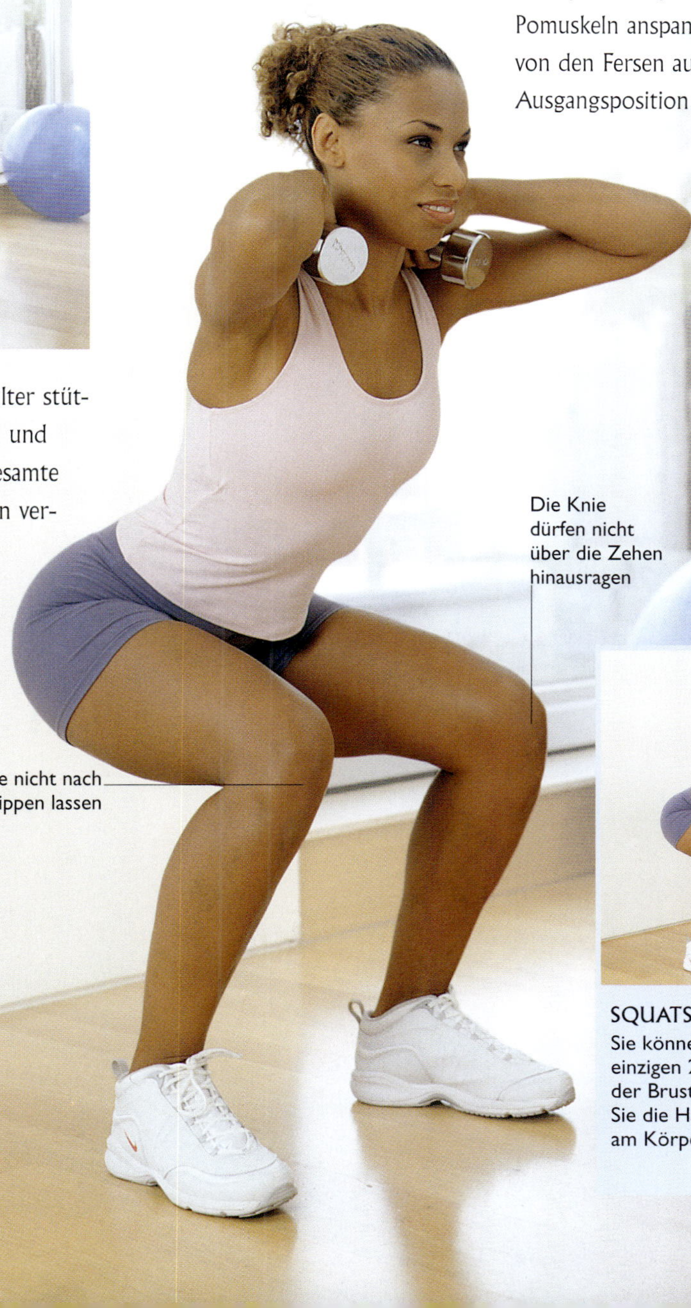
Die Knie dürfen nicht über die Zehen hinausragen
Die Knie nicht nach innen kippen lassen

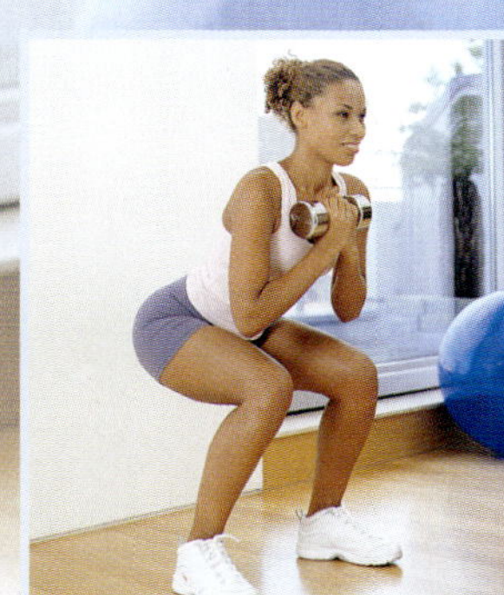

SQUATS MIT 1 HANTEL

Sie können auch mit einer einzigen 2–5 kg-Hantel vor der Brust trainieren. Halten Sie die Hantel dabei ganz nah am Körper.

PO & OBERSCHENKEL: SQUATS II

Wer nur eine Körperseite trainiert, steigert das Muskelungleichgewicht im Körper. In Kürze können Sie überprüfen, welche Seite bei Ihnen stärker entwickelt ist und welche folglich mehr trainiert werden muss. Beanspruchen Sie immer die schwächere Seite zuerst, damit Sie mit der stärkeren anschließend noch die geforderte Anzahl Wiederholungen bewältigen.

GEWICHTE & WIEDERHOLUNGEN

Bodyshaping 12–15 Wh. pro Satz.

Knochenaufbau Mit 2–4 kg schweren Hanteln 8–12 Wh. pro Satz.

SQUATS MIT EINEM BEIN

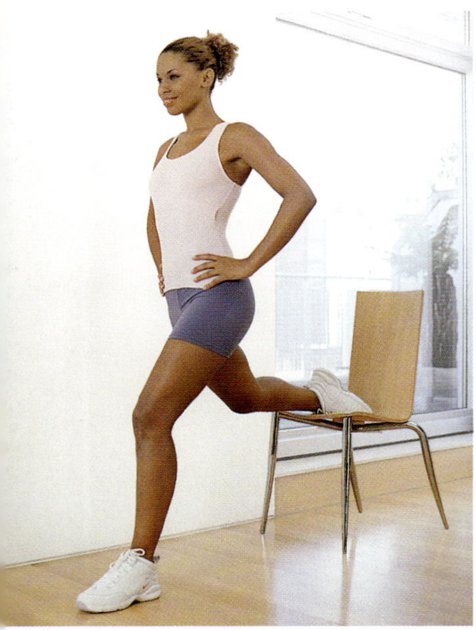

1 Die Hände in die Hüften stemmen oder in jede Hand eine Hantel nehmen. Von einem stabilen Stuhl aus einen großen Schritt nach vorn machen und einen Fußrücken auf den Stuhl legen. Das Knie des Standbeins darf nicht über die Zehen hinausragen. Die Bauchmuskeln anspannen, um den Rumpf zu stabilisieren.

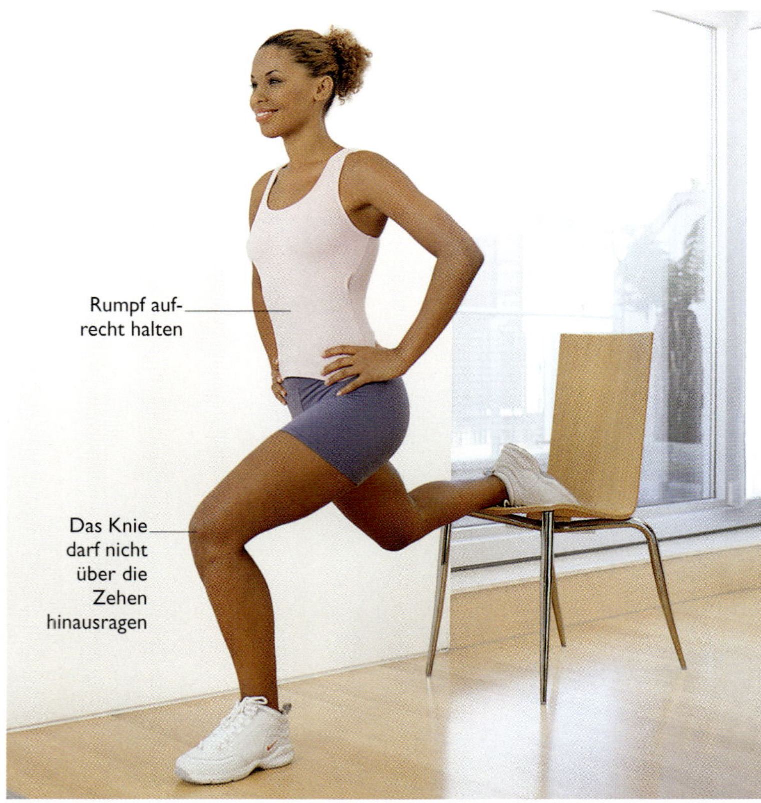
Rumpf aufrecht halten
Das Knie darf nicht über die Zehen hinausragen

2 Einatmen, beide Knie beugen und die Hüften absenken. Das vordere Knie bleibt hinter den Zehen, der Rücken ist gerade. Kurz pausieren, ausatmen. Beide Beine strecken, um in die Ausgangsposition zurückzukehren. Alle Wiederholungen erst mit einem und dann mit dem anderen Bein absolvieren.

IM FITNESS-STUDIO: BEINPRESSEN I

Mithilfe der Beinpresse kann man dieselben Muskeln trainieren wie mit den Squats auf einem Bein, nämlich die Pomuskeln, den Quadrizeps und die Schenkelbeuger, nur dass man dabei sitzen kann. Die Übung im Stehen auf der linken Seite trainiert dafür zusätzlich das Gleichgewicht. Der Vorteil des Beinpressens besteht darin, dass man mit mehr Gewicht trainieren kann. Wenn möglich, sollten Sie beide Übungen machen.

BEINPRESSEN MIT EINEM BEIN

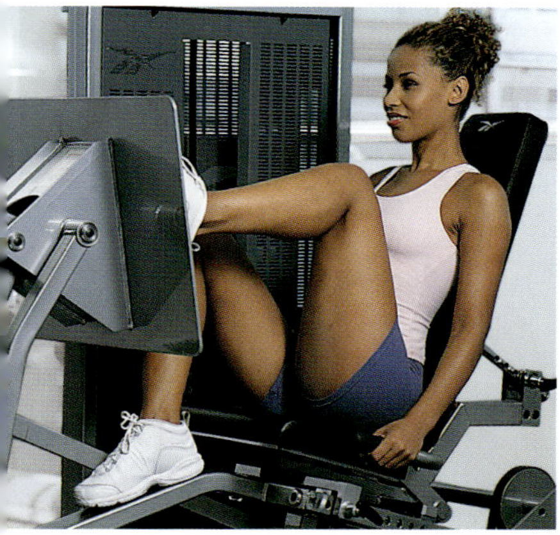

1 Den Sitz so einstellen, dass der linke Oberschenkel eng an die Brust gezogen ist. Den Fuß so aufsetzen, dass sich das Knie genau über dem Knöchel befindet. Das andere Bein entspannt aufstellen und sich an beiden Griffen festhalten.

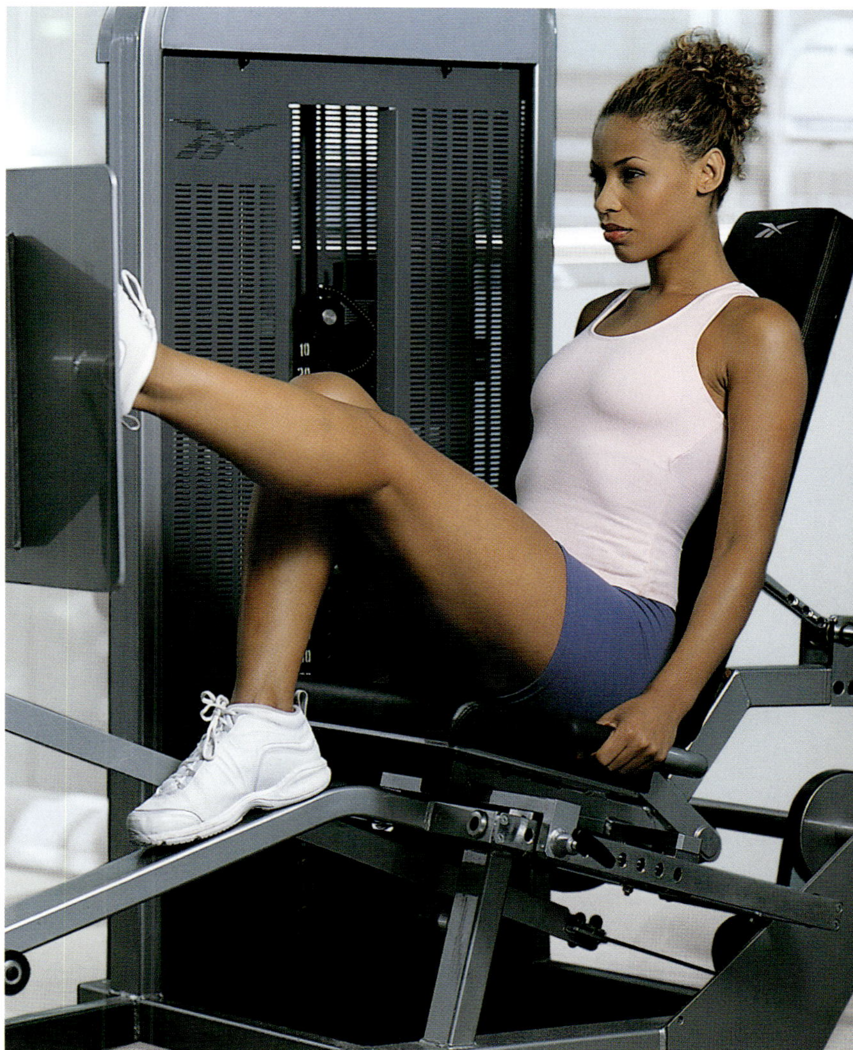

2 Ausatmen, das Bein strecken. Einatmen. Bein beugen, bis Ober- und Unterschenkel einen rechten Winkel bilden, die Beinmuskulatur anspannen. Pausieren. Alle Wiederholungen mit dem einen, dann mit dem anderen Bein absolvieren.

GEWICHTE & WH.

Bodyshaping Mit 18–23 kg 12–15 Wh. pro Satz.
Knochenaufbau Mit 27–32 kg 8–12 Wh. pro Satz.

Achtung: Wie man die Maschine einstellt, ist von Modell zu Modell verschieden. Im Zweifelsfall sollten Sie nachfragen, damit Sie die Übung auch wirklich korrekt ausführen.

IM FITNESS-STUDIO: BEINPRESSEN II

Das Beinpressen an der Maschine ist eine gute Alternative zu den herkömmlichen Squats. Beide Übungen trainieren die großen Hüft- und Schenkelmuskeln. Im Sitzen wird jedoch Ihr Körpergewicht gestützt und Sie können den unteren Rücken schützen, indem Sie den Rumpf in die Lehne pressen. Wenn Sie die Übung korrekt ausführen, werden außerdem Ihre Knie geschont.

BEINPRESSEN

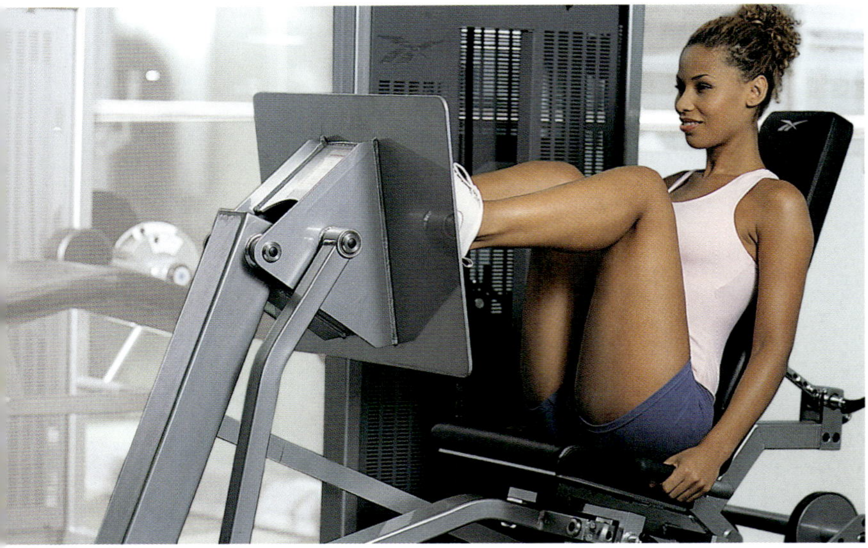

1 Stellen Sie den Sitz so ein, dass die Oberschenkel eng an den Körper gezogen sind. Die Füße hüftbreit aufstellen, die Knie befinden sich direkt über den Knöcheln. Den Rücken fest in die Lehne drücken und sich an den Griffen festhalten.

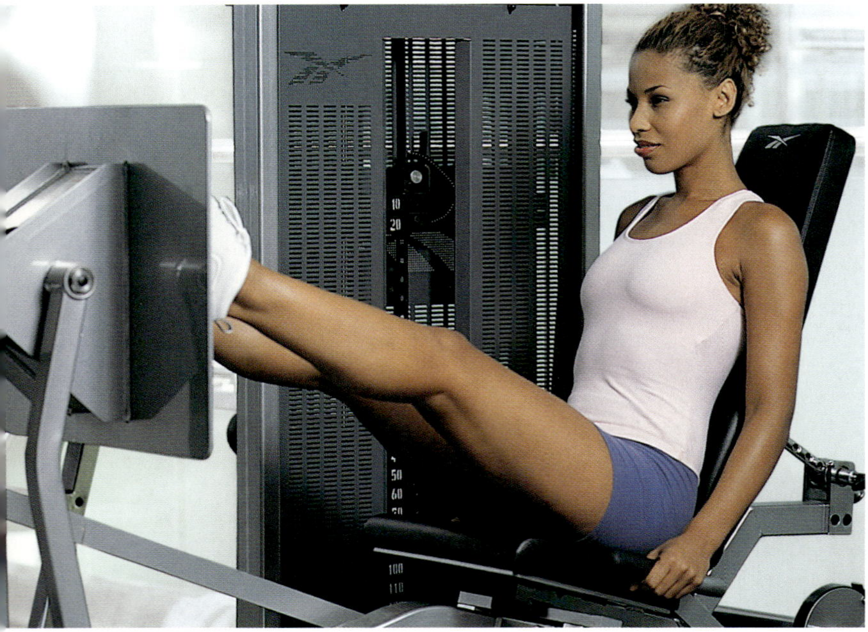

2 Ausatmen und die Beine strecken, aber nicht durchdrücken. Einatmen und die Beine beugen, bis Ober- und Unterschenkel einen rechten Winkel bilden. Die Beinmuskeln fest anspannen. Kurz pausieren und dann wiederholen.

GEWICHTE & WIEDERHOLUNGEN AN DER MASCHINE

Beinpressen Bodyshaping Mit 36–41 kg 12–15 Wh.
Knochenaufbau Mit 45–50 kg 8–12 Wh.
Wadenheben Bodyshaping Mit 18–23 kg 12–15 Wh.
Knochenaufbau Mit 27–32 kg 8–12 Wh.

Achtung: Wie man die Maschine einstellt, ist von Modell zu Modell verschieden. Fragen Sie im Zweifelsfall nach, damit Sie die Übung auch wirklich korrekt ausführen.

WADENHEBEN

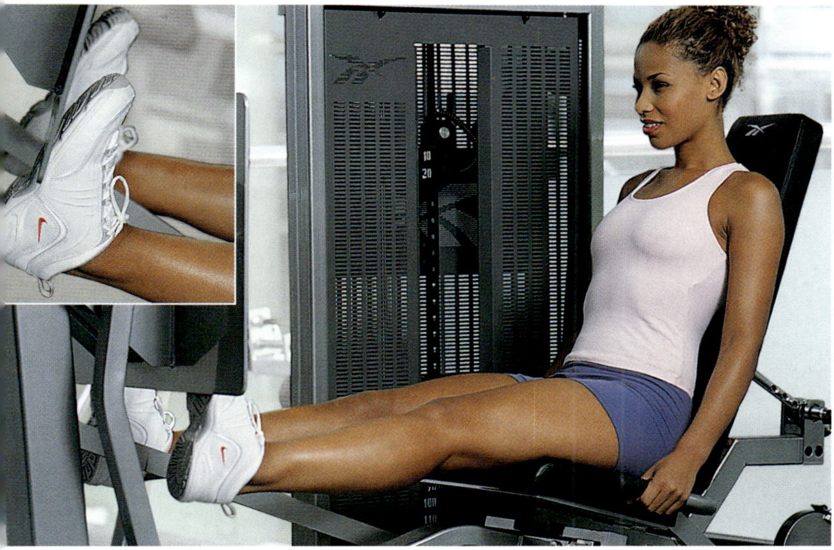

Nutzen Sie die Gelegenheit und trainieren Sie mit derselben Maschine auch gleich die Unterschenkel. Das Wadenheben (*s. auch S. 71*) sorgt für harmonische Proportionen von Ober- und Unterschenkeln.

1 Die Beine sind gestreckt, die Füße hüftbreit auseinander, die Fußballen ruhen auf der Fußplatte, die Fersen schweben in der Luft. Halten Sie sich an den seitlichen Griffen fest.

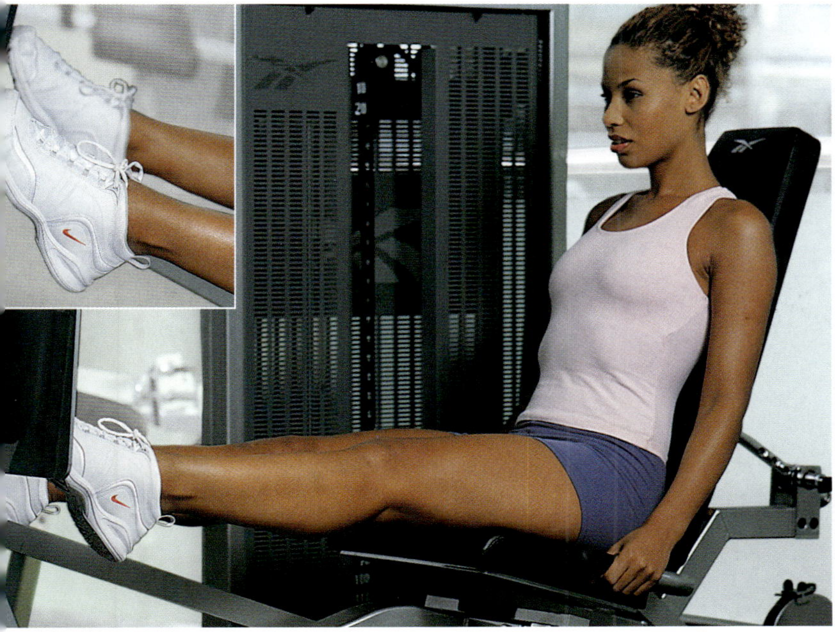

2 Ausatmen und die Fußplatte mit den Ballen wegdrücken. Pausieren, einatmen und locker lassen, indem Sie die Füße mit einer fließenden Bewegung anwinkeln.

PO & OBERSCHENKEL: PLIÉS

Die Pliés sind eine weitere Squat-Variante. Diese Übung trainiert vor allem die Oberschenkelinnenseiten, aber auch Pomuskeln, Quadrizeps und Schenkelbeuger. Achten Sie darauf, die Fersen fest in den Boden zu pressen. Spüren Sie, wie die Muskeln arbeiten, wenn Sie sich hochstemmen.

GEWICHTE & WIEDERHOLUNGEN

Plié mit Hantel Mit einer 2–7kg schweren Hantel 8–15 Wh. pro Satz.

PLIÉ MIT BALL

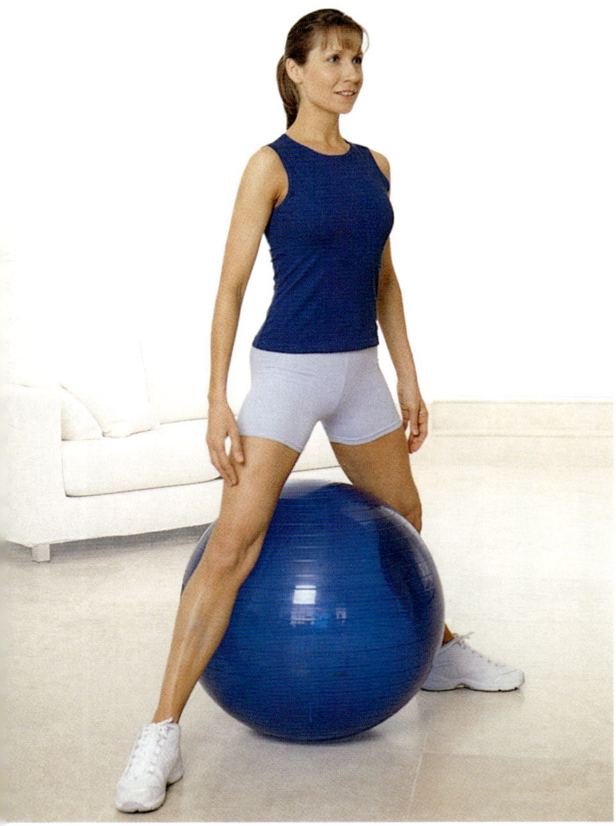

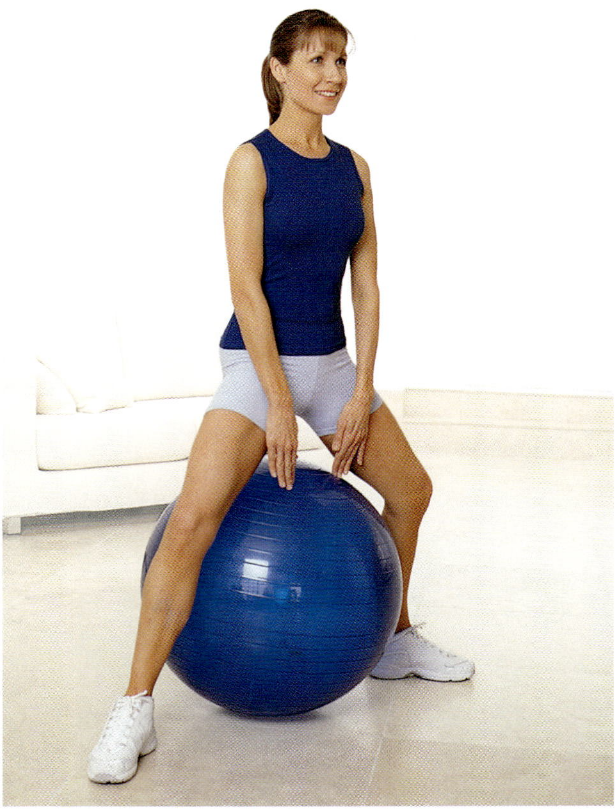

1 Grätschen Sie die Beine über dem Gymnastikball. Das Gewicht auf die Fersen verlagern. Die Füße zeigen nach außen. Positionieren Sie den Ball so, dass Sie ihn mit den Knien fest zusammendrücken können.

2 Der Rumpf bleibt gerade: Einatmen, in die Knie gehen und den Ball mit den Fingerspitzen halten. Ausatmen, die Beine strecken und den Ball mit den Knien zusammendrücken, dabei die Oberschenkelinnenseiten anspannen. Die Position 2–3 Sekunden lang halten. Entspannen. 15 Wh. pro Satz absolvieren.

PLIÉ MIT HANTEL

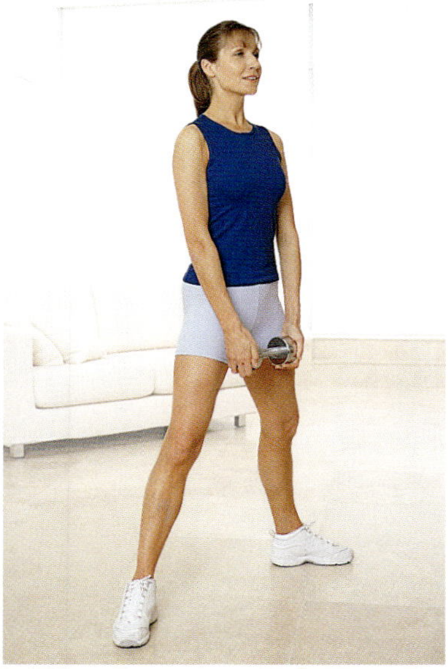

1 Beine weit grätschen. Das Körpergewicht auf die Fersen verlagern. Die Füße zeigen nach außen. Die Hantel mit beiden Händen vor dem Körper halten.

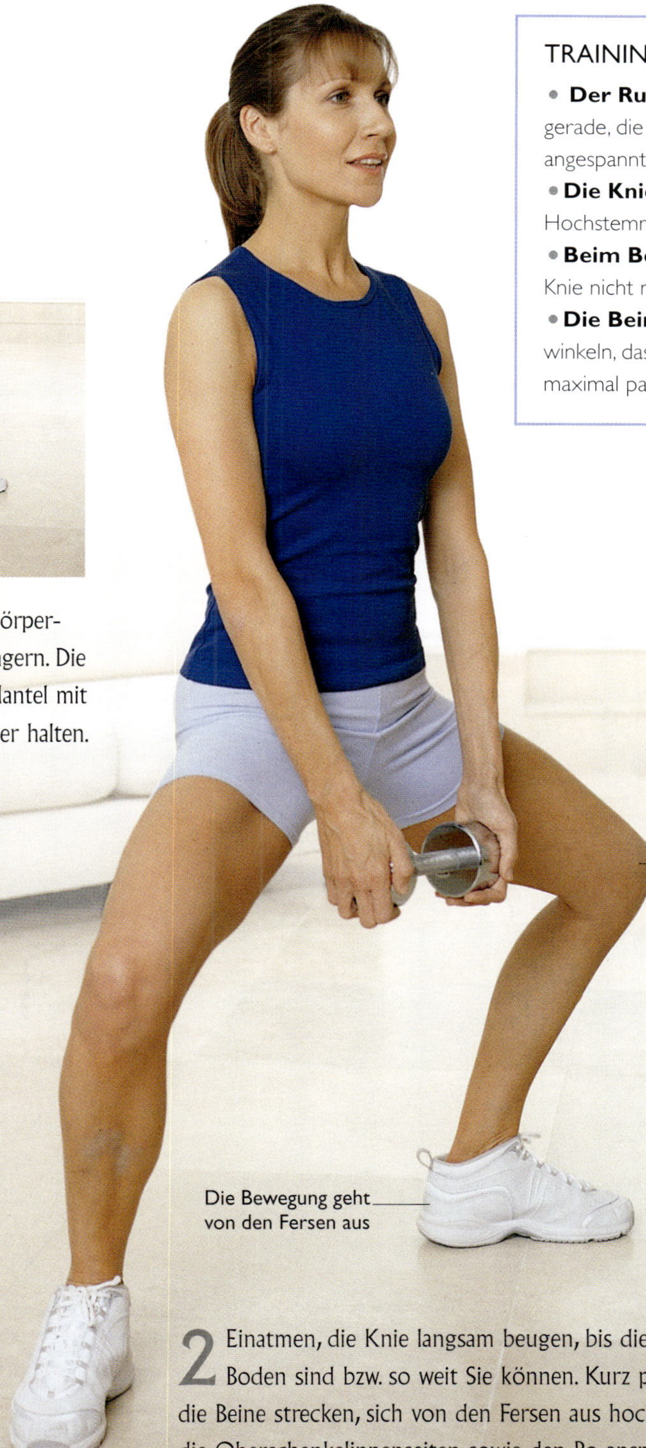
Die Knie ragen über die Zehen hinaus
Die Bewegung geht von den Fersen aus

TRAININGSTIPPS

- **Der Rumpf** bleibt möglichst gerade, die Bauchmuskeln sind angespannt.
- **Die Knie** bleiben nach dem Hochstemmen leicht gebeugt.
- **Beim Beugen** dürfen die Knie nicht nach innen kippen.
- **Die Beine** nur so weit anwinkeln, dass die Oberschenkel maximal parallel zum Boden sind.

2 Einatmen, die Knie langsam beugen, bis die Schenkel parallel zum Boden sind bzw. so weit Sie können. Kurz pausieren, ausatmen und die Beine strecken, sich von den Fersen aus hochstemmen und dabei die Oberschenkelinnenseiten sowie den Po anspannen.

PO & OBERSCHENKEL: AUSFALLSCHRITTE I

Der Ausfallschritt trainiert Pomuskeln, Quadrizeps und Schenkelbeuger. Zunächst spüren Sie ein Brennen im Quadrizeps auf der Oberschenkelvorderseite, aber Po und Oberschenkelrückseite werden ebenfalls in Form gebracht. Halten Sie sich anfangs an einer Stuhllehne fest und machen Sie dann mit dem dynamischen Ausfallschritt nach vorn weiter, um auch Ihren Gleichgewichtssinn zu trainieren.

GEWICHTE & WIEDERHOLUNGEN

Bodyshaping Mit 1–2 kg schweren Hanteln pro Satz und Bein 15 Wh.

Knochenaufbau Mit 4–6 kg schweren Hanteln pro Satz und Bein 8–12 Wh.

AUSFALLSCHRITT

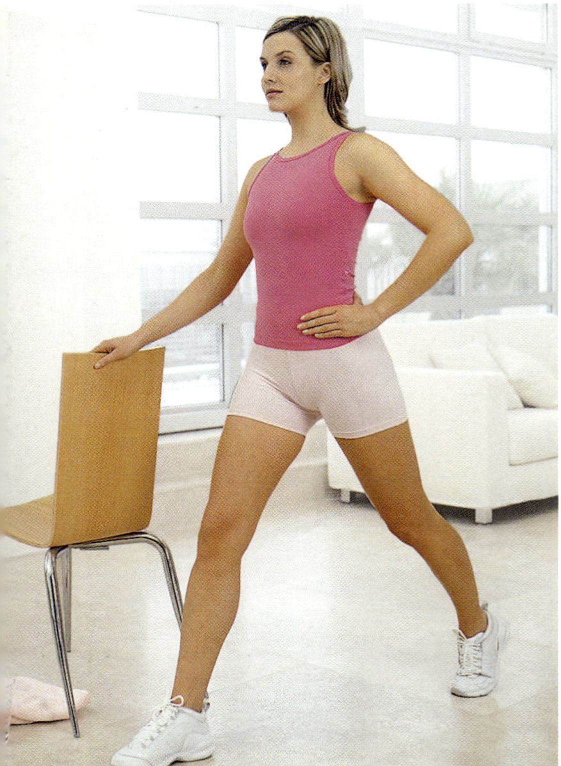

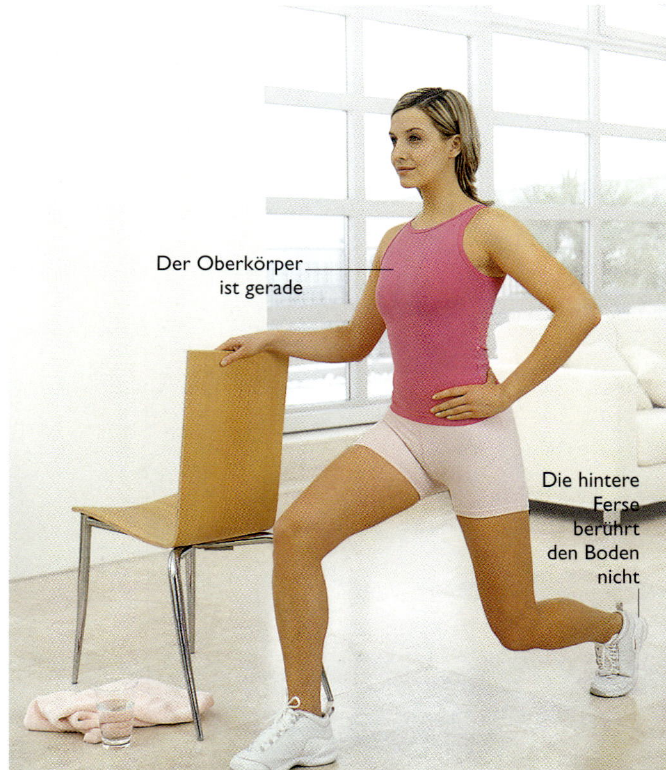

1 Die Füße sind parallel einen großen Schritt auseinander, die hintere Ferse berührt den Boden nicht. Die Hüften zeigen nach vorn, das Körpergewicht ist auf beide Füße verteilt.

2 Einatmen. Beide Knie beugen, bis sich das hintere Knie knapp über dem Boden befindet. Das vordere Knie ist über dem Knöchel. Ausatmen und die Beine strecken. Alle Wiederholungen erst mit einem und dann mit dem anderen Bein absolvieren.

AUSFALLSCHRITT NACH VORN

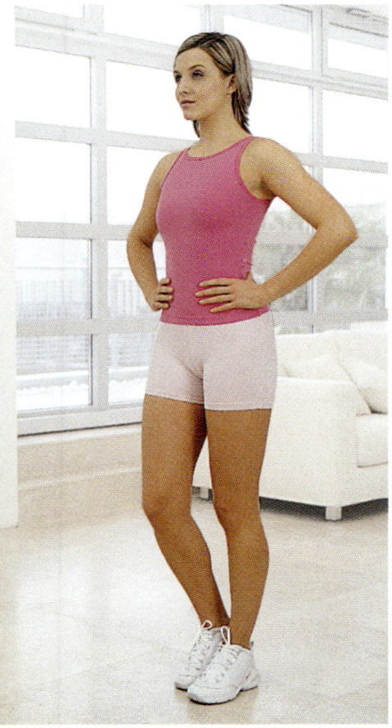

1 Das Körpergewicht ruht auf dem linken Bein, die Hände sind in die Hüften gestemmt.

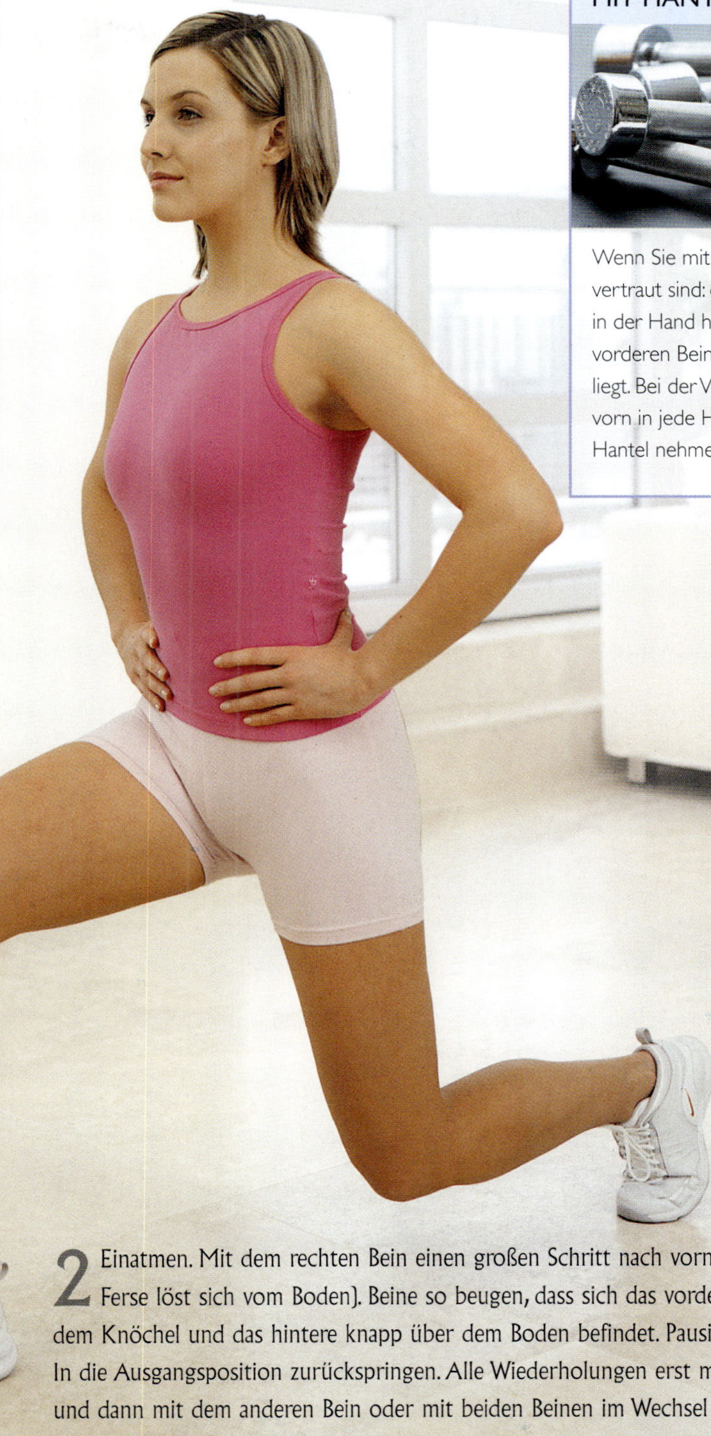

2 Einatmen. Mit dem rechten Bein einen großen Schritt nach vorn machen (linke Ferse löst sich vom Boden). Beine so beugen, dass sich das vordere Knie über dem Knöchel und das hintere knapp über dem Boden befindet. Pausieren, ausatmen. In die Ausgangsposition zurückspringen. Alle Wiederholungen erst mit dem einen und dann mit dem anderen Bein oder mit beiden Beinen im Wechsel absolvieren.

MIT HANTELN

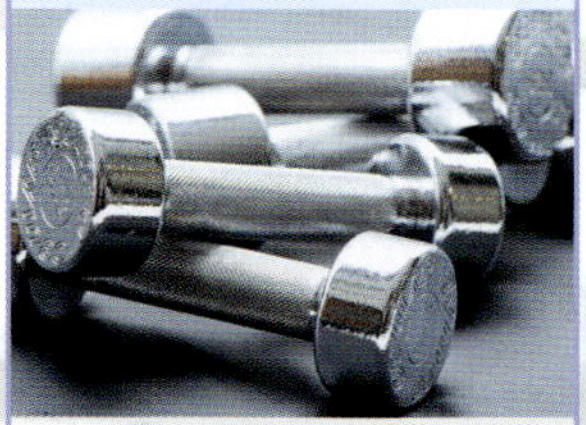

Wenn Sie mit der Übung vertraut sind: eine Hantel in der Hand halten, die dem vorderen Bein gegenüberliegt. Bei der Variante nach vorn in jede Hand eine Hantel nehmen.

PO & OBERSCHENKEL: AUSFALLSCHRITTE II

Wenn Sie die Grundübungen variieren, bleibt das Workout eine Herausforderung. Der Ausfallschritt nach hinten mit Knieheben ist eine Variante für Fortgeschrittene. Sie trainiert aber dieselben Muskeln wie die Ausfallschritte auf den Seiten 68–69 plus die Hüftbeuger. Natürlich dürfen Sie auch die Unterschenkel nicht vernachlässigen. Das Wadenheben ist ein echter Klassiker für straffe Waden.

GEWICHTE & WIEDERHOLUNGEN (Wadenheben)

Bodyshaping Mit einer 1–2 kg schweren Hantel 12–15 Wh. pro Satz und Bein.

Knochenaufbau Mit einer 4–5 kg schweren Hantel 8–12 Wh. pro Satz und Bein.

AUSFALLSCHRITT NACH HINTEN MIT KNIEHEBEN

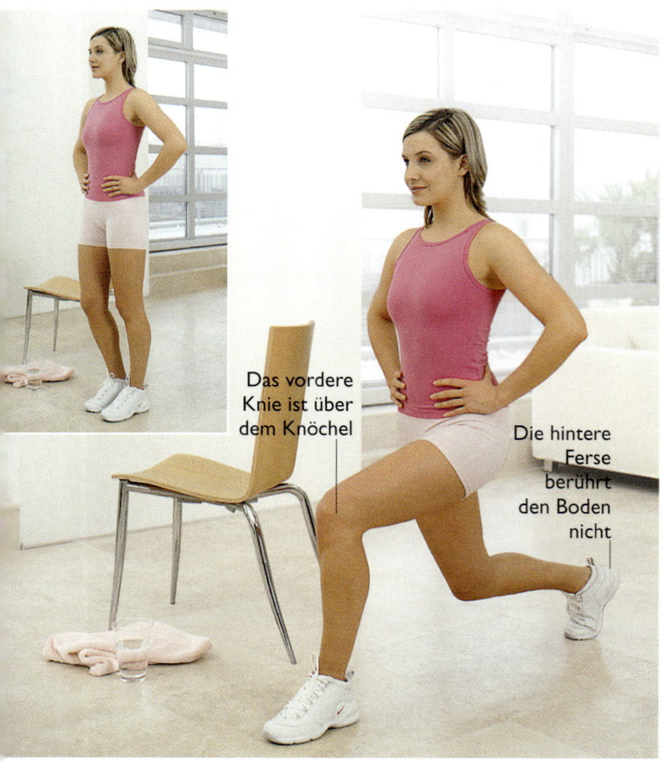
Das vordere Knie ist über dem Knöchel
Die hintere Ferse berührt den Boden nicht

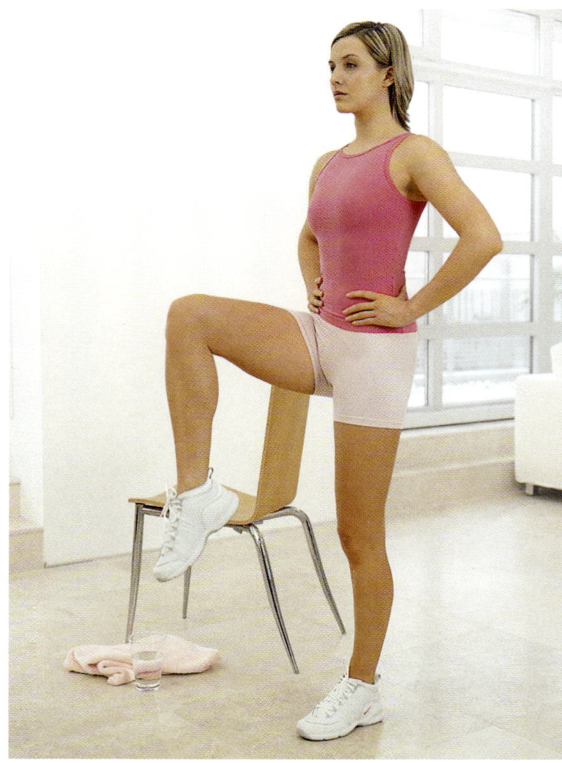

1 Stellen Sie sich neben einen Stuhl, um sich notfalls daran festzuhalten. Die Hände sind in die Hüften gestemmt. Einatmen, mit dem rechten Bein einen großen Schritt nach hinten machen und beide Knie beugen, sodass sich das rechte Knie knapp über dem Boden befindet.

2 Ausatmen, das linke Bein strecken. Rechtes Knie vor den Körper bringen und auf Hüfthöhe heben, dann einen großen Schritt nach hinten machen, ohne zu pausieren. Das linke Knie bleibt leicht gebeugt. 12–15 Wh. mit dem einen, dann mit dem anderen Bein absolvieren.

WADENHEBEN

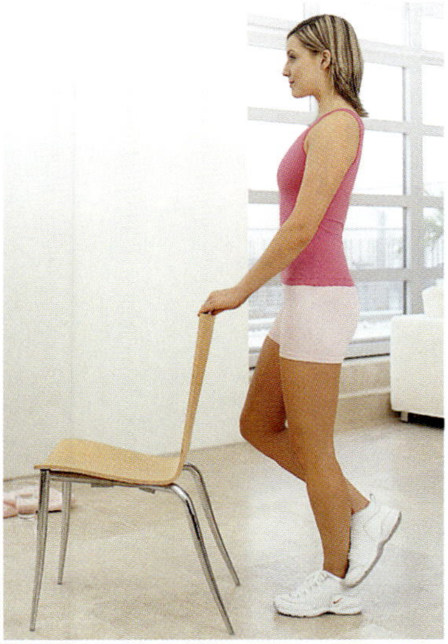

1 Auf einem Bein stehen, die Fußspitze des anderen Beins an die Fessel legen. Das Körpergewicht auf dem Standbein lassen. Mit beiden Händen an der Stuhllehne festhalten.

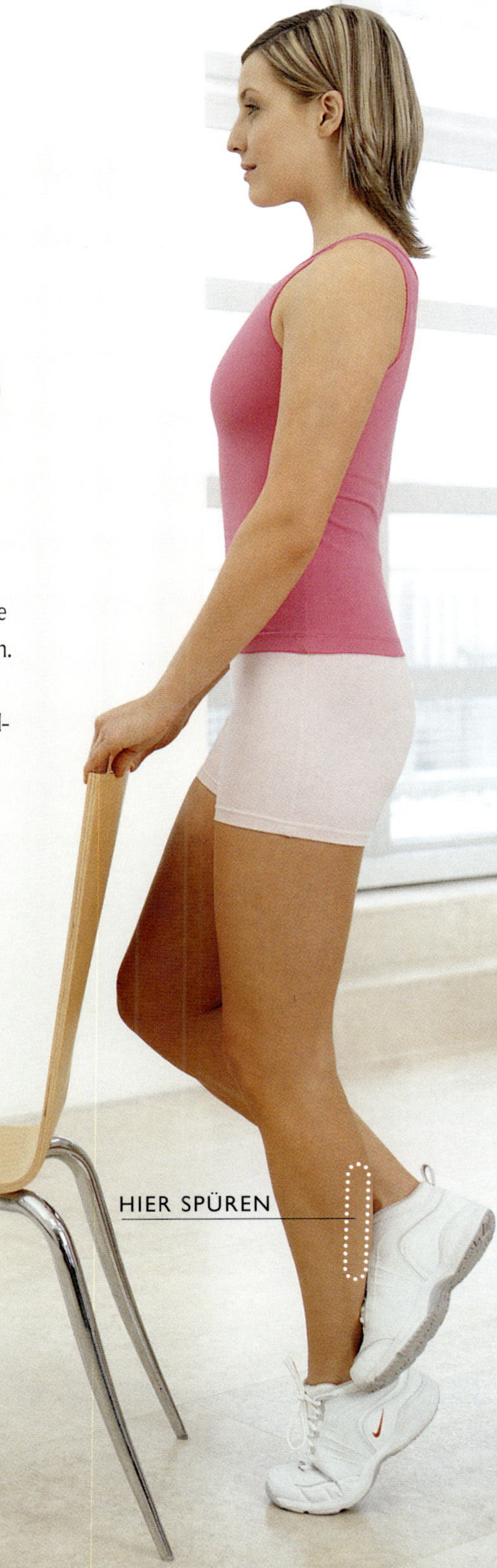

2 Ausatmen und mit dem Standbein so weit wie möglich auf die Zehenspitzen gehen. Einatmen und mit der Ferse wieder den Boden berühren, ohne zu pausieren. Alle Wiederholungen erst mit dem einen, dann mit dem anderen Bein absolvieren.

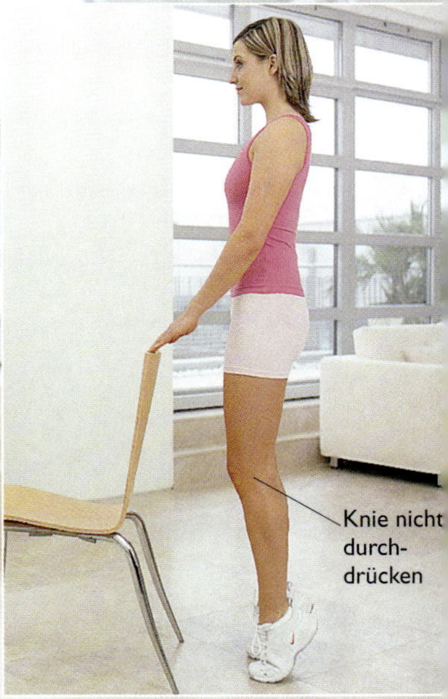

3 Nachdem Sie je eine Seite trainiert haben, beanspruchen Sie beide Beine gleichzeitig, indem sie sich auf beide Zehenspitzen stellen. Pausieren, einatmen und Fersen wieder auf den Boden bringen. Übung 12–15-mal wiederholen (evtl. mit Hantel).

BEINSTRECKEN

Viele Frauen haben einen schwachen Quadrizeps. Die nächsten beiden Übungen trainieren den Quadrizeps auf der Oberschenkelvorderseite, halten die Kniescheibe an Ort und Stelle und kräftigen das Kniegelenk. Sie sind auch hervorragend für Anfänger geeignet, die Kraft aufbauen müssen, bevor sie sich an intensivere Squats und Ausfallschritte heranwagen. Außerdem sind es klassische Rehabilitationsübungen, da der Quadrizeps nach einer Knieverletzung schnell an Kraft verliert.

GEWICHTE & WIEDERHOLUNGHEN

Bodyshaping Mit 0,5–1 kg schweren Fußmanschetten 15–20 Wh. pro Satz.

Knochenaufbau Mit 2–4,5 kg schweren Fußmanschetten 8–12 Wh. pro Satz.

BEINSTRECKEN IM SITZEN

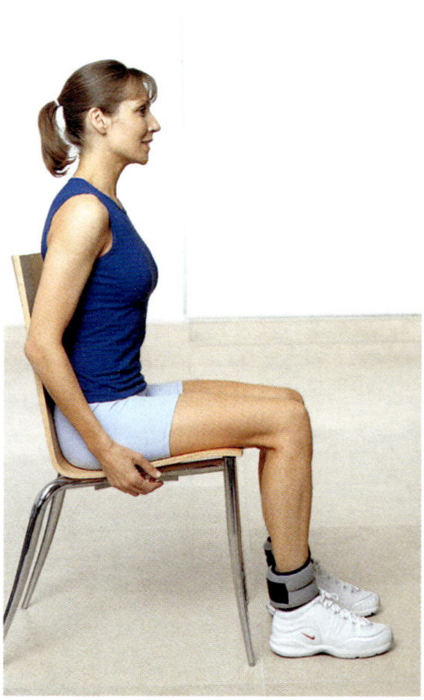

1 Die Fußmanschetten anlegen und sich aufrecht auf einen Stuhl setzen. Die Füße sind hüftbreit auseinander, Ober- und Unterschenkel bilden einen rechten Winkel, die Füße sind aufgestellt. Mit den Händen seitlich am Stuhl festhalten.

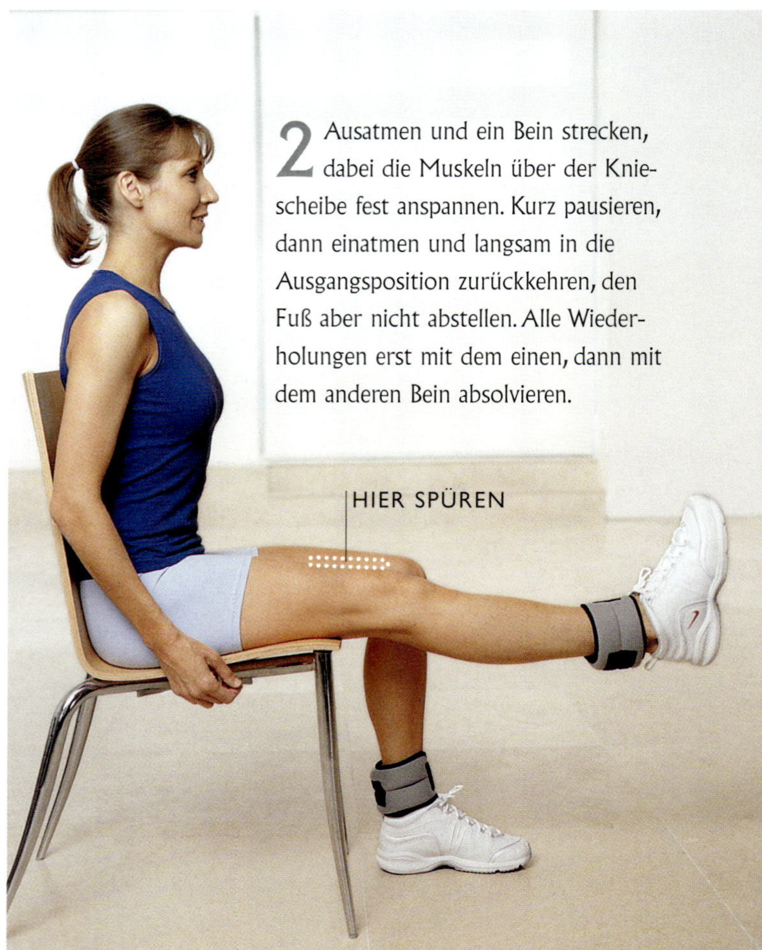

2 Ausatmen und ein Bein strecken, dabei die Muskeln über der Kniescheibe fest anspannen. Kurz pausieren, dann einatmen und langsam in die Ausgangsposition zurückkehren, den Fuß aber nicht abstellen. Alle Wiederholungen erst mit dem einen, dann mit dem anderen Bein absolvieren.

ABGEWANDELTES BEINSTRECKEN

Bei dieser Übung ist der Bewegungsradius kleiner. Wenn Sie die Intensität steigern möchten, können Sie Fußmanschetten dazunehmen.

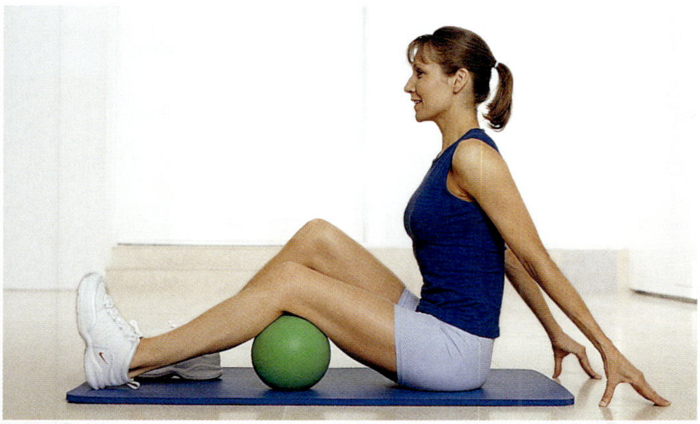

TRAININGSTIPPS

- **Auf eine korrekte Haltung** des Oberkörpers achten: Die Schulterblätter sind unten und zusammengezogen, Kopf, Hals und Rücken bilden eine Linie und der Blick geht geradeaus.
- **Die Bauchmuskeln anspannen,** um die aufrechte Position der Wirbelsäule zu unterstützen.
- **Die Muskeln** um die Kniescheibe anspannen, ohne das Kniegelenk zu überdehnen.
- **Die Muskelanspannung** die ganze Zeit über halten.

1 Setzen Sie sich aufrecht auf eine Matte. Die Beine sind gebeugt, die Füße aufgestellt. Legen Sie einen weichen Ball von etwa 20 cm Durchmesser oder ein zusammengerolltes Handtuch unter das trainierende Bein, damit Ober- und Unterschenkel einen 45°-Winkel bilden. Die Ferse aufstellen und sich hinter dem Körper mit den Fingerspitzen abstützen.

2 Ausatmen und das zu trainierende Bein strecken, dabei die Kniescheibe hochziehen. Kurz pausieren, dann einatmen und langsam in die Ausgangsposition zurückkehren, ohne das Bein abzulegen. Alle Wiederholungen erst mit einem, dann mit dem anderen Bein absolvieren.

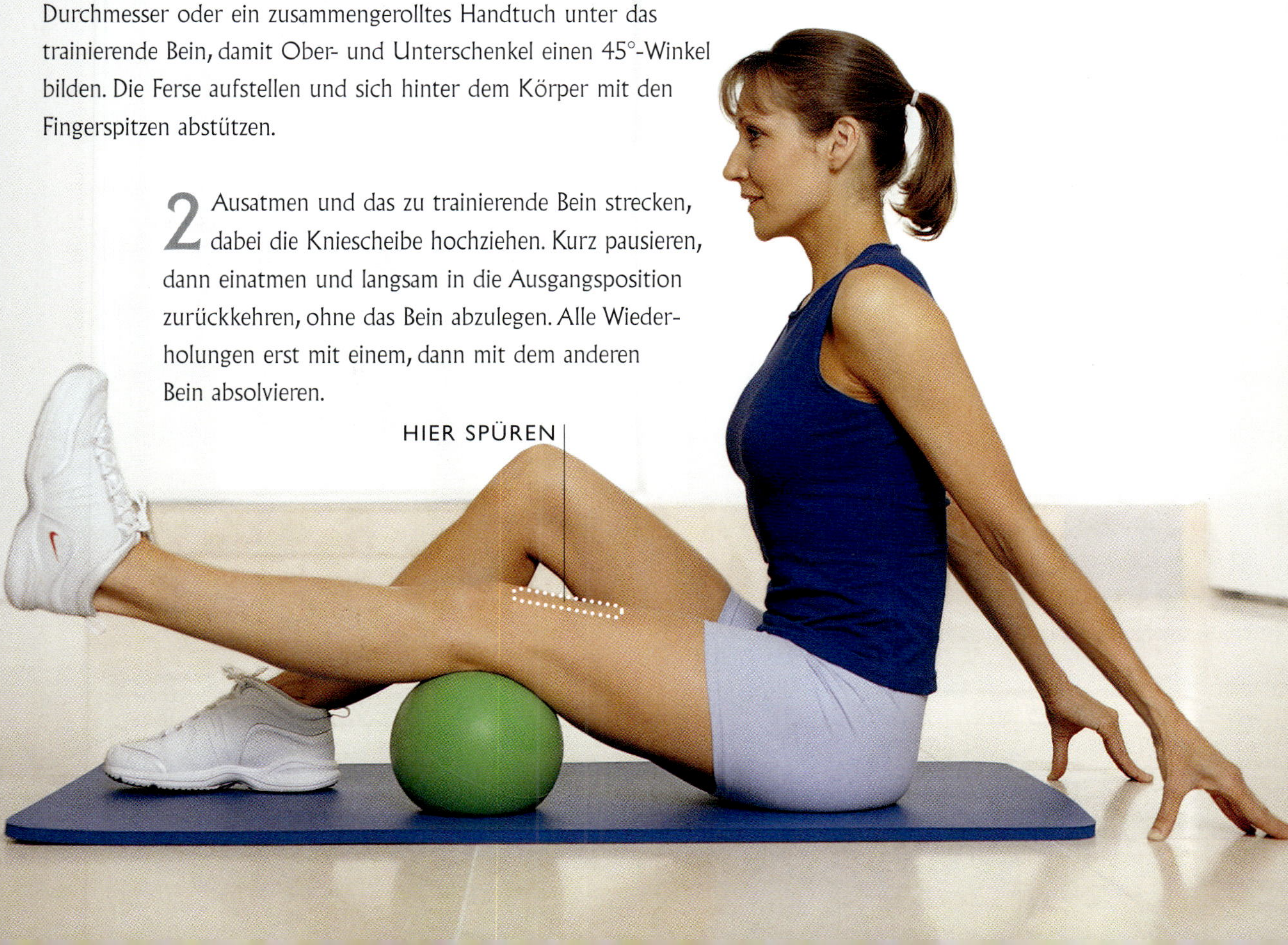

PO & OBERSCHENKEL: PO-LIFT

Diese Übung trainiert die Pomuskeln. Die Variante mit dem gestreckten Bein beansprucht außerdem die Schenkelbeuger. Für das Bodyshaping leichte Gewichte einsetzen, anstatt die Anzahl der Wiederholungen zu erhöhen. Anfänger wechseln die Beine nach jedem Satz, Fortgeschrittene absolvieren pro Bein 2–3 Sätze hintereinander. Wer die Übung intensivieren möchte, macht 10 Wh. pro Bein, absolviert noch einen Po-Lift und federt mit dem Bein weitere 10-mal nach.

GEWICHTE & WIEDERHOLUNGEN

Bodyshaping Mit 0,5–1 kg schweren Fußmanschetten 15–20 Wh. pro Satz und Bein.

Knochenaufbau Mit 2–4,5 kg schweren Fußmanschetten 8–12 Wh. pro Satz und Bein.

PO-LIFT

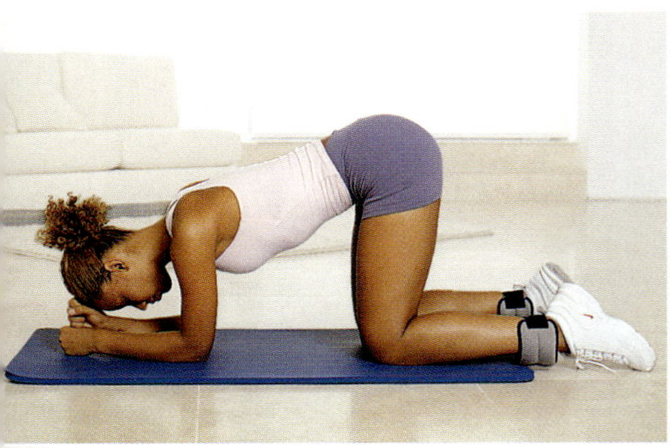

1 Knien Sie sich auf die Matte, die Knie befinden sich unter den Hüften, die Ellbogen unter den Schultern. Die Stirn ruht auf den übereinander gelegten Fäusten.

2 Ausatmen und das linke Knie auf Hüfthöhe heben. Position eine Sekunde lang halten, dann einatmen und das Knie langsam wieder senken. Alle Wiederholungen erst mit dem einen, dann mit dem anderen Bein absolvieren.

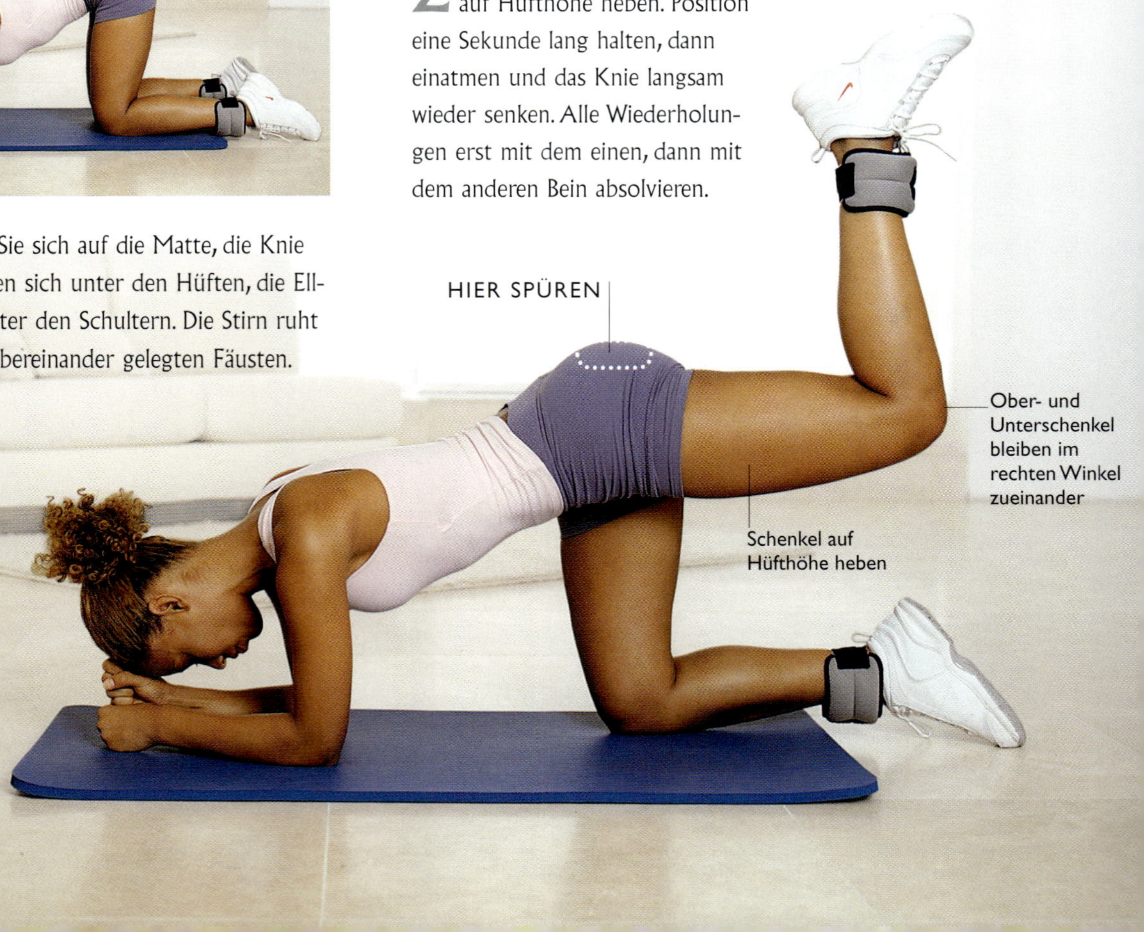
HIER SPÜREN
Ober- und Unterschenkel bleiben im rechten Winkel zueinander
Schenkel auf Hüfthöhe heben

PO-LIFT MIT GESTRECKTEM BEIN

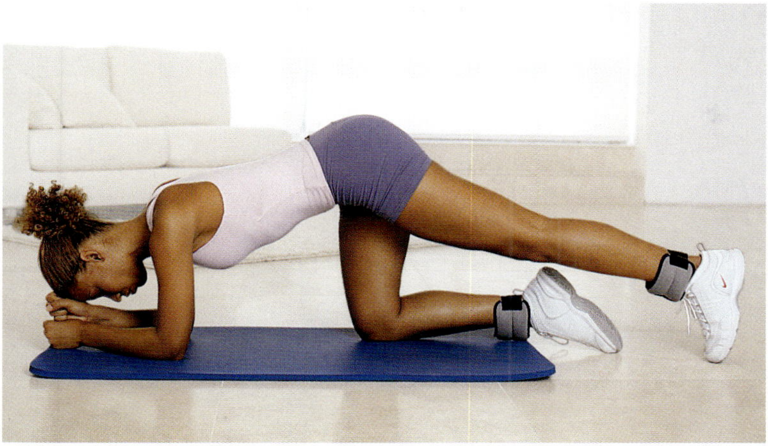

TRAININGSTIPPS

- **Die Bauchmuskeln** anspannen, damit der untere Rücken nicht durchhängt.
- **Die Stirn** ruht auf den übereinander gelegten Fäusten.
- **Achten Sie darauf, dass der Fuß** des trainierenden Beins entspannt ist.
- **Das trainierende Bein** nicht ablegen, sondern den Boden nur kurz berühren.

1 Knien Sie sich wie beim normalen Po-Lift auf die Matte, aber strecken Sie das linke Bein nach hinten aus und stellen Sie die Zehen auf.

2 Ausatmen, die Schenkelbeuger anspannen und das linke Bein heben, bis der Schenkel parallel zum Boden ist. Position eine Sekunde lang halten, einatmen und das Bein langsam wieder senken. Alle Wiederholungen erst mit einem, dann mit dem anderen Bein absolvieren.

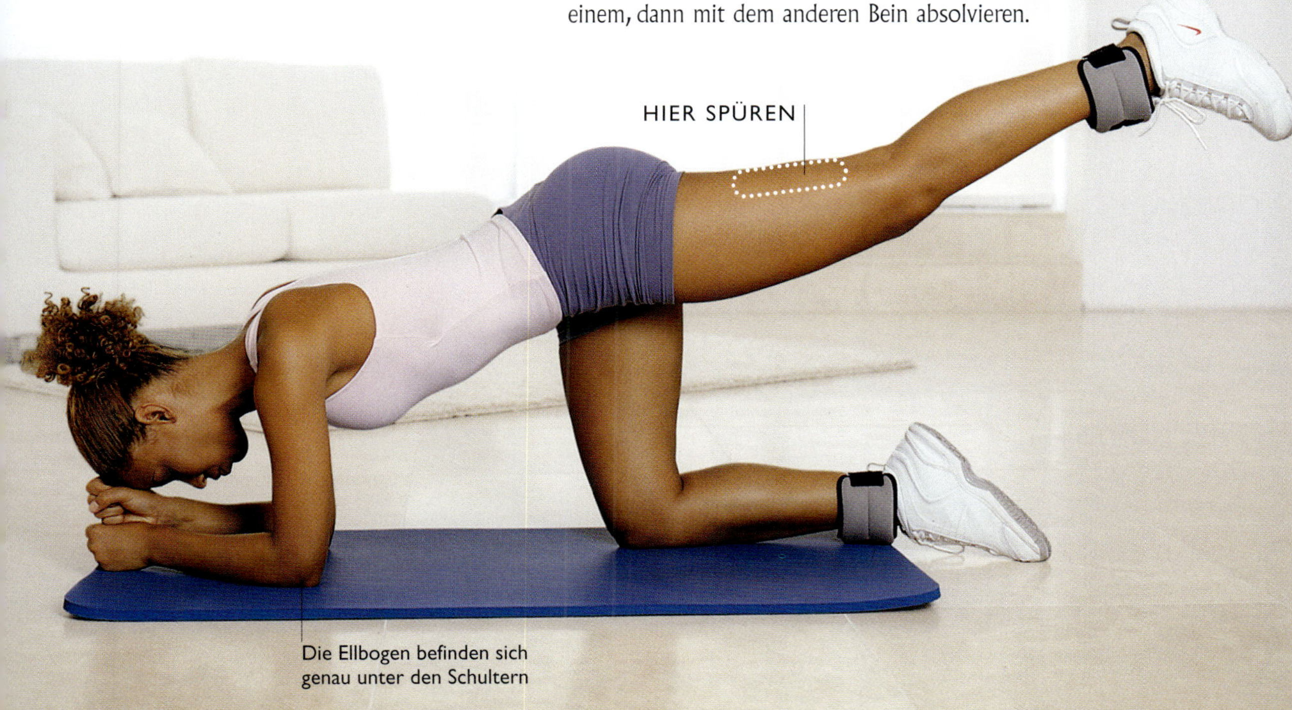
HIER SPÜREN
Die Ellbogen befinden sich genau unter den Schultern

PO & OBERSCHENKEL: AUF DEM BALL

Diese Übungen formen den Po und die Schenkelbeuger. Weil auf dem Ball geübt wird, sind auch Bauchmuskeln und Rückenstrecker beansprucht, die den Rumpf stabilisieren müssen. Sie spüren die Anstrengung in den Pomuskeln sowie auf der Schenkelrückseite.

WIEDERHOLUNGEN

Brücke mit Ball Mit 5 Wh. beginnen und auf 10 Wh. pro Satz steigern.

BECKEN-LIFT

Die auf dieser Doppelseite vorgestellten Übungen lassen sich auch mit auf einem Stuhl oder am Boden aufgestellten Füßen absolvieren. Wenn die Handflächen zur Decke zeigen, reduziert das die Mithilfe der Arme – die Pomuskeln müssen sich noch mehr anstrengen.

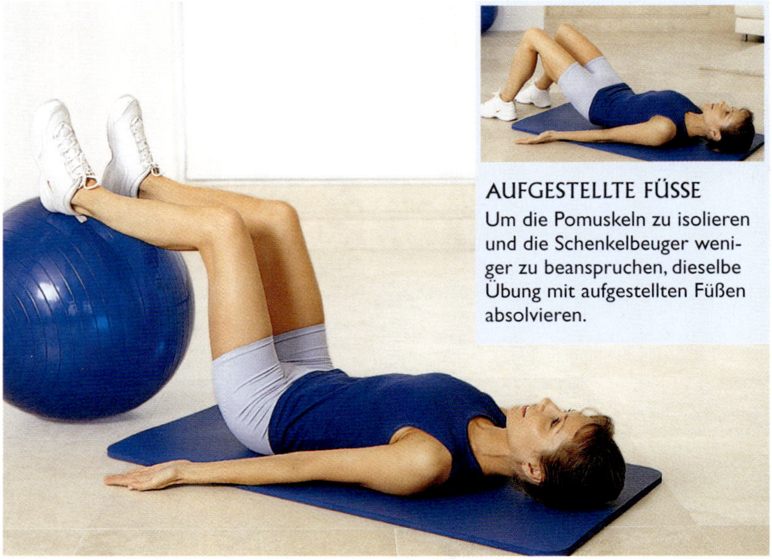

AUFGESTELLTE FÜSSE
Um die Pomuskeln zu isolieren und die Schenkelbeuger weniger zu beanspruchen, dieselbe Übung mit aufgestellten Füßen absolvieren.

1 Rücklings auf die Matte legen. Fersen und Knöchel ruhen so auf dem Ball, dass Ober- und Unterschenkel einen rechten Winkel bilden. Die Arme liegen neben dem Körper, die Handflächen zeigen nach oben.

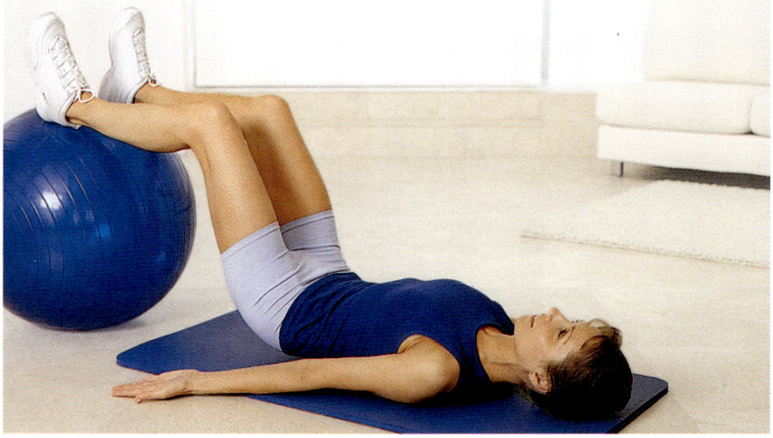

2 Fersen in den Ball drücken, den Po fest anspannen und das Becken (nicht den Rücken) etwa 5 cm vom Boden heben. In die Ausgangsposition zurückkehren. Übung ohne Pause 15–20-mal wiederholen. Danach oben bleiben und 15–20-mal schnell mit dem Po wippen.

BRÜCKE MIT BALL

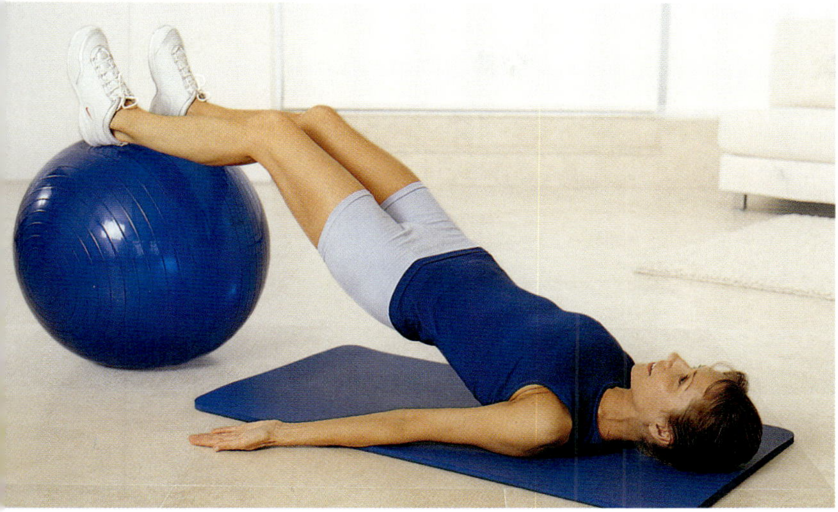

Die Fersen ruhen auf dem Ball oder einem Stuhl, die Arme liegen neben dem Körper, die Handflächen zeigen zur Decke. Das Becken heben, sodass der Rumpf von den Hüften bis zu den Schultern eine Linie bildet. Anschließend Wirbel für Wirbel abrollen. Das fällt bei der natürlichen Krümmung des unteren Rückens am schwersten. Ausatmen, auf vier hochkommen, einatmen und auf vier abrollen.

BEINBEUGEN AUF BALL

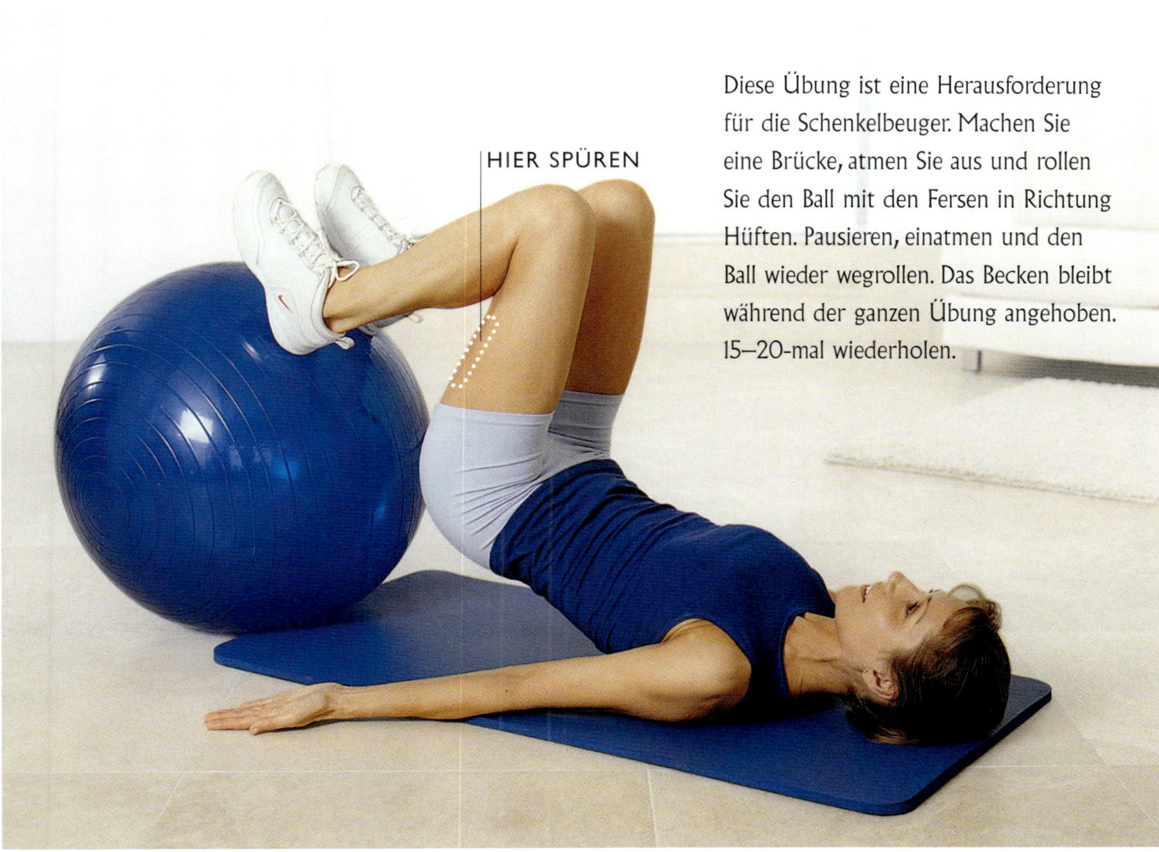

Diese Übung ist eine Herausforderung für die Schenkelbeuger. Machen Sie eine Brücke, atmen Sie aus und rollen Sie den Ball mit den Fersen in Richtung Hüften. Pausieren, einatmen und den Ball wieder wegrollen. Das Becken bleibt während der ganzen Übung angehoben. 15–20-mal wiederholen.

IM FITNESS-STUDIO: BEINBEUGEN AN DER MASCHINE

Mit dem Beinbeuger können Sie nicht nur die Oberschenkelrückseiten sowie den Po hervorragend trainieren, sondern auch Ihre Rückenstrecker. Übungsvarianten für Zuhause finden Sie auf S. 74–77 (Beinbeugen) und S. 46–49 (Rückenstrecken).

BEINBEUGEN

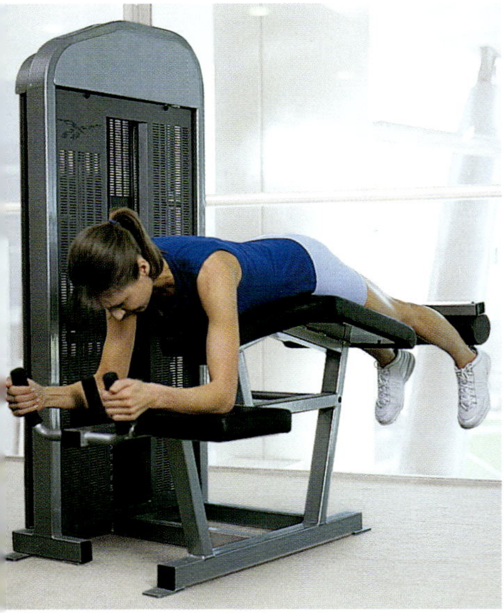

1 Legen Sie sich bäuchlings so auf die Maschine, dass Ihre Hüften auf der Polsterung zu liegen kommen. (Wenn die Polsterung zu flach ist, schieben Sie sich ein zusammengerolltes Handtuch unter die Hüften, um den unteren Rücken zu stützen.) Die Fußstange befindet sich knapp oberhalb Ihrer Fersen, beide Hände umfassen die Griffe. Die Ellbogen liegen auf den Polstern, die Füße sind entspannt.

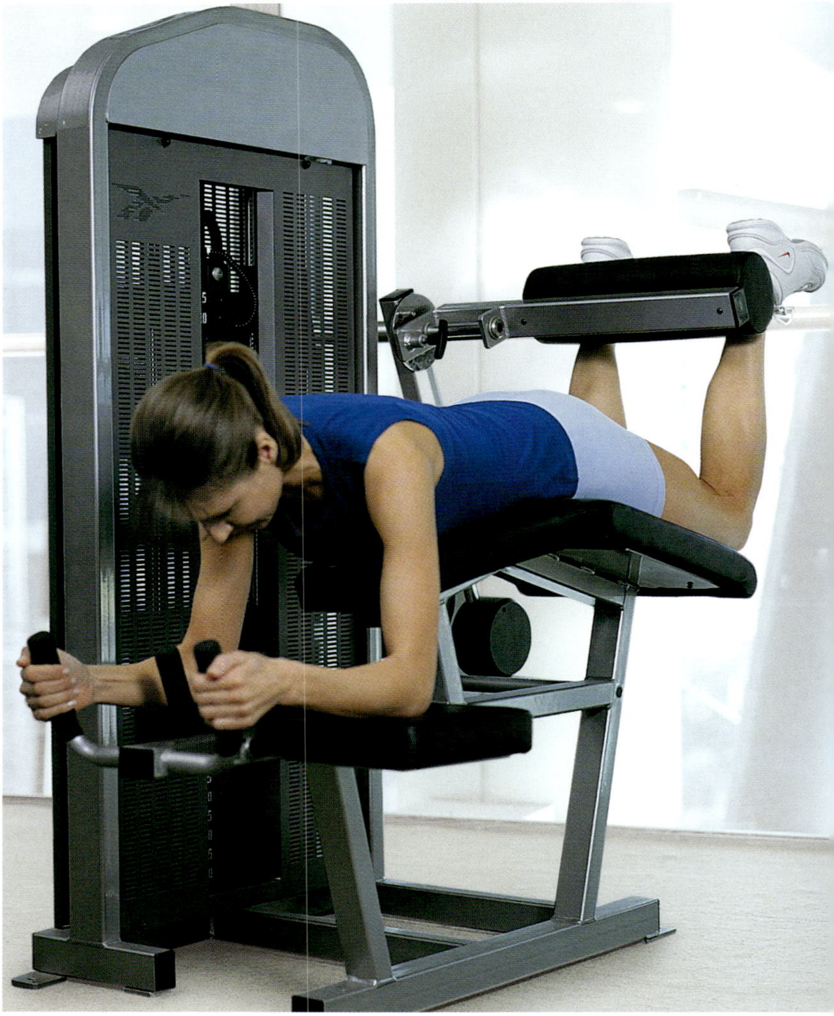

2 Bauch- und Pomuskeln anspannen. Die Hüften in das Polster pressen, ausatmen und die Beine beugen, bis Ober- und Unterschenkel einen rechten Winkel bilden. Keinen Druck auf die Kniescheiben ausüben. Pausieren, kurz einatmen und langsam in die Ausgangsposition zurückkehren.

GEWICHTE & WIEDERHOLUNGEN FÜR DIE MASCHINE

Beinbeugen Bodyshaping Mit 9–11 kg 12–15 Wh.
Knochenaufbau Mit 14–16 kg 8–12 Wh.
Rückenstrecken 15–20 Wh. (Ein hervorragendes Ausdauertraining für alle Levels!)

Achtung: Wie man die Maschine einstellt, ist von Modell zu Modell verschieden. Fragen Sie im Zweifelsfall nach, damit Sie die Übung auch wirklich korrekt ausführen.

RÜCKENSTRECKEN

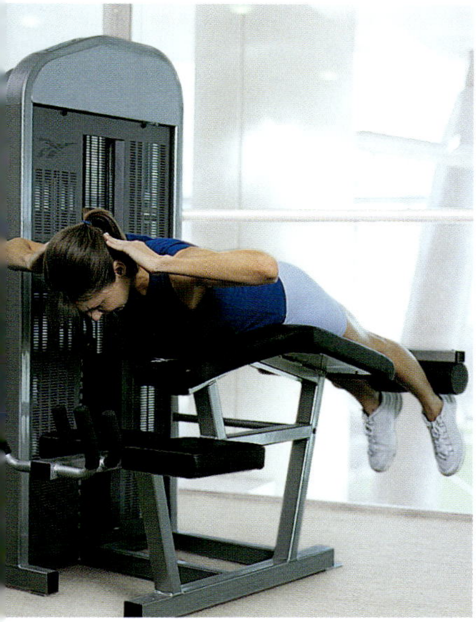

1 Die Gewichte unten fixieren. Die Füße unter die Fußstange legen, die Hände locker an den Hinterkopf legen. Die Pomuskeln anspannen, die Fesseln gegen die Stange pressen und den Oberkörper aufrichten.

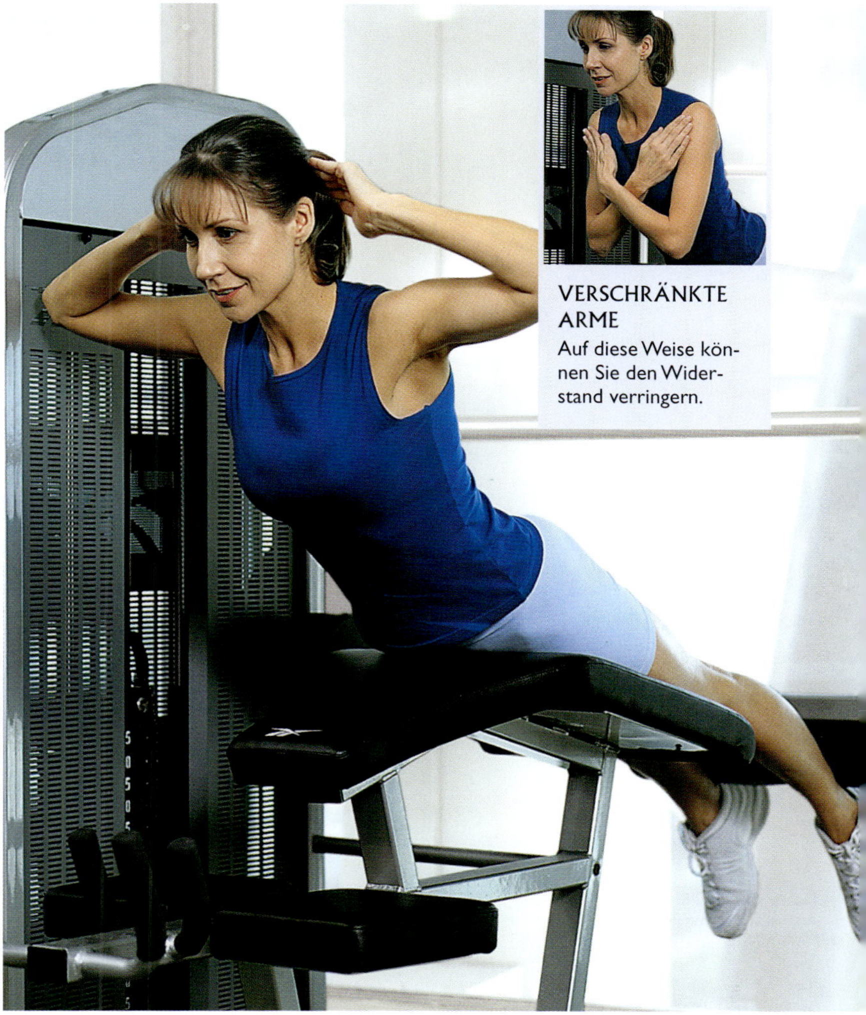

VERSCHRÄNKTE ARME
Auf diese Weise können Sie den Widerstand verringern.

2 Ausatmen, die Pomuskeln fest anspannen und den Oberkörper noch weiter aufrichten. Kopf, Hals und Wirbelsäule bilden eine Linie, die Schulterblätter sind unten und zusammengezogen. Einatmen und langsam in die Ausgangsposition zurückkehren.

OBERSCHENKEL: INNEN- UND AUSSENSEITEN I

Das Beinheben strafft die Adduktoren. Wenn Sie die Übung korrekt ausführen, spüren Sie, wie sich die Oberschenkelinnenseiten anspannen. Die zweite Variante trainiert die Oberschenkelaußenseiten und formt die Hüften. Für das Bodyshaping empfiehlt es sich, die Zahl der Wiederholungen zu steigern und schnelle Wippbewegungen auszuführen.

GEWICHTE & WIEDERHOLUNGEN

Bodyshaping Mit 0,5–1 kg schweren Fußmanschetten 15–20 Wh. pro Satz und Bein.

Knochenaufbau Mit 2–4,5 kg schweren Fußmanschetten 8–12 Wh. pro Satz und Bein.

OBERSCHENKELAUSSENSEITEN: BEINHEBEN

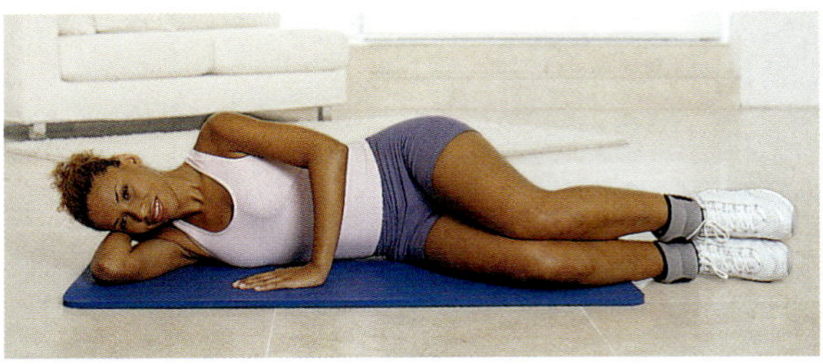

1 Seitlich auf eine Matte legen. Ober- und Unterschenkel bilden einen rechten Winkel, während die Oberschenkel ihrerseits einen 45 °-Winkel zum Rumpf bilden. Der Kopf ruht auf dem gebeugten Arm, während Sie sich mit der anderen Hand vor dem Körper aufstützen. Das Gewicht leicht nach vorn verlagern. Das sorgt dafür, dass Sie die Oberschenkelaußen- und nicht die Vorderseite trainieren.

2 Knie und Knöchel befinden sich auf einer Höhe. Ausatmen und das obere Bein auf Hüfthöhe heben. Pausieren, dann einatmen und das Bein langsam senken. Die Wiederholungen erst mit dem einen und dann mit dem anderen Bein absolvieren, ohne zu pausieren. Zur Abwechslung können Sie den Unterschenkel auch nach vorn strecken und so einen weiteren Satz absolvieren.

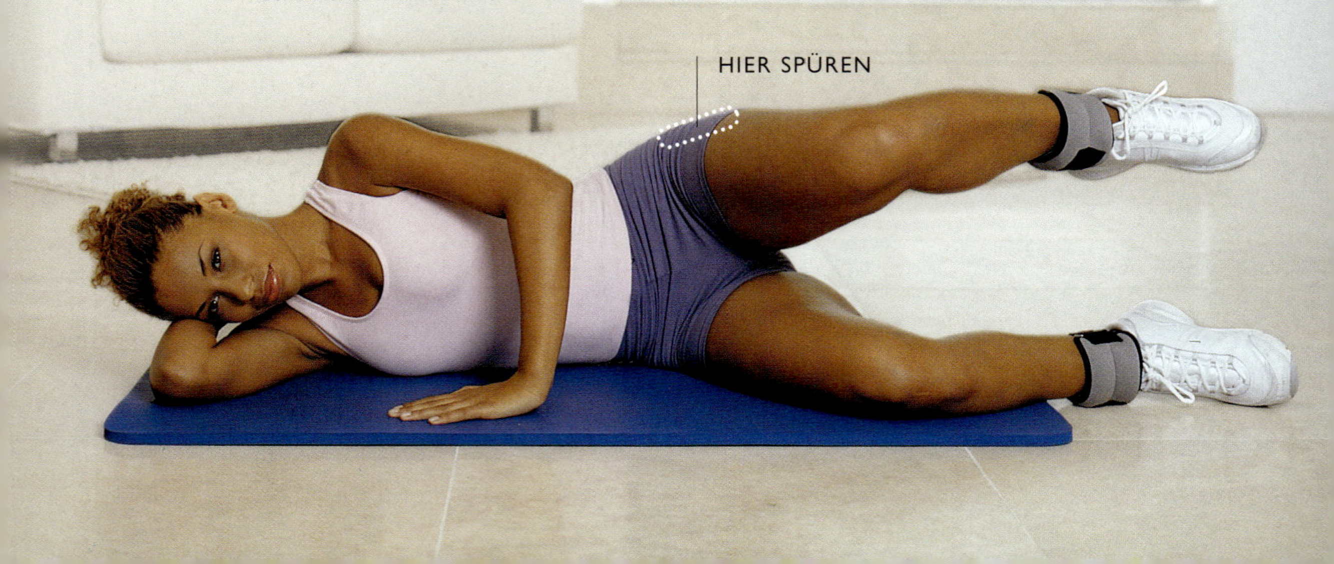

OBERSCHENKELINNENSEITEN: BEINHEBEN

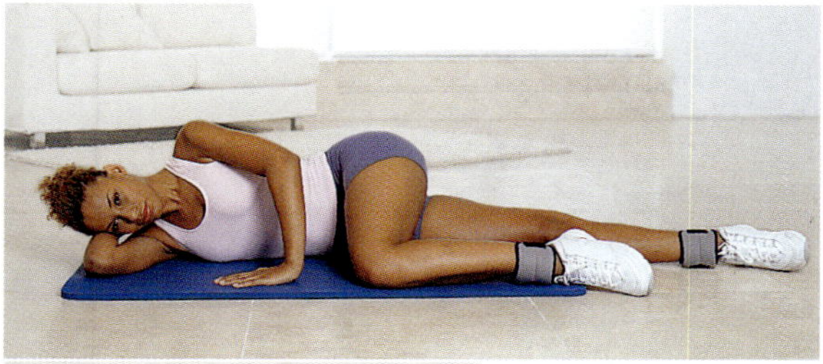

1 Legen Sie sich seitlich auf die Matte, der Kopf ruht auf dem gebeugten Arm, die andere Hand ist vor dem Körper aufgestützt. Leicht nach vorn neigen und den aufgestützten Arm nur wenig belasten. Das obere Bein anwinkeln und das Knie ablegen. Es befindet sich in Hüfthöhe.

2 Ausatmen und das untere Bein so hoch wie möglich heben. Pausieren, dann einatmen und das Bein senken. Übung erst mit dem einen und dann mit dem anderen wiederholen, ohne zu pausieren.

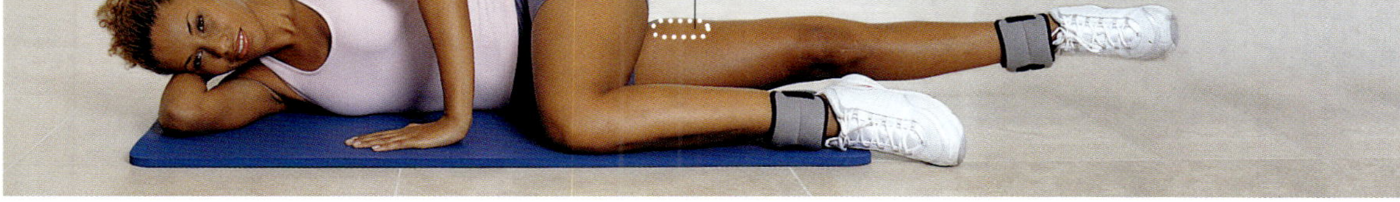

OBERSCHENKELAUSSENSEITEN: BEINHEBEN AM BALL

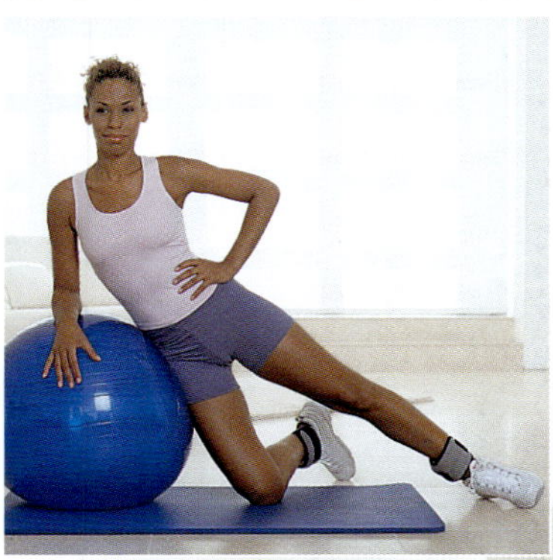

1 Auf die Matte knien. Eine Hüfte gegen den Ball lehnen. Den Unterarm auf den Ball stützen, der Ellbogen befindet sich unter der Schulter. Die Schulterblätter nach unten ziehen und den Brustkorb heben. Die andere Hand in die Hüfte stemmen. Das zu trainierende Bein zur Seite strecken.

2 Ausatmen. Das Bein auf Hüfthöhe heben. Pausieren, einatmen und das Bein langsam senken. Die Übung ohne Pause erst auf der einen, dann auf der anderen Seite wiederholen. Darauf achten, dass Schultern und Hüften gerade nach vorn zeigen.

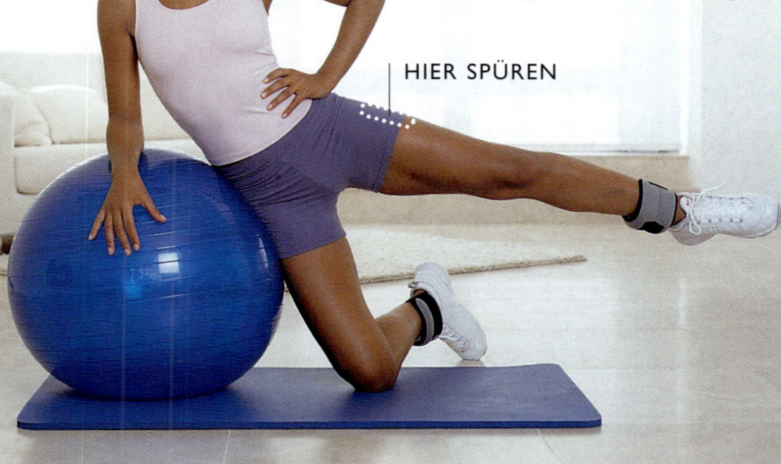

IM FITNESS-STUDIO: ABDUKTOREN/ADDUKTOREN

Diese beiden Maschinen bieten einen beträchtlichen Widerstand und sind daher wesentlich effektiver als die Übungen am Boden mit Fußmanschetten. In manchen Studios gibt es Maschinen, die sowohl die Abduktoren als auch die Adduktoren trainieren.

HÜFTABDUKTION IM SITZEN

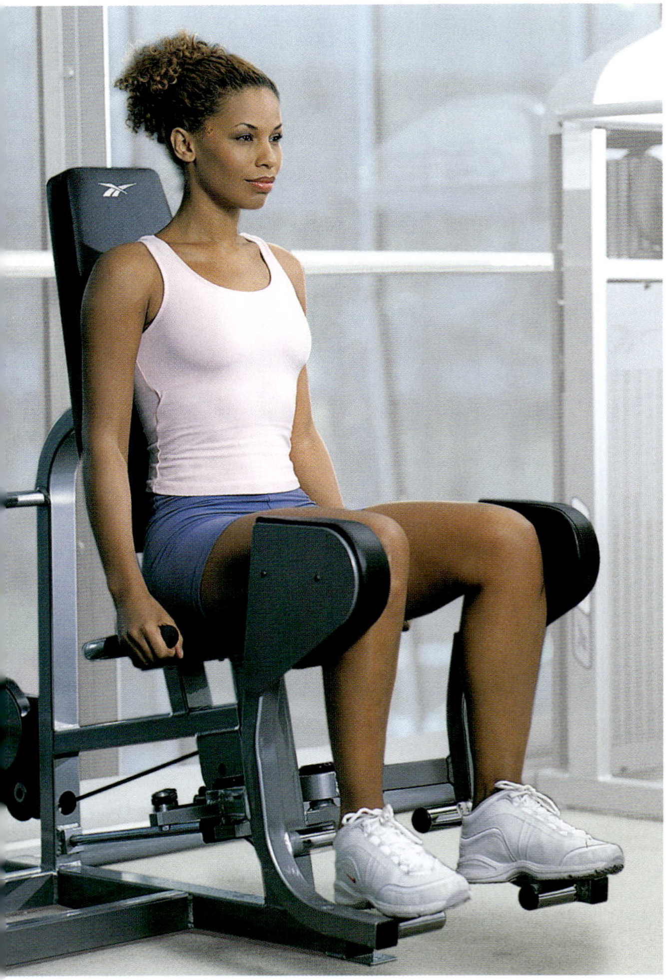

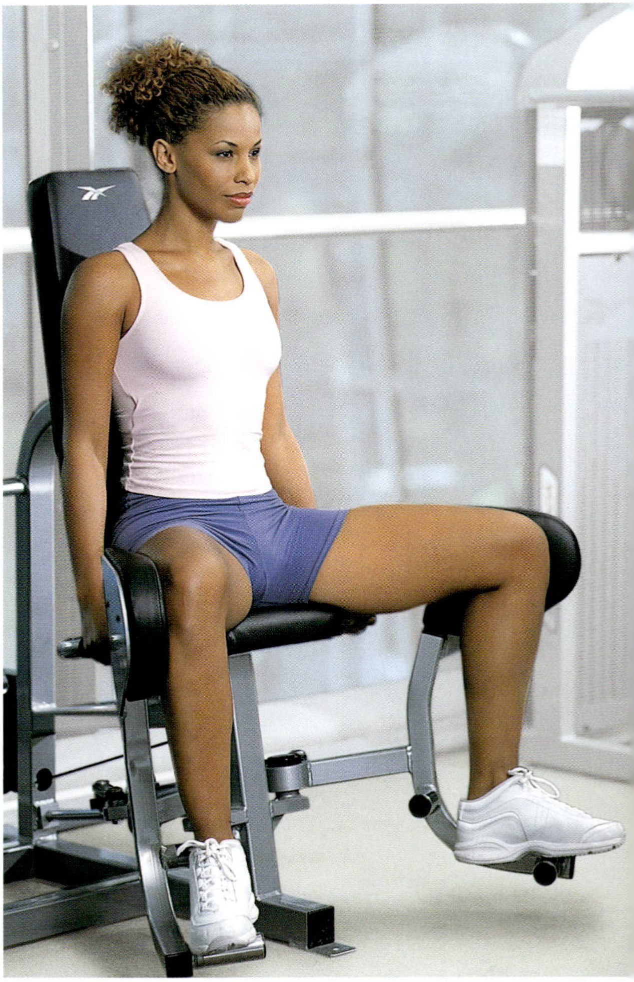

1 Setzen Sie sich so auf die Maschine, dass sich die Kniepolster auf den Außenseiten Ihrer Beine befinden. Die Füße auf die Fußstützen stellen, die Beine leicht öffnen und darauf achten, dass die Hüften und der untere Rücken durch die Lehne gut gestützt sind. An den Griffen festhalten.

2 Ausatmen und die Beine auseinander drücken. Kurz pausieren, dann einatmen und langsam in die Ausgangsposition zurückkehren.

GEWICHTE & WIEDERHOLUNGEN FÜR DIE MASCHINE

Hüftabduktion Bodyshaping Mit 23–32 kg 12–15 Wh. Knochenaufbau Mit 34–43 kg 8–12 Wh.
Hüftadduktion Bodyshaping Mit 14–18 kg 12–15 Wh. Knochenaufbau Mit 20–25 kg 8–12 Wh.

Achtung: Wie man die Maschine einstellt, ist von Modell zu Modell verschieden. Fragen Sie im Zweifelsfall nach, damit Sie die Übung auch wirklich korrekt ausführen.

HÜFTADDUKTION IM SITZEN

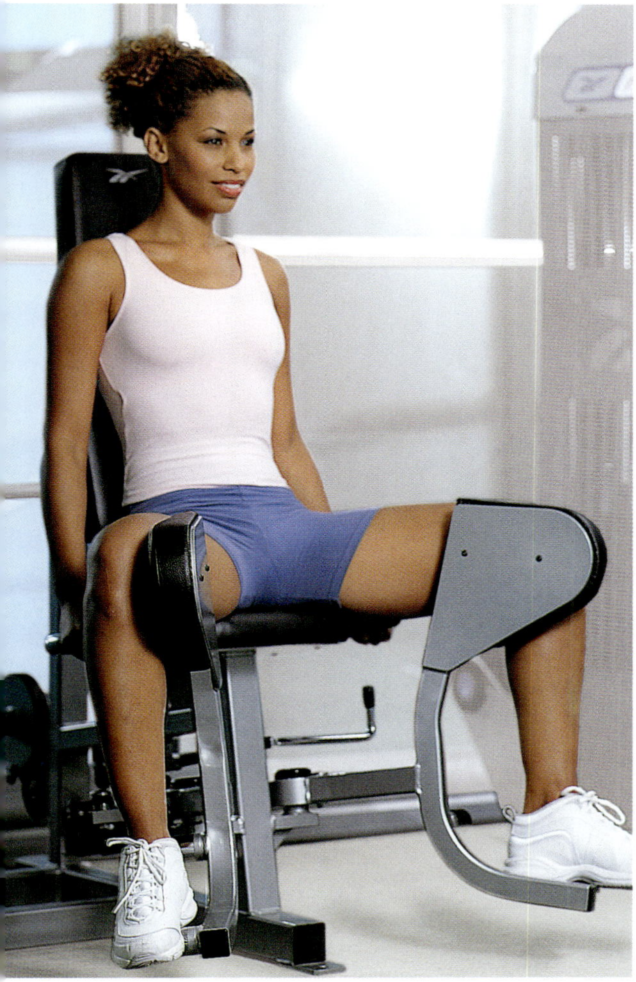

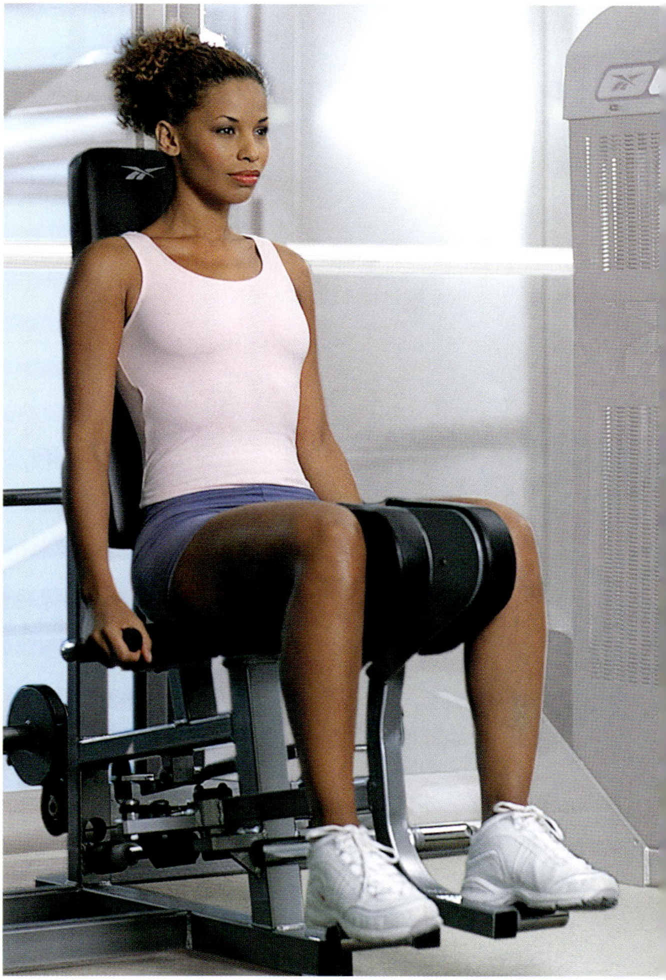

1 Setzen Sie sich so auf die Maschine, dass sich die Kniepolster innen befinden. Die Füße auf die Fußstützen stellen und darauf achten, dass die Hüften und der untere Rücken durch die Lehne gut gestützt sind. Die Beine etwas mehr als hüftbreit spreizen.

2 Ausatmen und die Beine schließen. Kurz pausieren, dann einatmen und langsam in die Ausgangsposition zurückkehren.

OBERSCHENKEL: INNEN- UND AUSSENSEITEN II

Diese Übungen sind eine Variante der Übungen von S. 80–81 und trainieren die Oberschenkelinnen- und -außenseiten. Indem Sie die einzelnen Übungen und Widerstände variieren, werden die Muskeln immer wieder neu gekräftigt und gestrafft. Statt Tubings kann man auch mehrere zusammengeknotete Therabänder verwenden.

GEWICHTE & WH.:

Bodyshaping Mit Tubings in leichter oder mittlerer Zugstärke 15–20 Schritte bzw. Wh. pro Satz.

Knochenaufbau Mit Tubings in schwerer Zugstärke 8–12 Schritte bzw. Wh. pro Satz.

SIDE-STEPS MIT TUBING

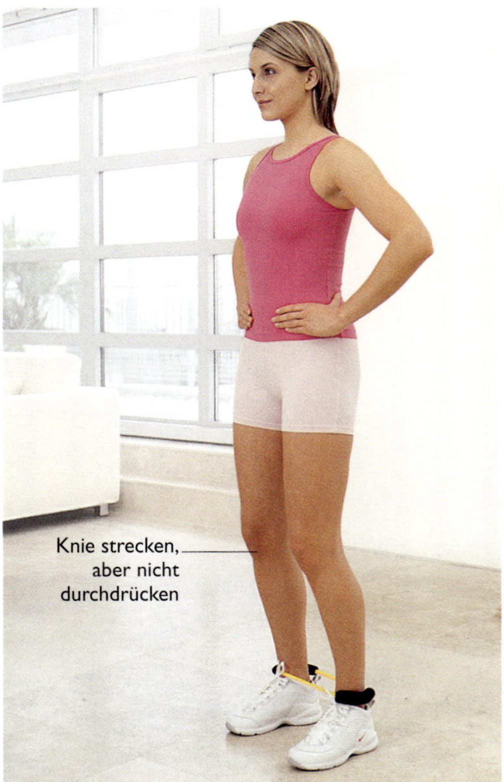

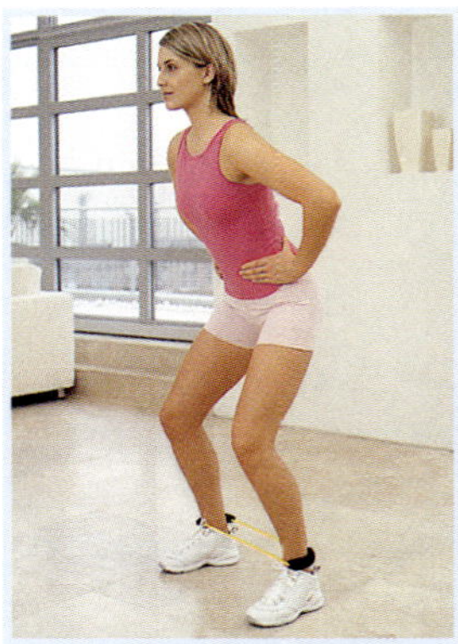

SIDE-STEPS MIT SQUATS
Um Pomuskeln, Quadrizeps und Schenkelbeuger zu trainieren, einen Side-Step absolvieren und einen Squat anschließen. Beine strecken und schließen.

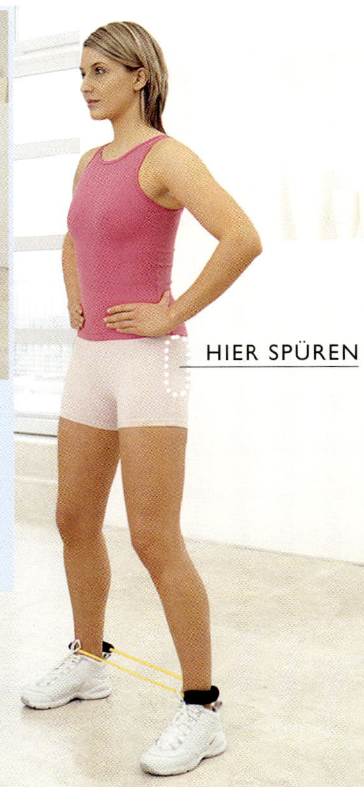

1 Spannen Sie das Tubing so um Ihre Knöchel, dass die Schaumgummipolster nach außen zeigen. Wer Knieprobleme hat, zieht das Tubing bis über das Knie hoch. Stemmen Sie die Hände in die Hüften.

2 Die Beine grätschen, bis das Tubing straff gespannt ist. Das rechte Bein strecken und einen Schritt nach rechts machen. Das linke Bein folgt nach, doch das Tubing bleibt straff gespannt. Weiter nach rechts schreiten, bis Sie alle Wiederholungen absolviert haben. Übung mit dem linken Bein wiederholen.

GRÄTSCHE MIT TUBINGS

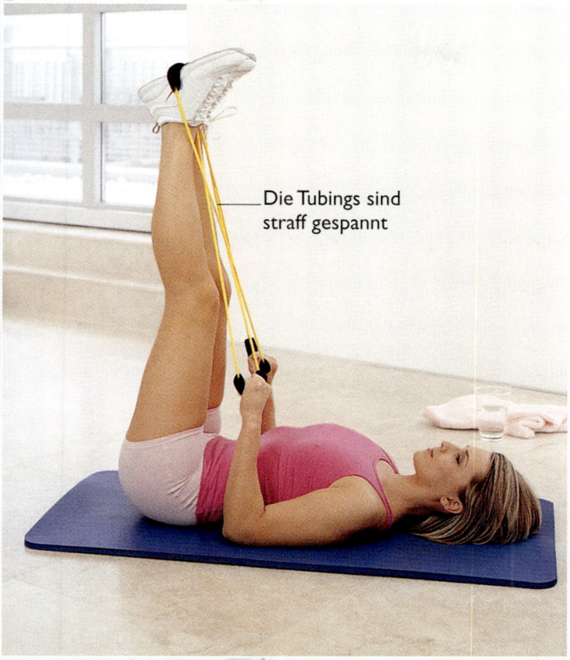

TRAININGSTIPPS

- **Das Tubing** ist während des gesamten Side-Steps straff gespannt.
- **Bei der Grätsche** darauf achten, dass die Tubings nicht von den Sohlen rutschen.
- **Die Tubings** straffen und die Griffe eng an den Körper ziehen.

1 Für diese Übung brauchen sie zwei Tubings. Legen Sie sich auf den Rücken und strecken Sie die Beine in die Luft. Tubings um je eine Fußsohle legen und mit der jeweils gegenüberliegenden Hand festhalten. Die Schaumstoffgriffe eng an den Körper ziehen, um die Tubings zu stabilisieren.

2 Die Oberkörpermuskeln anspannen. Einatmen und die Beine grätschen, ohne die Hände zu bewegen. Ausatmen und die Beine gegen den Widerstand der Tubings wieder schließen.

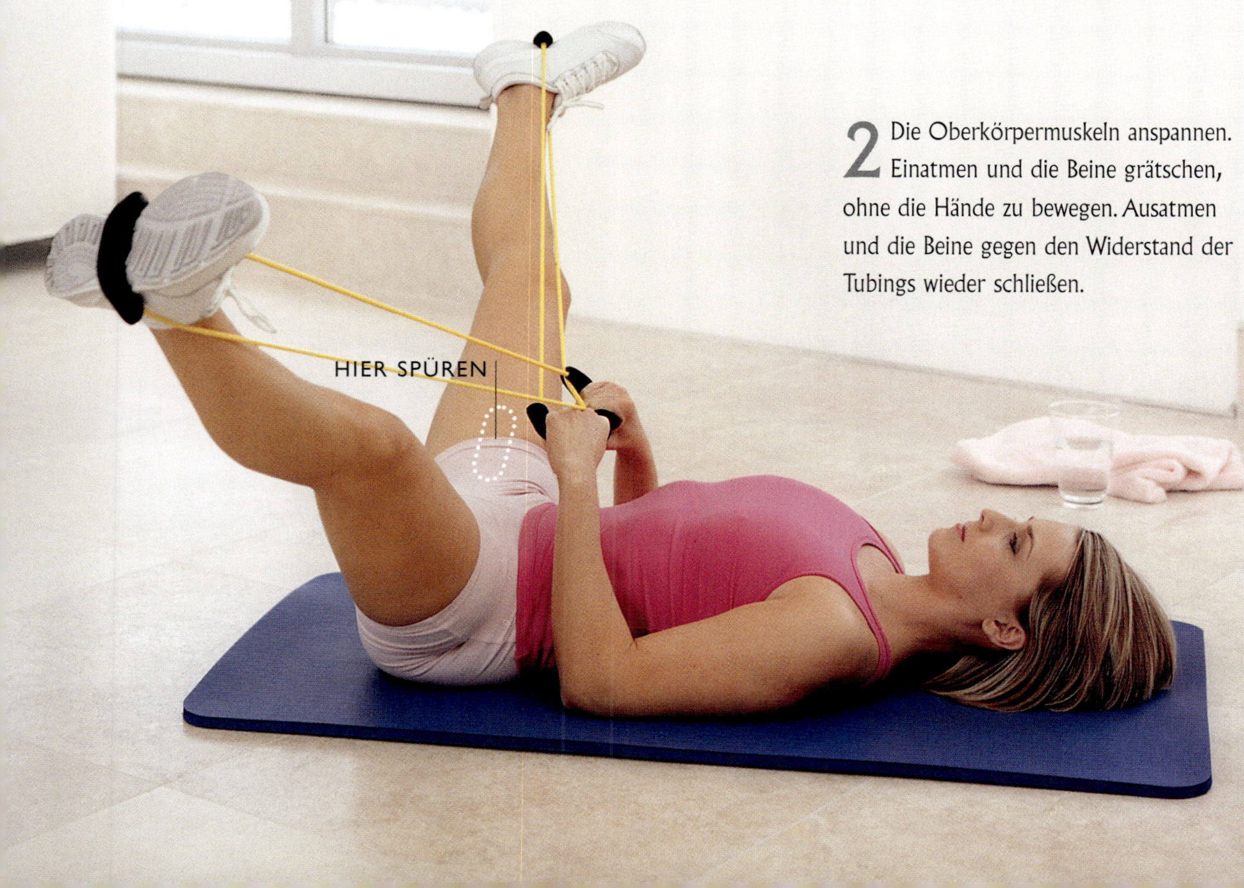

BEINE DEHNEN IM STEHEN

Unsere vom langen Sitzen oder Stehen verkürzten Beinmuskeln dehnen die meisten von uns viel zu selten. Machen Sie die folgenden Übungen, bis Sie ein leichtes Ziehen im Muskel spüren (aber keine Schmerzen!). 20–30 Sekunden in der Dehnung verharren, ohne sie zu forcieren. Lassen Sie dem Muskel Zeit, sich zu dehnen. In die Dehnung hineinatmen und sie mit jedem Ausatmen intensivieren.

WADENDEHNUNG

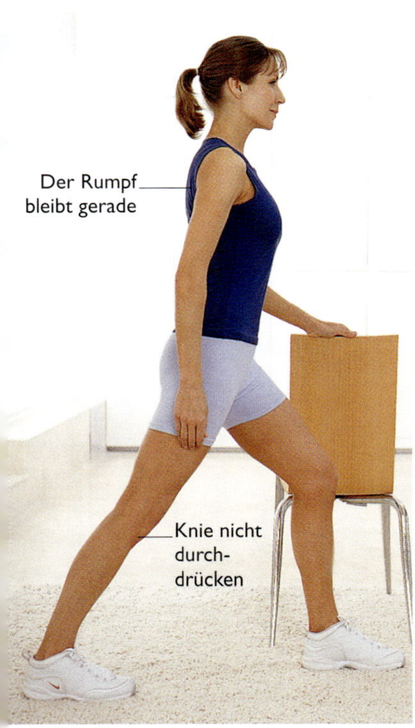
Der Rumpf bleibt gerade
Knie nicht durch-drücken

Aufrecht stehen, Beine sind geschlossen. Mit einer Hand an einer Stuhllehne festhalten. Mit dem rechten Bein einen großen Schritt nach hinten machen, Ferse in den Boden drücken. Linkes Bein beugen: Knie soll sich über dem Knöchel befinden.

HÜFTBEUGERDEHNUNG

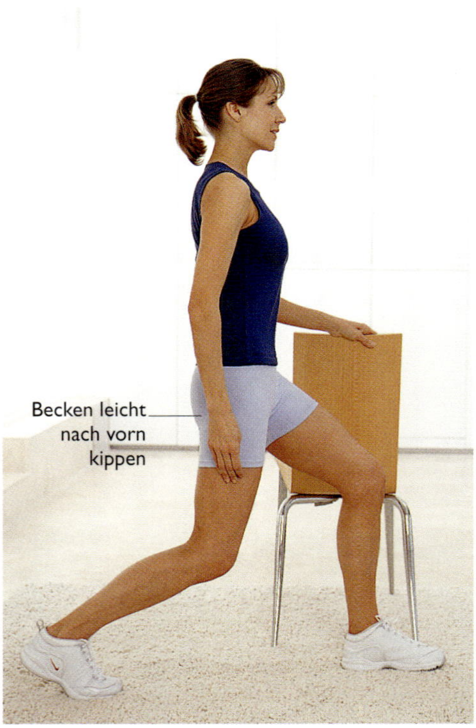
Becken leicht nach vorn kippen

Dieselbe Haltung wie beim Wadendehnen einnehmen, jedoch mit dem hinteren Fuß auf die Zehenspitzen gehen. Das hintere Bein beugen, das Knie zum Boden bringen und das Becken nach vorn schieben. Die Dehnung auf der rechten Hüftvorderseite spüren.

QUADRIZEPSDEHNUNG

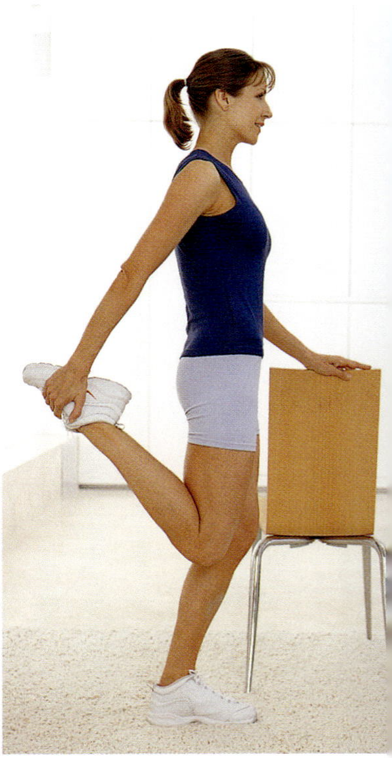

Auf dem linken, leicht gebeugten Bein stehen. Das rechte Bein anwinkeln, den Spann umfassen und die Ferse in Richtung Po ziehen. Die Dehnung an der Schenkelvorderseite spüren. Das Becken nach vorn kippen, um die Dehnung zu intensivieren.

SCHENKELBEUGERDEHNUNG

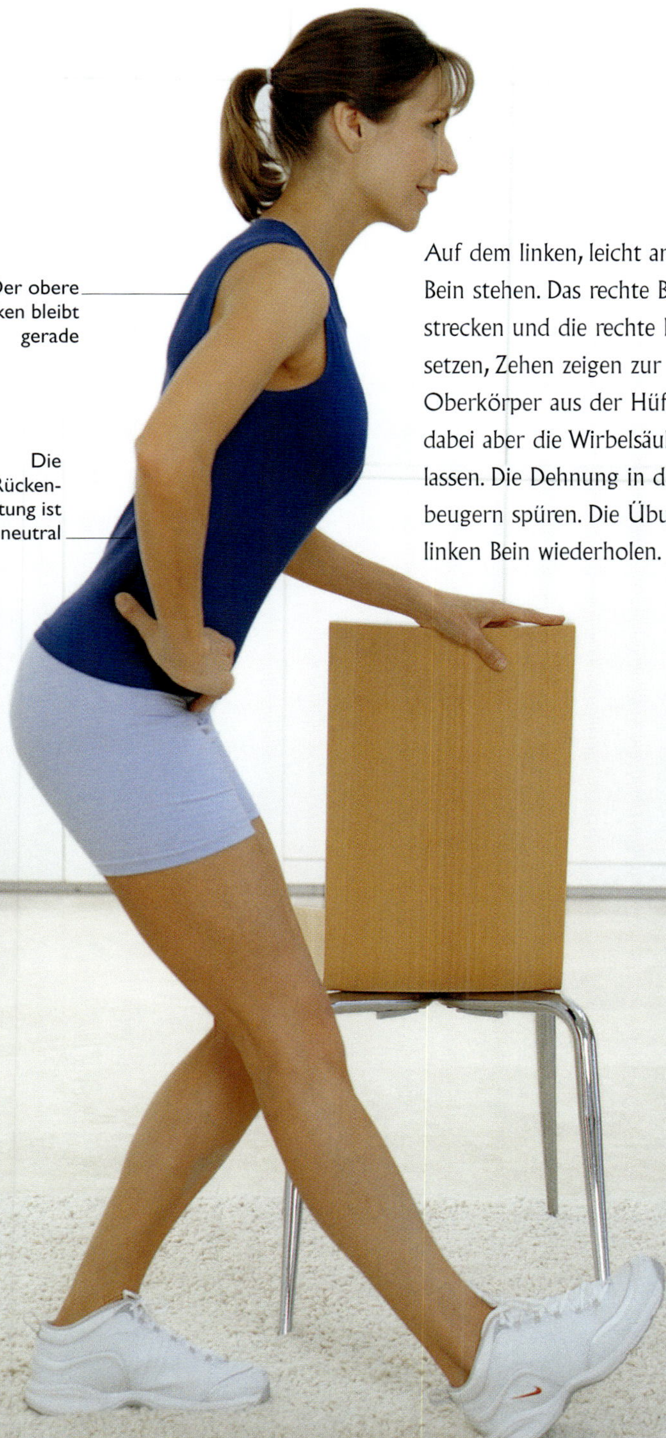

Auf dem linken, leicht angewinkelten Bein stehen. Das rechte Bein nach vorn strecken und die rechte Ferse aufsetzen, Zehen zeigen zur Decke. Den Oberkörper aus der Hüfte vorbeugen, dabei aber die Wirbelsäule gerade lassen. Die Dehnung in den Schenkelbeugern spüren. Die Übung mit dem linken Bein wiederholen.

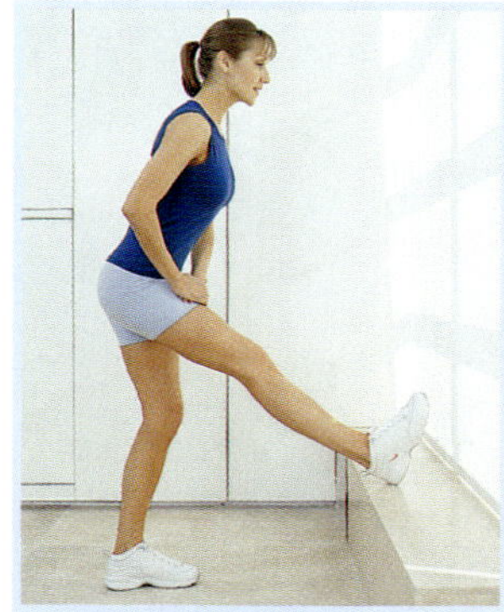

DEHNEN MIT HALT

Die Schenkelbeugerdehnung intensivieren, indem Sie Ihren Fuß auf ein niedriges Sims stellen. Die Dehnung erfolgt, indem Sie den Oberkörper aus der Hüfte heraus nach vorn neigen.

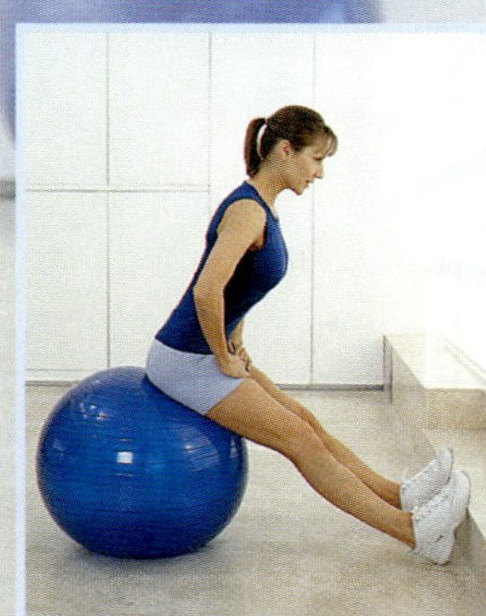

DEHNEN AUF DEM BALL

Setzen Sie sich auf einen Gymnastikball und stemmen Sie die Fußsohlen gegen eine Wand, die Zehen zeigen zur Decke. Aufrecht sitzen und sich mit gerader Wirbelsäule nach vorn lehnen, bis die Hüften nach hinten zeigen.

BEINE DEHNEN IM LIEGEN

Wer die Oberschenkelmuskeln dehnt, beugt einer steifen Hüfte vor. Außerdem führt das Dehnen zu einem harmonischen Muskelgleichgewicht im Becken, was für eine gute Haltung sorgt und Verspannungen im unteren Rücken verhindert. Absolvieren Sie die folgenden Dehnübungen, ohne dazwischen zu pausieren. Forcieren Sie die Dehnung auf keinen Fall, denn das kann zu Muskelzerrungen führen. Führen Sie die Übungen auf einer gut gepolsterten Unterlage aus.

DEHNUNG DER OBERSCHENKEL-INNENSEITEN

Auf den Rücken legen, die Beine heben und Knie zur Seite klappen. Beide Fußsohlen berühren sich. Je einen Knöchel umfassen und die Oberschenkel mithilfe der Ellbogen nach außen drücken. Wenn Ihr Oberkörper noch nicht beweglich genug ist, lassen Sie die Hände oben auf den Knöcheln liegen und drücken die Knie mit den Ellbogen nach außen.

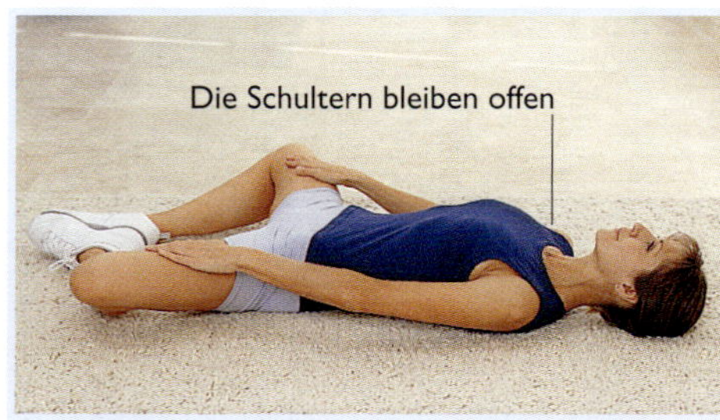
Die Schultern bleiben offen

DER DIAMANT
Anfänger legen sich auf den Rücken und klappen die Knie nach außen, während sich die Fußsohlen berühren. Mit den Händen auf die Oberschenkelinnenseiten drücken, um die Dehnung sanft zu verstärken.

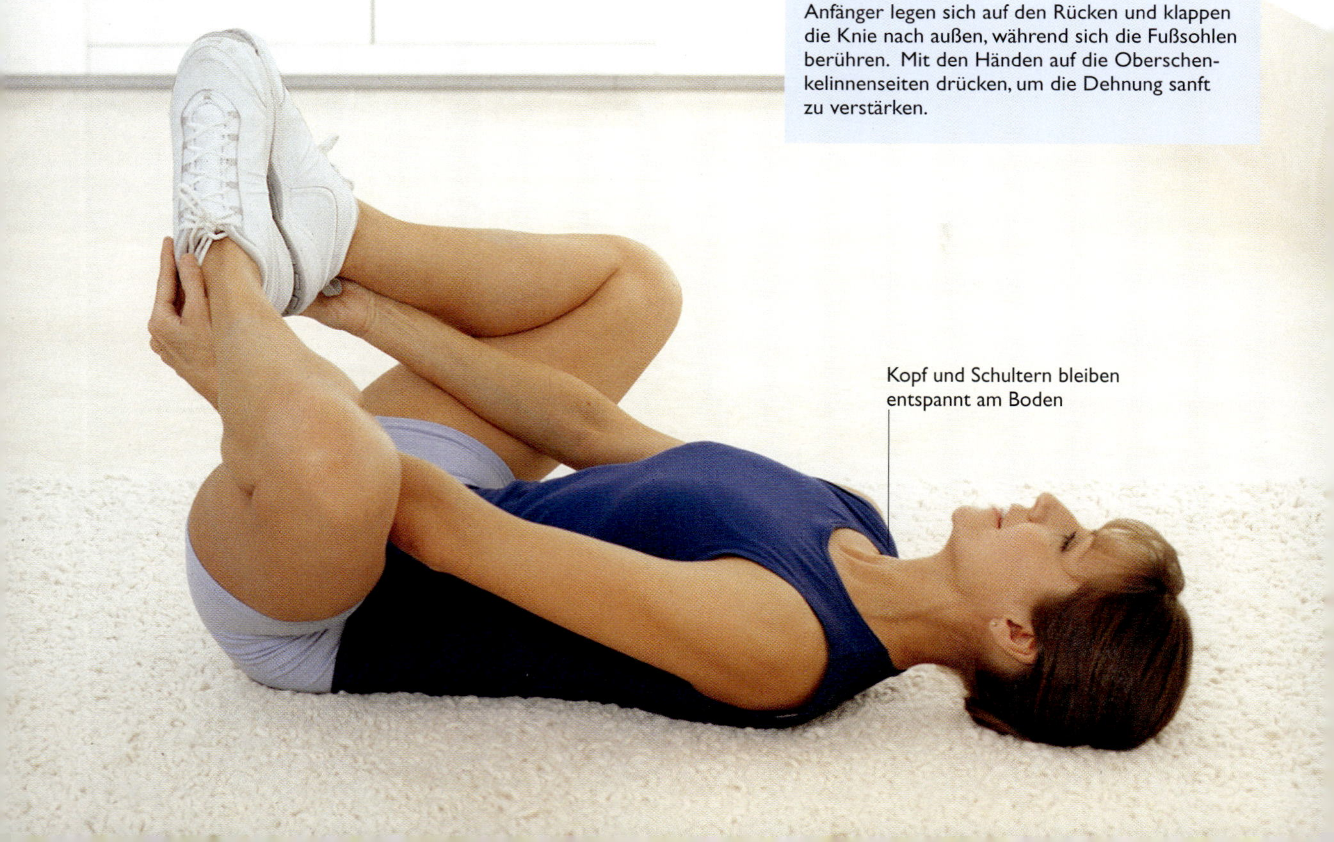
Kopf und Schultern bleiben entspannt am Boden

DEHNUNG DER OBERSCHENKELAUSSENSEITEN

Auf den Rücken legen, die Füße sind aufgestellt. Den linken Knöchel auf das rechte Knie legen, die rechte Oberschenkelrückseite umfassen und sanft zum Körper ziehen. Position 30 Sekunden lang halten. Übung auf der anderen Seite wiederholen.

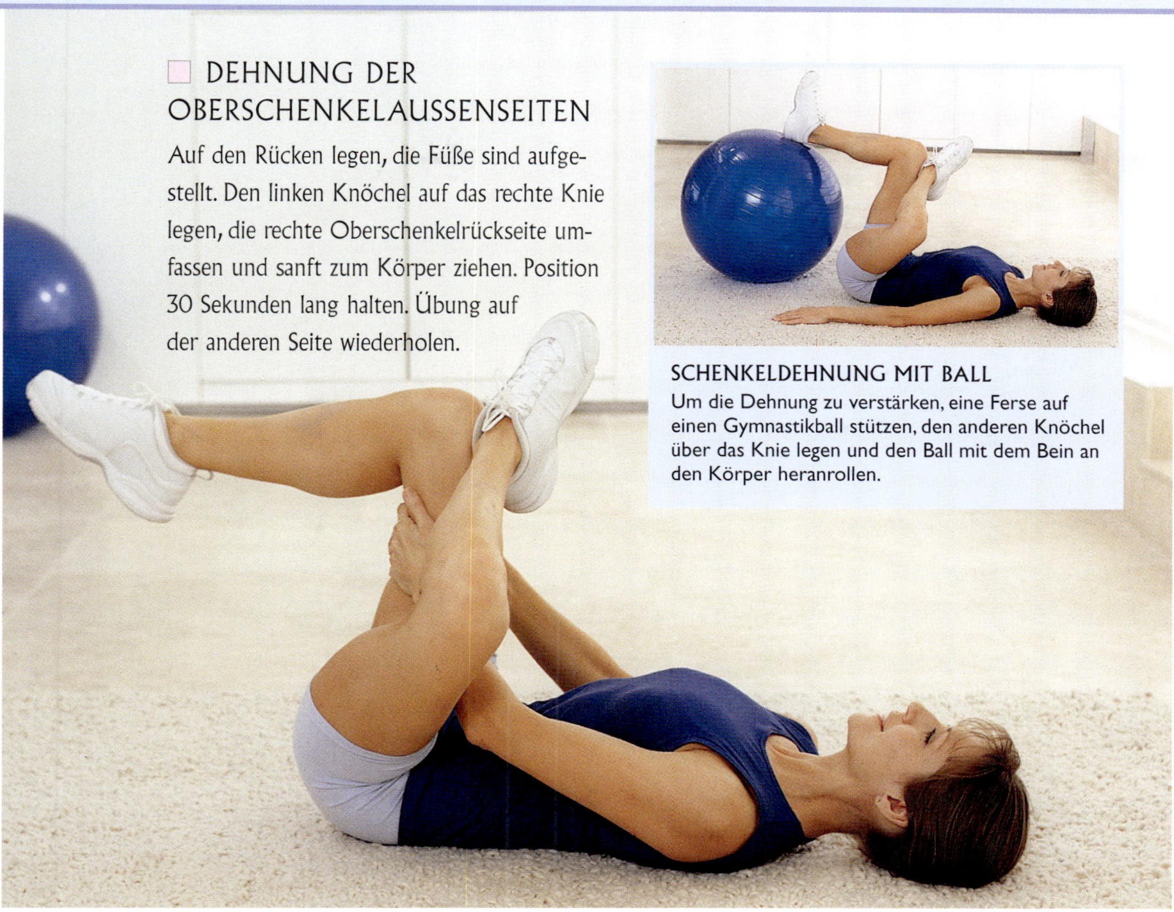

SCHENKELDEHNUNG MIT BALL
Um die Dehnung zu verstärken, eine Ferse auf einen Gymnastikball stützen, den anderen Knöchel über das Knie legen und den Ball mit dem Bein an den Körper heranrollen.

PODEHNUNG

Nach der Dehnung der Oberschenkelaußenseite das Bein loslassen, Knie übereinander legen und mit den Händen zur Brust ziehen. Position 30 Sekunden lang halten und die Übung auf der anderen Seite wiederholen.

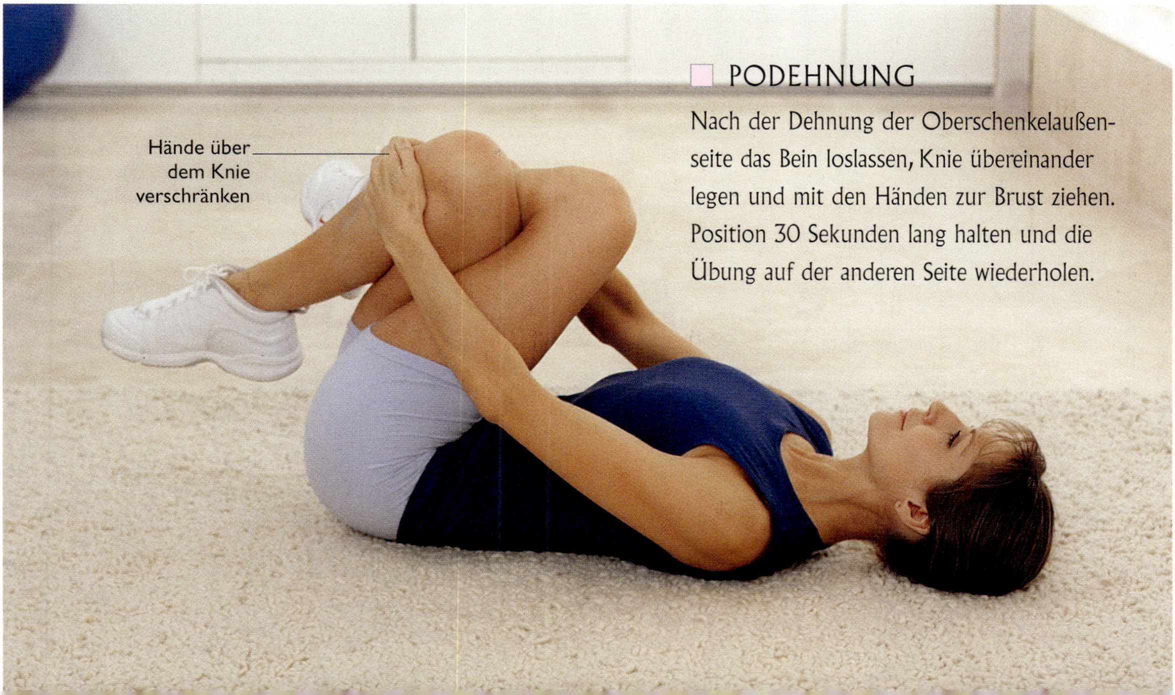

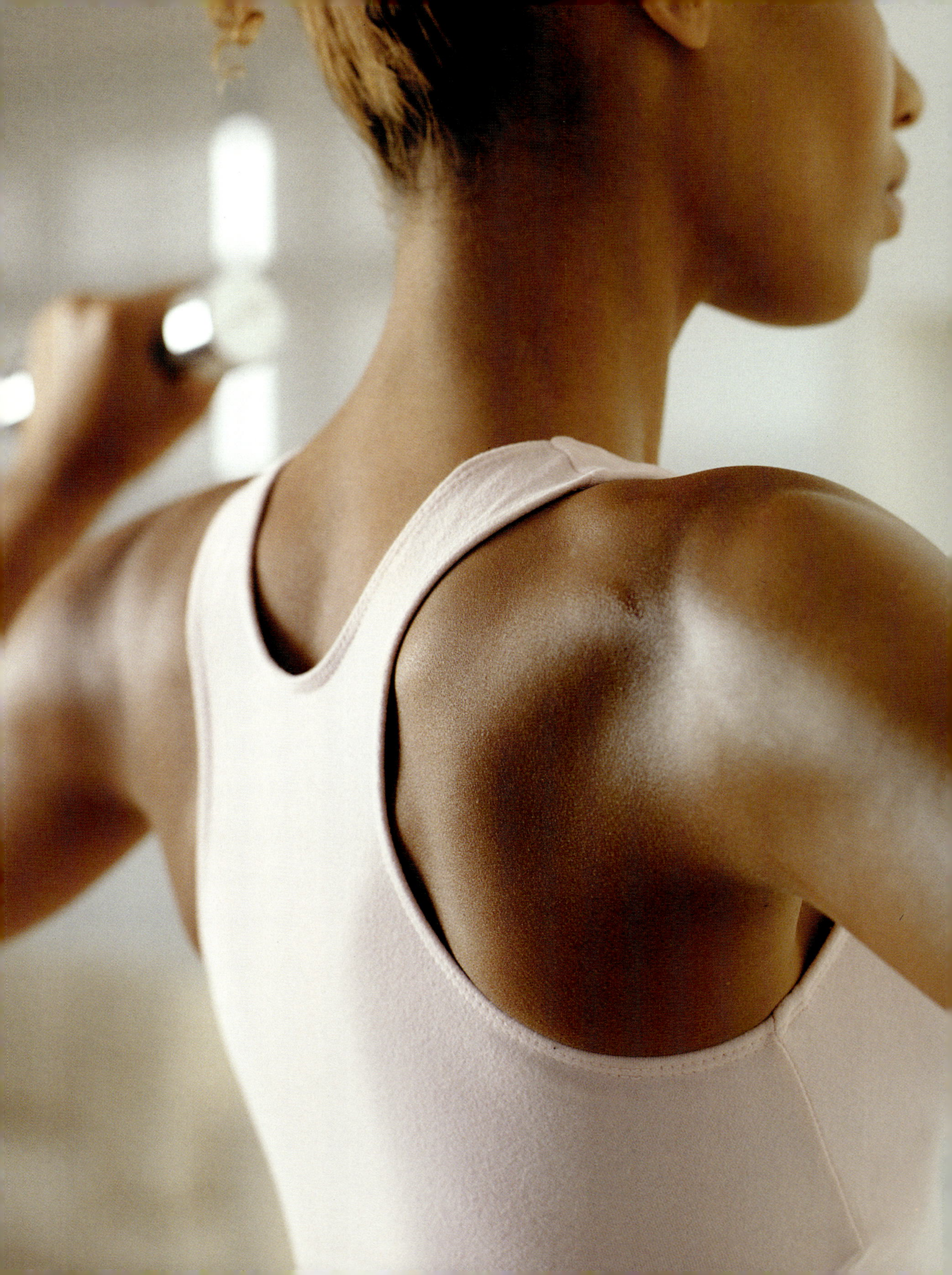

OBER-KÖRPER

Nach den Beinmuskeln bilden die Rücken-, Brust-, Schulter- und Armmuskeln die nächstgrößeren Muskelgruppen, und zwar genau in dieser Reihenfolge. Die meisten Frauen haben eine schwach entwickelte Oberkörpermuskulatur. Mithilfe der folgenden Übungen verbessern Sie nicht nur den Muskeltonus, sondern Ihr gesamtes Erscheinungsbild, indem Sie ein Muskelgleichgewicht zwischen Ober- und Unterkörper erzielen. Vor allem Frauen mit einer eher birnenförmigen Figur bekommen so harmonischere Proportionen. Und wer zu massige Arme und Schultern hat, sorgt mithilfe dieses Trainings für eine schöne Muskeldefinition.

»Was für positive Auswirkungen das Muskeltraining hat, erlebe ich fast täglich. Egal, ob ich eine schwere, gusseiserne Pfanne aus dem Ofen hebe oder Treppen steige, ohne aus der Puste zu kommen – meine Anstrengungen haben sich wirklich gelohnt!« *Erica*

DIE PROGRAMME AUF EINEN BLICK

Absolvieren Sie die unten stehen Programme von Level 1 bis Level 3. Oder Sie suchen sich je eine Übung für Rücken, Brust, Schultern und Arme aus, um sie in Ihr aus 8–10 Übungen bestehendes individuelles Programm für den ganzen Körper zu integrieren. Für die Übungen auf Level 2 benötigen Sie nur Therabänder und Tubings – die Übungen lassen sich also auch gut unterwegs absolvieren.

LEVEL 1 (LEICHT)

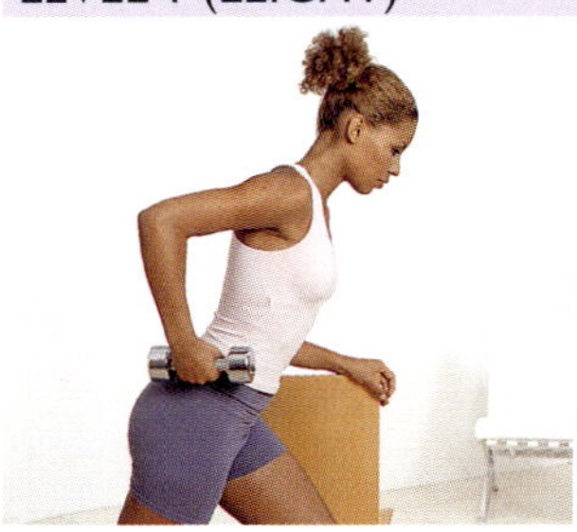

Rudern mit einem Arm (s. S. 94)

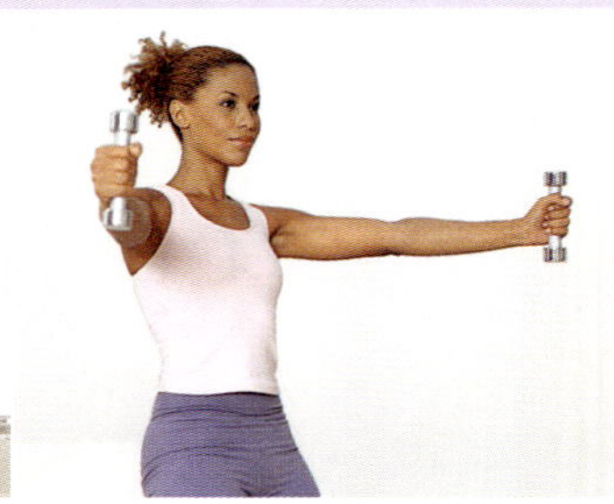

Frontheben im Stehen (s. S. 110)

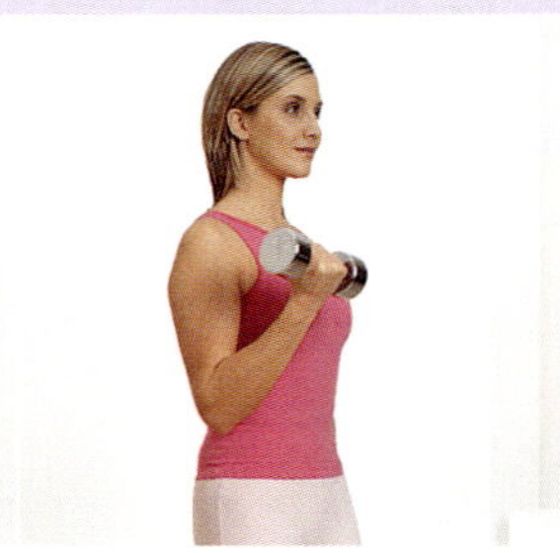

Armbeugen im Wechsel (s. S. 116)

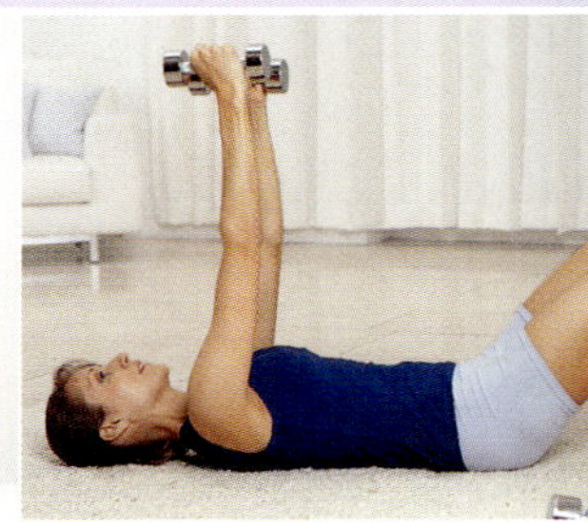

Schulterblätter nach vorn drücken (s. S. 102)

LEVEL 2 (MITTEL)

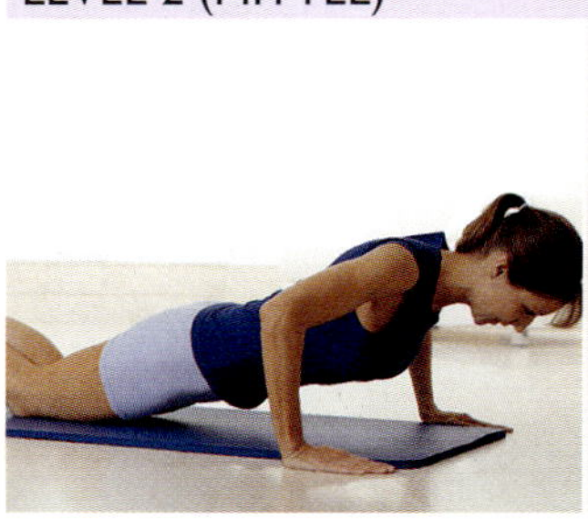

Halbe Liegestützen (s. S. 44)

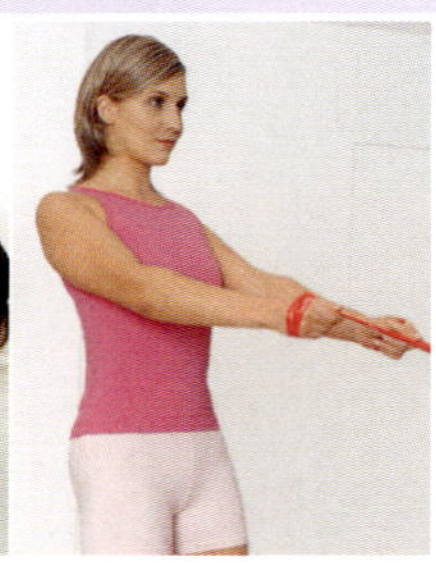

Schulterblätter zusammenziehen (s. S. 96)

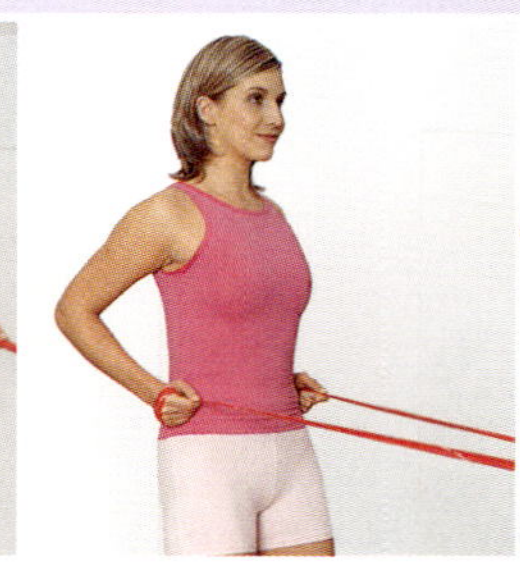

Rudern (s. S. 96)

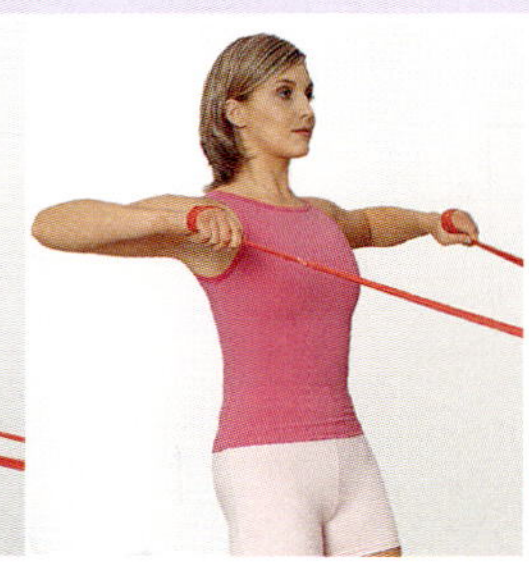

Rudern für den oberen Rücken (s. S. 97)

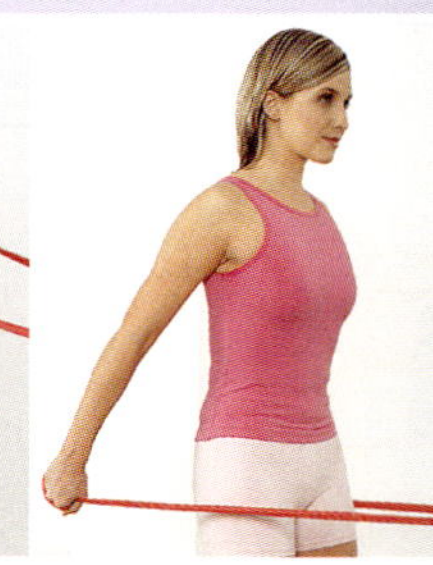

Schulterstrecken (s. S. 97)

LEVEL 3 (SCHWER)

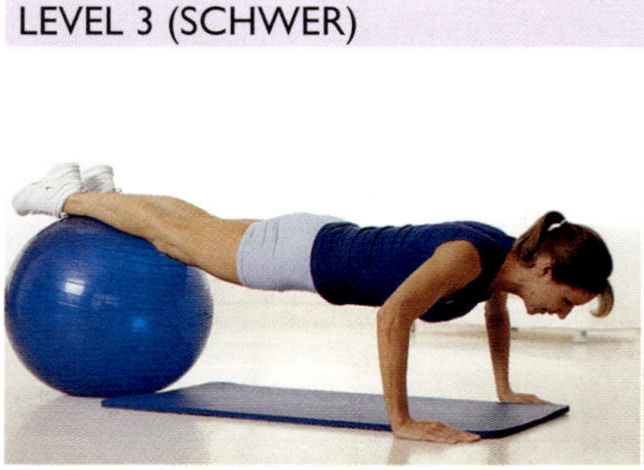

Liegestützen auf Ball (s. S. 45)

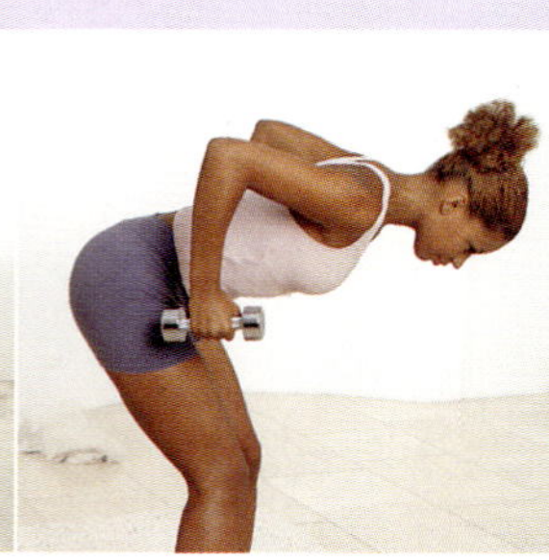

Rudern vorgebeugt (s. S. 95)

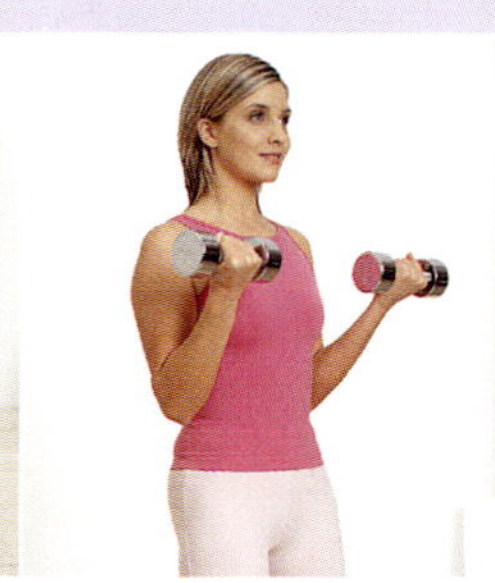

Bizeps »3 x 7« (s. S. 117)

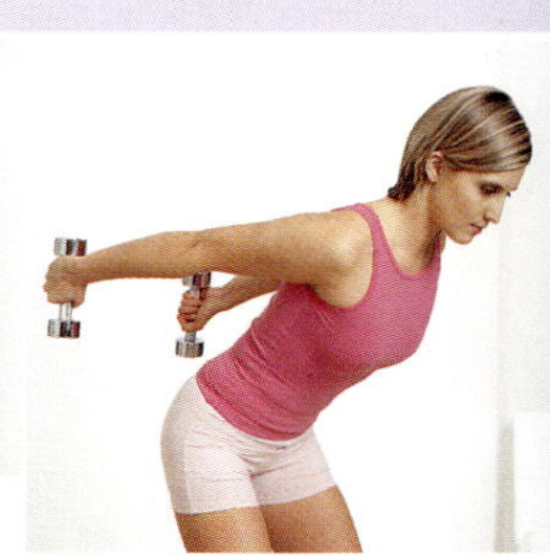

Ungestützter Trizeps-Kickback (s. S. 119)

TRAININGSHINWEISE

- Aufwärmen (s. *Warm-up S. 32–37*) nicht vergessen; Dehnübungen (s. *Cool-down S. 122–123*) am Schluss machen.
- Auf gute Haltung und korrekte Ausführung achten.
- Sanft beginnen, es dürfen keine Schmerzen auftreten.
- Die Intensität langsam steigern.
- Der Farbcode hilft Ihnen bei der Auswahl geeigneter Übungen:

Leicht: Auch für Anfänger geeignet
Mittel: Erfordert Muskelkraft und Koordination
Schwer: Nur für Fortgeschrittene

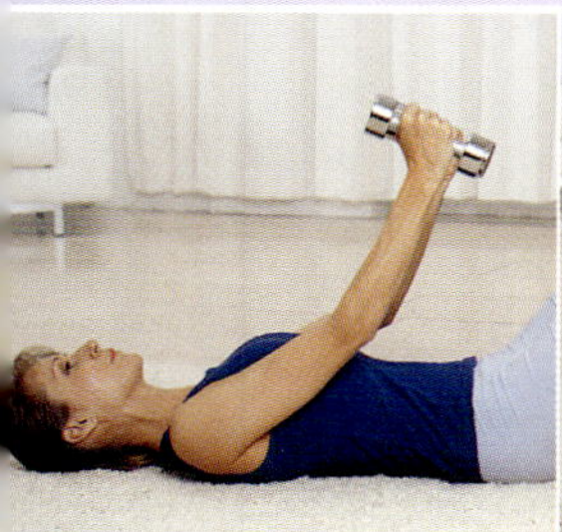

Armbeugen über den Kopf *(s. S. 103)*

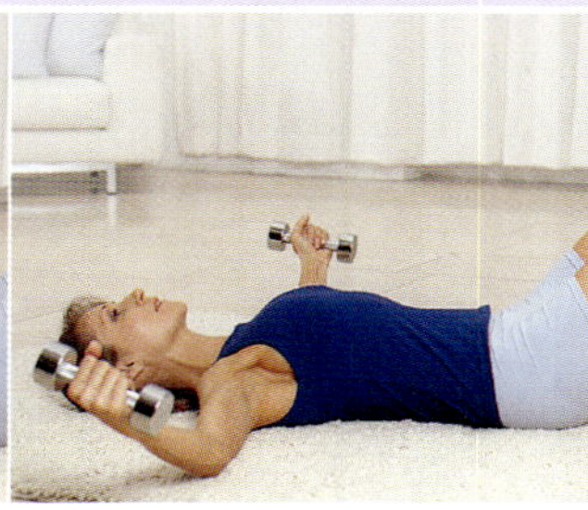

Flyings *(s. S. 104)*

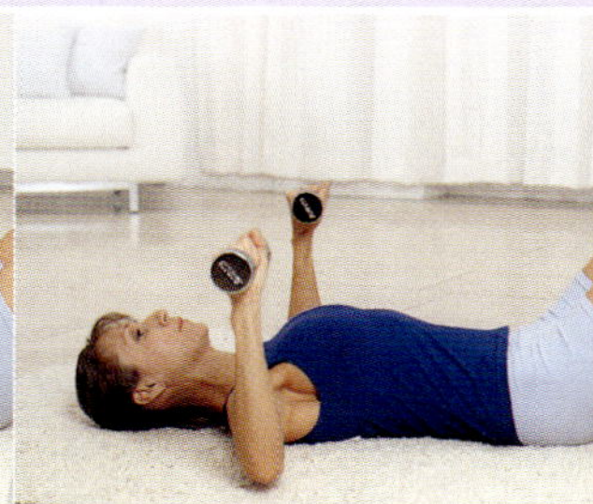

Brustpressen *(s. S. 105)*

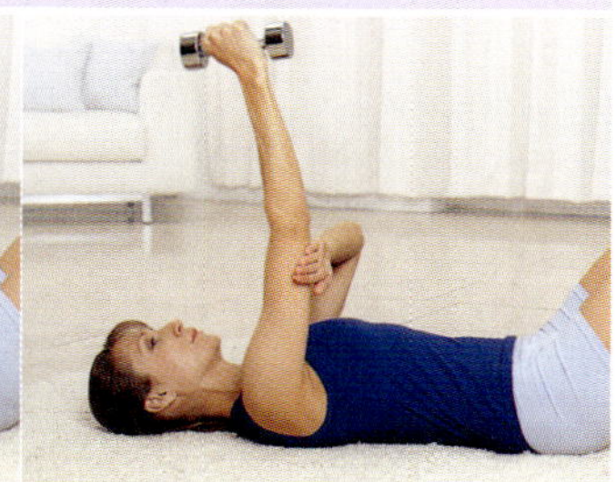

Trizepsstrecken im Liegen *(s. S. 105)*

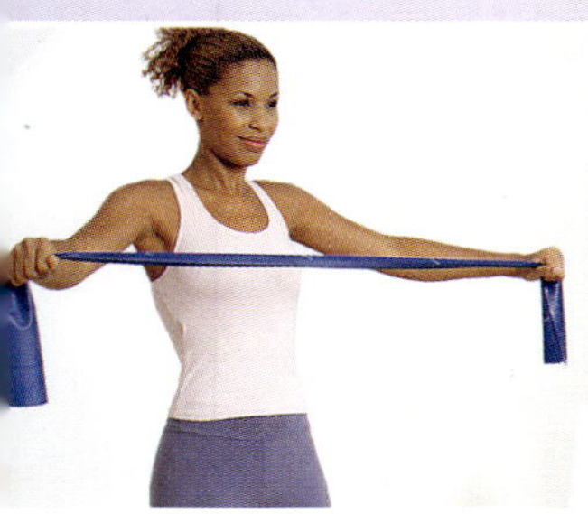

Horizontale Abduktion *(s. S. 52)*

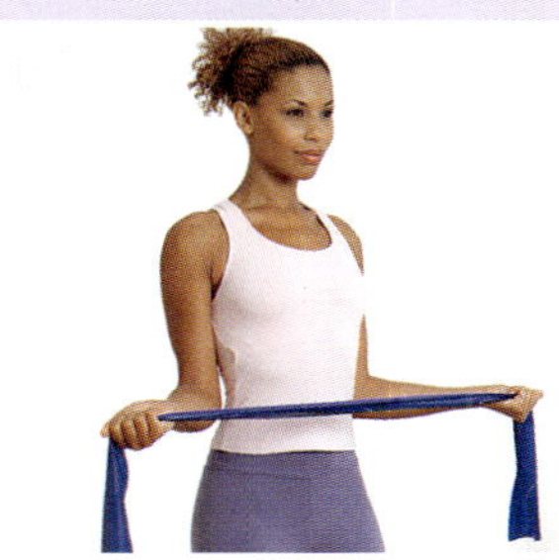

Außenrotation *(s. S. 53)*

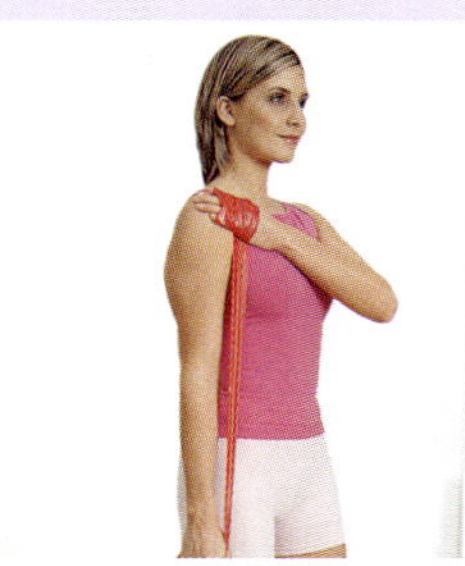

Trizeps-Push-down mit einem Arm *(s. S. 120)*

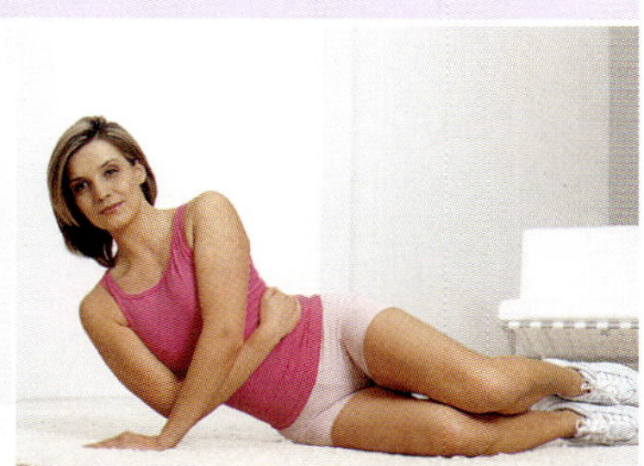

Trizeps-Liegestütze, auf der Seite liegend *(s. S. 121)*

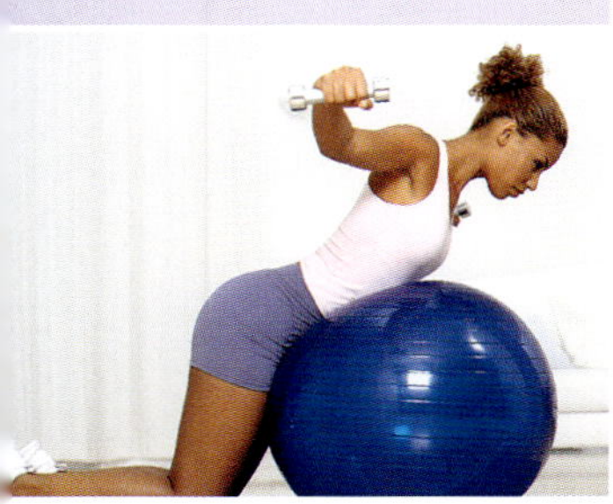

»Y« und »T« auf Ball *(s. S. 114)*

FÜR DIE SCHULTERN

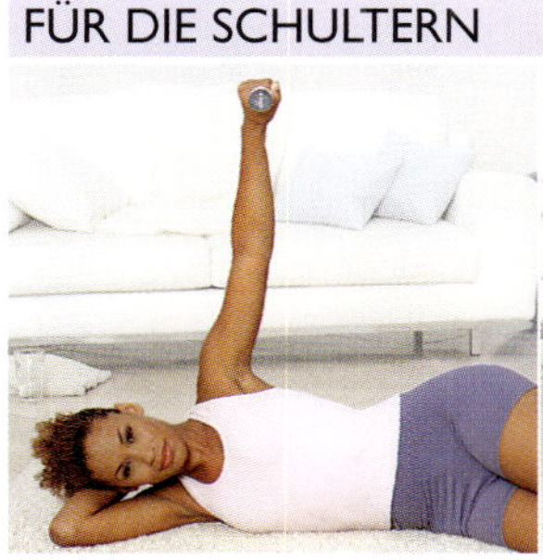

Seitheben im Liegen *(s. S. 111)*

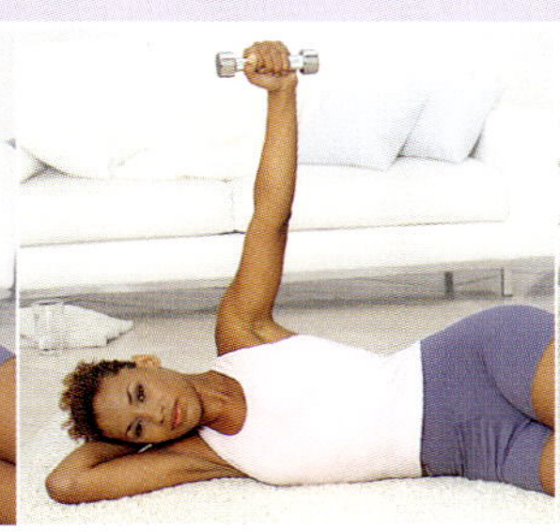

Flyings nach hinten, auf der Seite liegend *(s. S. 112)*

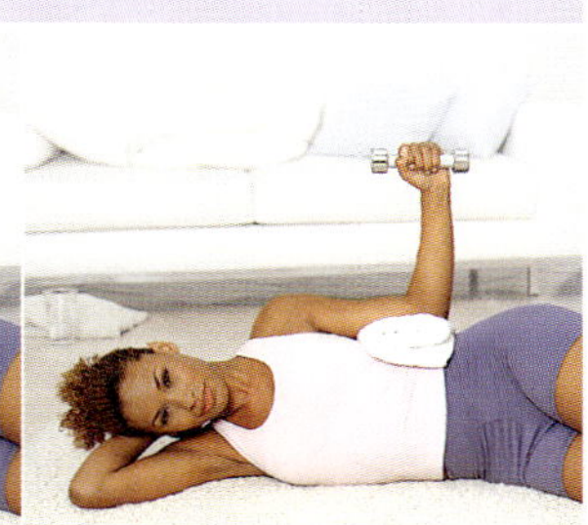

Außenrotation, auf der Seite liegend *(s. S. 113)*

RÜCKEN: GROSSER RÜCKENMUSKEL

Der große Rückenmuskel (*latissimus dorsi*) im mittleren Rücken verleiht diesem seine typische V-Form und lässt Taille und Hüften schlanker erscheinen. Die folgenden Übungen kräftigen den Rücken seitlich der Wirbelsäule, lassen unter dem BH-Verschluss hervorquellende Pölsterchen dahinschmelzen und sorgen dafür, dass Sie auch im Bikini eine gute Figur machen. Außerdem fördern sie eine korrekte Haltung bei Sportarten, die überwiegend die Beine beanspruchen.

GEWICHTE UND WIEDERHOLUNGEN

Bodyshaping Mit 2–4 kg schweren Hanteln auf jeder Seite 12–15 Wh. pro Satz.

Knochenaufbau Mit 5–7 kg schweren Hanteln auf jeder Seite 8–12 Wh. pro Satz.

RUDERN MIT EINEM ARM

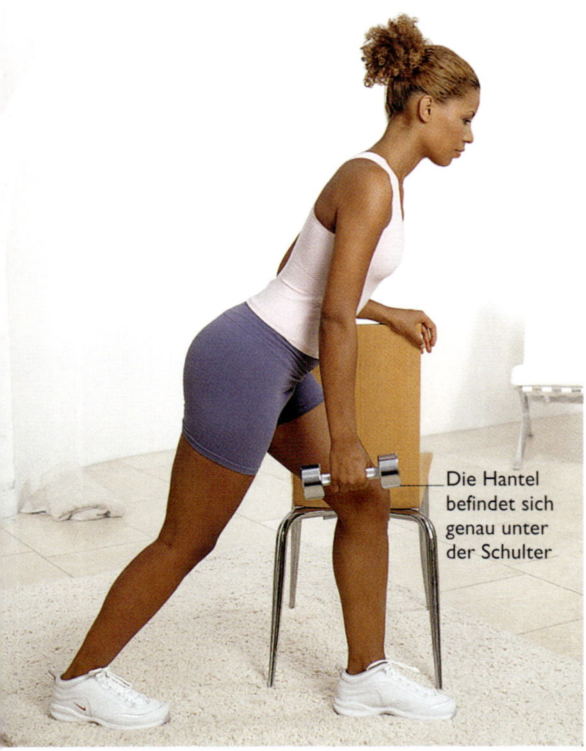
Die Hantel befindet sich genau unter der Schulter

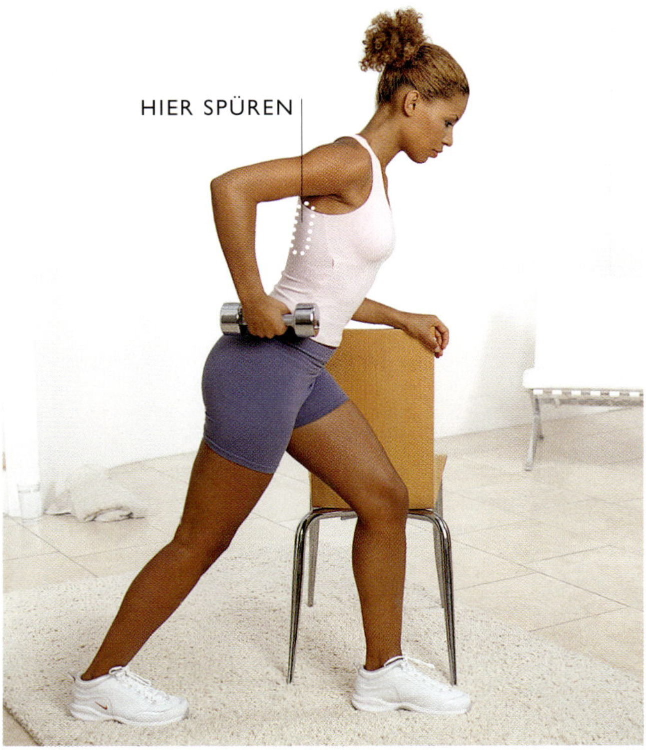
HIER SPÜREN

1 Mit der linken Hand auf die Stuhllehne stützen. Mit dem rechten Bein einen Schritt nach hinten machen (linkes Knie genau über dem Knöchel). In der rechten Hand eine Hantel halten, der Arm ist gestreckt, die Handfläche zeigt zum Körper.

2 Das rechte Schulterblatt zur Wirbelsäule ziehen. Ausatmen, den Arm so weit beugen, dass Ober- und Unterarm einen rechten Winkel bilden, und die Hantel auf Taillenhöhe heben. Einatmen und langsam in die Ausgangsposition zurückkehren. Alle Wiederholungen erst mit dem einen, dann mit dem anderen Arm absolvieren.

RUDERN, VORGEBEUGT

Diese Variante für Fortgeschrittene erfordert wegen des vorgebeugten Oberkörpers einen stabilen Rumpf: die Wirbelsäule bleibt gerade.

1 Die Füße sind hüftbreit auseinander, jede Hand hält eine Hantel, die Arme hängen seitlich herab, die Handflächen zeigen nach innen. Oberkörper aus den Hüften heraus nach vorn beugen, bis der Rücken sich fast in der Waagrechten befindet und die Arme unter den Schultern herabhängen.

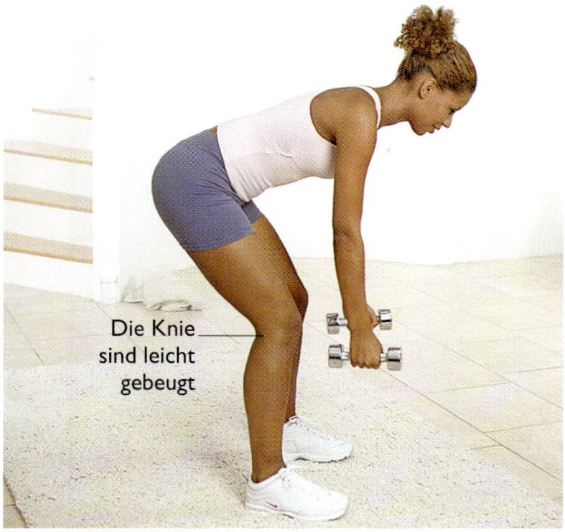
Die Knie sind leicht gebeugt

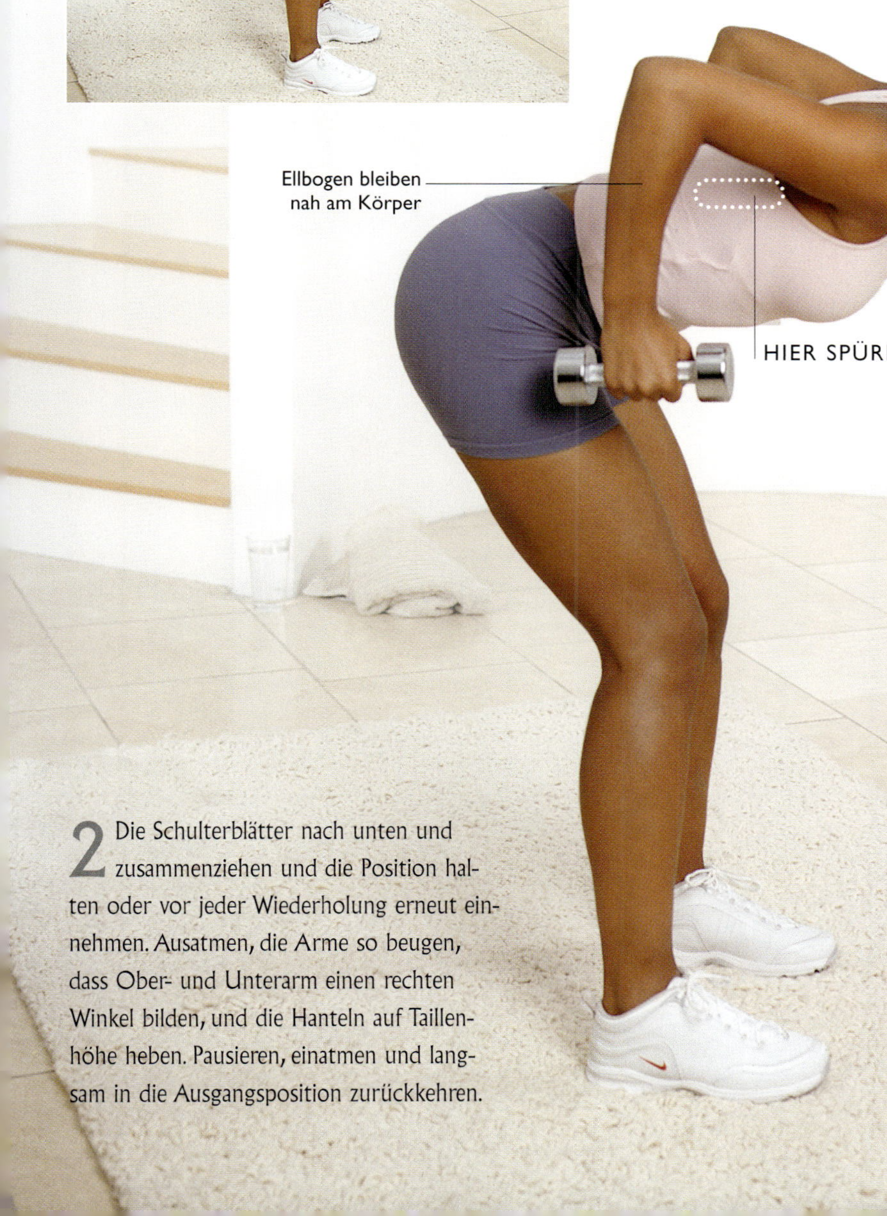
Ellbogen bleiben nah am Körper
HIER SPÜREN

2 Die Schulterblätter nach unten und zusammenziehen und die Position halten oder vor jeder Wiederholung erneut einnehmen. Ausatmen, die Arme so beugen, dass Ober- und Unterarm einen rechten Winkel bilden, und die Hanteln auf Taillenhöhe heben. Pausieren, einatmen und langsam in die Ausgangsposition zurückkehren.

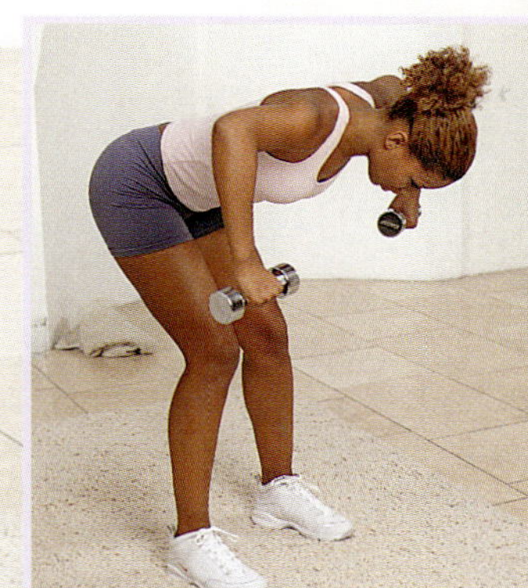

RUDERN FÜR DEN OBEREN RÜCKEN

Um den Kapuzen-, den Rautensowie den hinteren Schultermuskel zu trainieren,Schulterblätter nach unten ziehen. Strecken Sie die Ellbogen zur Seite, sodass sie eine Linie mit den Schultern bilden. Die Handflächen zeigen nach hinten.

VOLLSTÄNDIGES RÜCKENPROGRAMM

Diese Übungen mit dem Theraband trainieren dieselben Muskeln wie die Hantelübungen auf den Seiten 94–95 sowie auf S. 103, nur der Widerstand ist anders. Sie gehören zu meinen Lieblingsübungen, da man mit ihrer Hilfe die gesamte Rückenmuskulatur trainieren kann. Das Band vor jeder Übung gut straffen und nie durchhängen lassen.

GEWICHTE & WH.

Bodyshaping Mit einem Band von leichter bis mittlerer Zugstärke pro Satz 12–15 Wh.

Knochenaufbau Mit einem Band von schwerer Zustärke pro Satz 8–12 Wh.

SCHULTERBLÄTTER ZUSAMMENZIEHEN

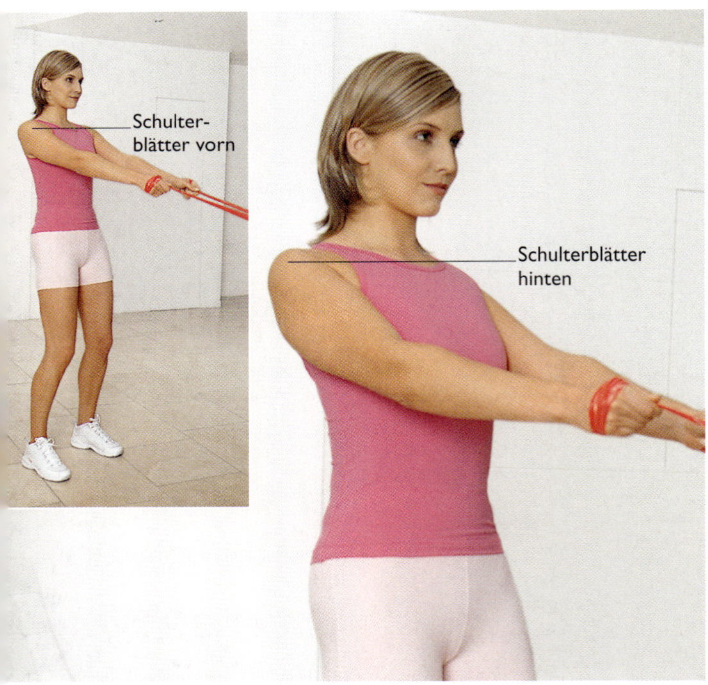

Diese Übung trainiert den Rauten- und den mittleren Kapuzenmuskel mithilfe einer kaum merklichen Bewegung. Die Bandmitte um einen stabilen Türknauf knoten und in beide Bandenden eine Schlaufe machen. Beide Bandenden gut festhalten und die Arme nach vorn strecken. Die Handflächen zeigen zueinander. Die Arme gestreckt lassen, die Schulterblätter nach unten und zusammenziehen. Position eine Sekunde lang halten und dann locker lassen.

RUDERN

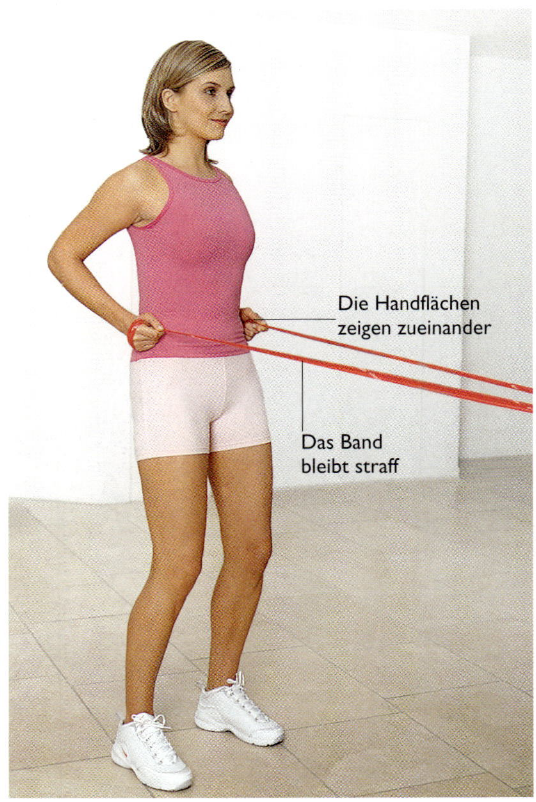

Die Übung trainiert die großen Rückenmuskeln sowie die hinteren Schultermuskeln. Hände an den Bandenden, Arme vor den Körper gestreckt, die Handflächen zeigen zueinander. Ausatmen. Band auf Taillenhöhe neben den Körper ziehen. Einatmen und locker lassen.

RUDERN FÜR DEN OBEREN RÜCKEN

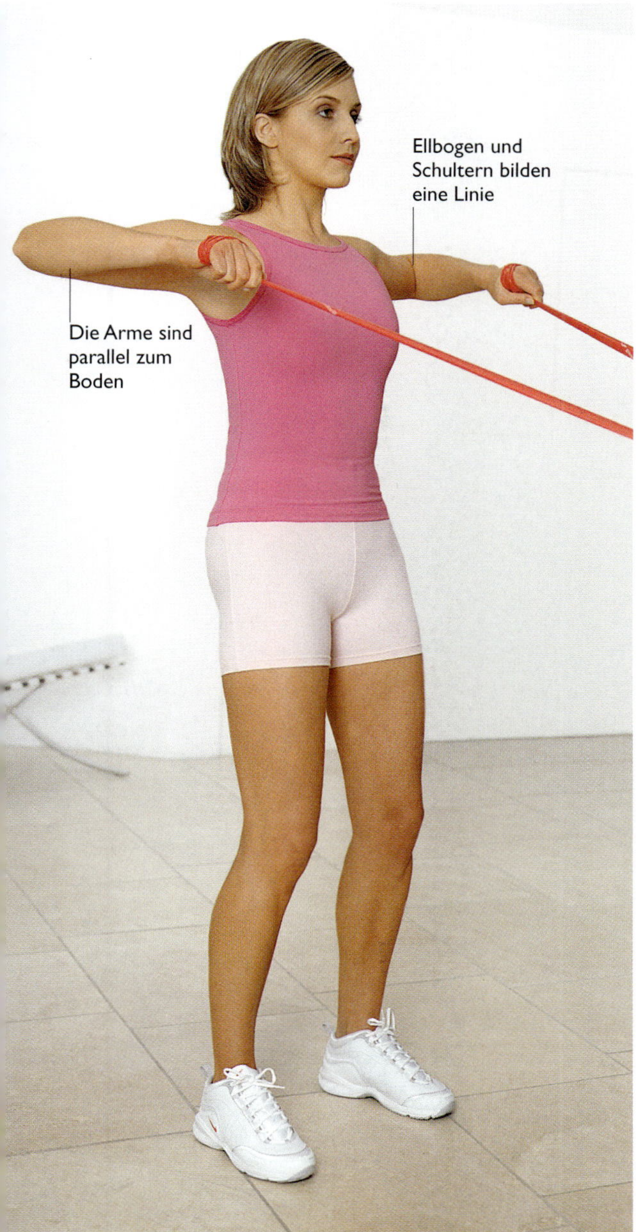
Ellbogen und
Schultern bilden
eine Linie
Die Arme sind
parallel zum
Boden

Um die Rauten-, Kapuzen- und hintere Schultermuskulatur zu trainieren: Band mit gestreckten Armen halten. Handflächen zeigen nach unten. Die Schulterblätter zusammenziehen. Ausatmen. Das Band auf Schulterhöhe ziehen, die Ellbogen zeigen nach außen. Einatmen und locker lassen.

SCHULTERSTRECKEN

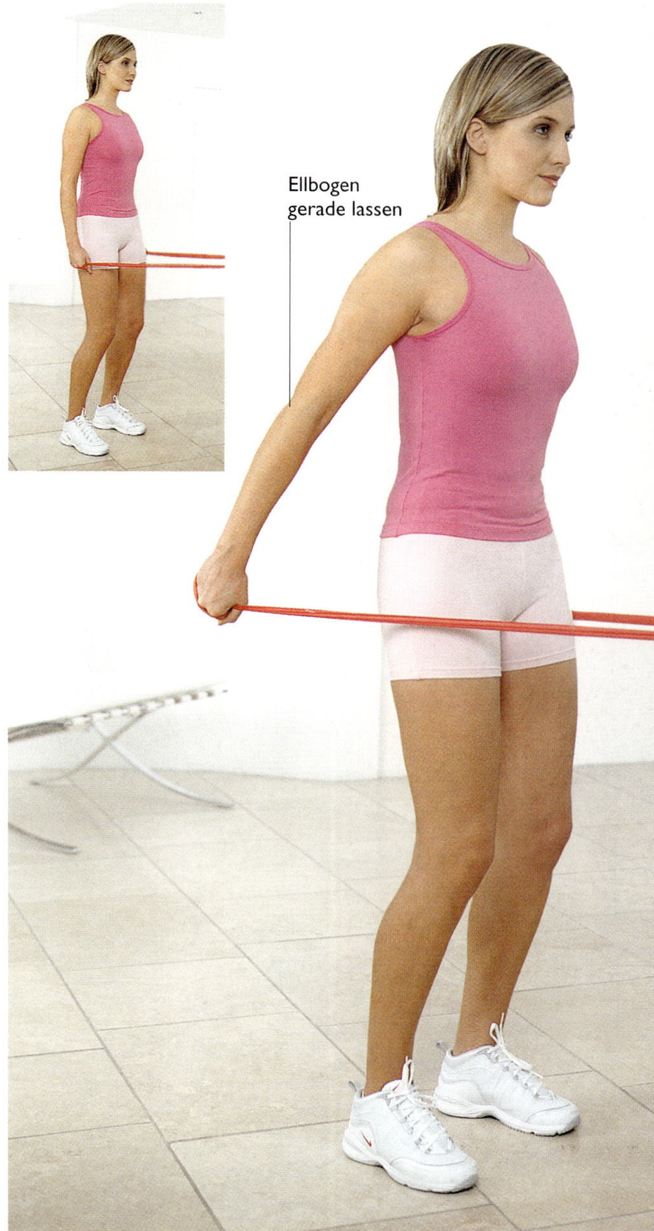
Ellbogen
gerade lassen

Um die großen und die breiten Rücken- sowie die hinteren Schultermuskeln zu trainieren: Band auf Hüfthöhe halten, Handflächen zeigen zueinander. Ausatmen, Band hinter den Körper ziehen. Die Arme bleiben gestreckt. Pausieren, einatmen und Band in die Ausgangsposition zurückführen.

IM FITNESS-STUDIO: PULL-DOWNS I

Die Pull-down-Maschine ist eine gute Alternative zu den Übungen mit Hanteln und Theraband ***(s. S. 94–95 und 96)*****. Mit ihr können Sie mehr Gewicht heben und die Muskeln vielfältig beanspruchen. Das Ergebnis sind ein kräftiger, gerader Rücken, eine bessere Haltung und bessere sportliche Leistungen.**

PULL-DOWN ZUR BRUST IM SITZEN: OBERGRIFF

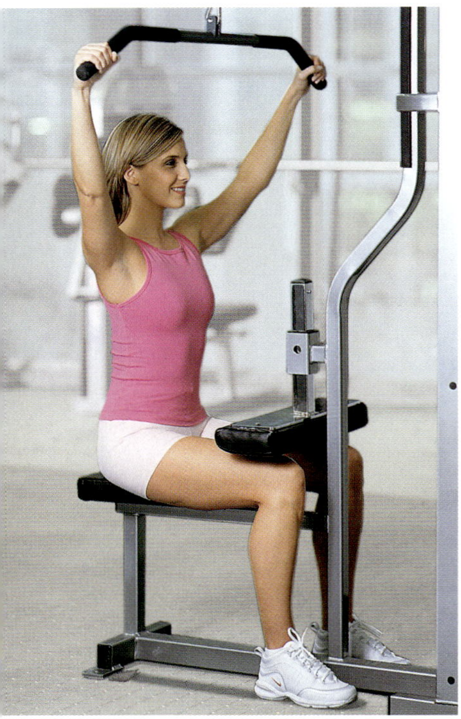

1 Stellen Sie sich mit gegrätschten Beinen über den Sitz der Maschine. Die Stange mit beiden Händen im Obergriff festhalten, die Hände sind etwas mehr als schulterbreit auseinander. Setzen Sie sich hin, ohne die Stange loszulassen, die Arme sind gestreckt, die Knie unter den Polstern.

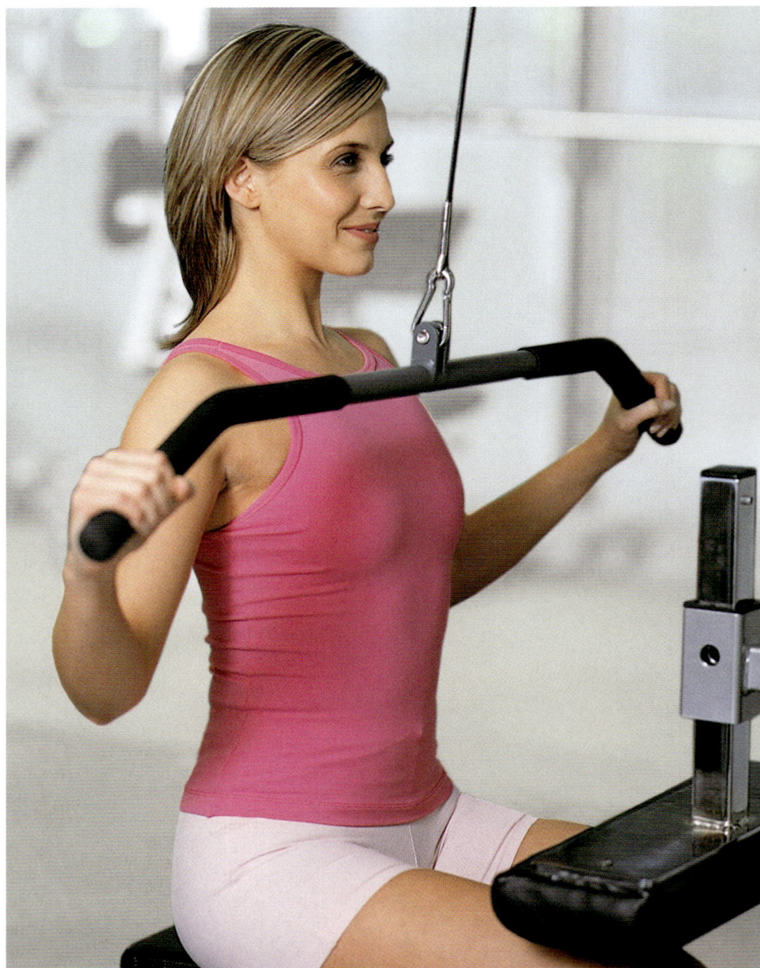

2 Die Schulterblätter nach unten und zusammenziehen. Der Rücken ist gerade, die Brust gehoben. Ausatmen, die Stange zur Brust ziehen und die Ellbogen so neben den Körper bringen, dass sie zum Boden zeigen. Kurz pausieren, einatmen und langsam in die Ausgangsposition zurückkehren.

GEWICHTE & WIEDERHOLUNGEN

Obergriff Bodyshaping Mit 11–16 kg 12–15 Wh.
Knochenaufbau Mit 18–23 kg 8–12 Wh.
Untergriff Bodyshaping Mit 14–18 kg 12–15 Wh.
Knochenaufbau Mit 20–25 kg 8–12 Wh.

Achtung: Wie man die Maschine einstellt, ist von Modell zu Modell verschieden. Fragen Sie im Zweifelsfall nach, damit Sie die Übung auch wirklich korrekt ausführen.

PULL-DOWN ZUR BRUST IM SITZEN: UNTERGRIFF

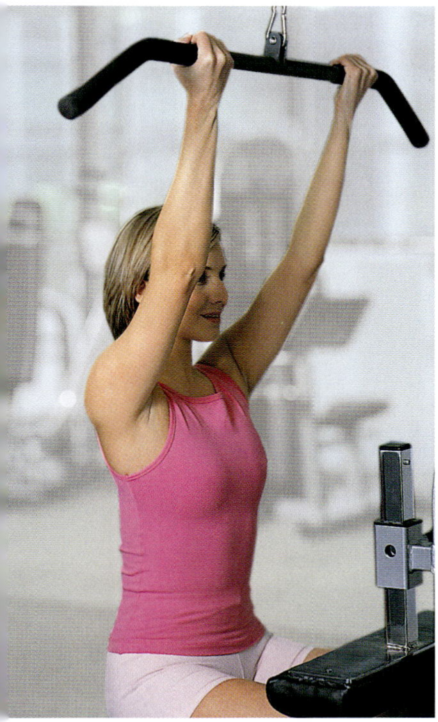

1 Stellen Sie sich mit gegrätschten Beinen über den Sitz der Maschine. Die Stange mit beiden Händen im Untergriff festhalten, die Hände sind etwas mehr als schulterbreit auseinander. Setzen Sie sich hin, ohne die Stange loszulassen, die Arme sind gestreckt, die Knie unter den Polstern.

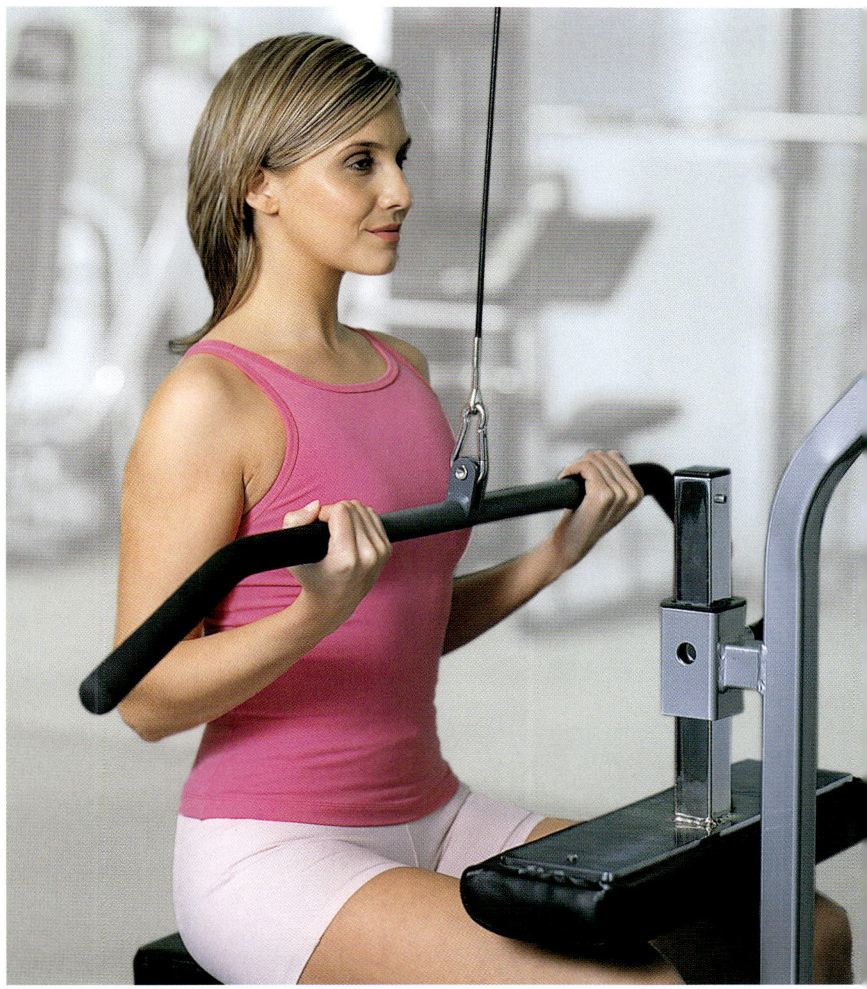

2 Die Schulterblätter nach unten und zusammenziehen. Der Rücken ist gerade, die Brust gehoben. Ausatmen, die Stange zur Brust ziehen und die Ellbogen eng an den Körper bringen, sodass sie nach hinten zeigen. Kurz pausieren, einatmen und langsam in die Ausgangsposition zurückkehren.

IM FITNESS-STUDIO: PULL-DOWNS II

Beim Rudern im Stehen absolvieren Sie dieselbe Bewegung wie bei den Pull-downs zur Brust im Sitzen (*s. S. 99*) bzw. beim Rudern mit dem Theraband (*s. S. 96*). Beim Pull-down mit gestreckten Armen im Stehen trainieren Sie denselben Bereich wie beim Schulterstrecken (*s. S. 97*) und den Armbeugen über den Kopf (*s. S. 103*). Im Stehen müssen Sie allerdings leichtere Gewichte verwenden. Benutzen Sie spezielle Schlaufen mit Griffen oder die Stange.

RUDERN IM STEHEN

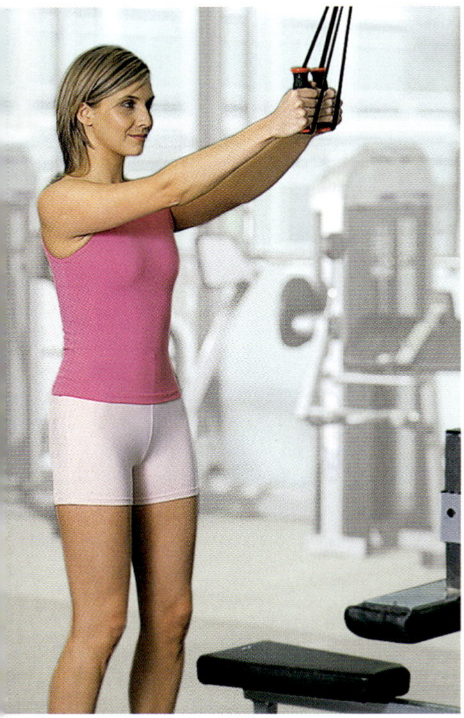

1 Die Füße sind parallel und hüftbreit auseinander, die Knie leicht gebeugt. Die Griffe so fassen, dass die Handflächen zueinander zeigen, die Arme sind nach oben gestreckt. Die Schulterblätter nach unten und zusammenziehen und die Bauchmuskeln anspannen, um den Rumpf zu stabilisieren.

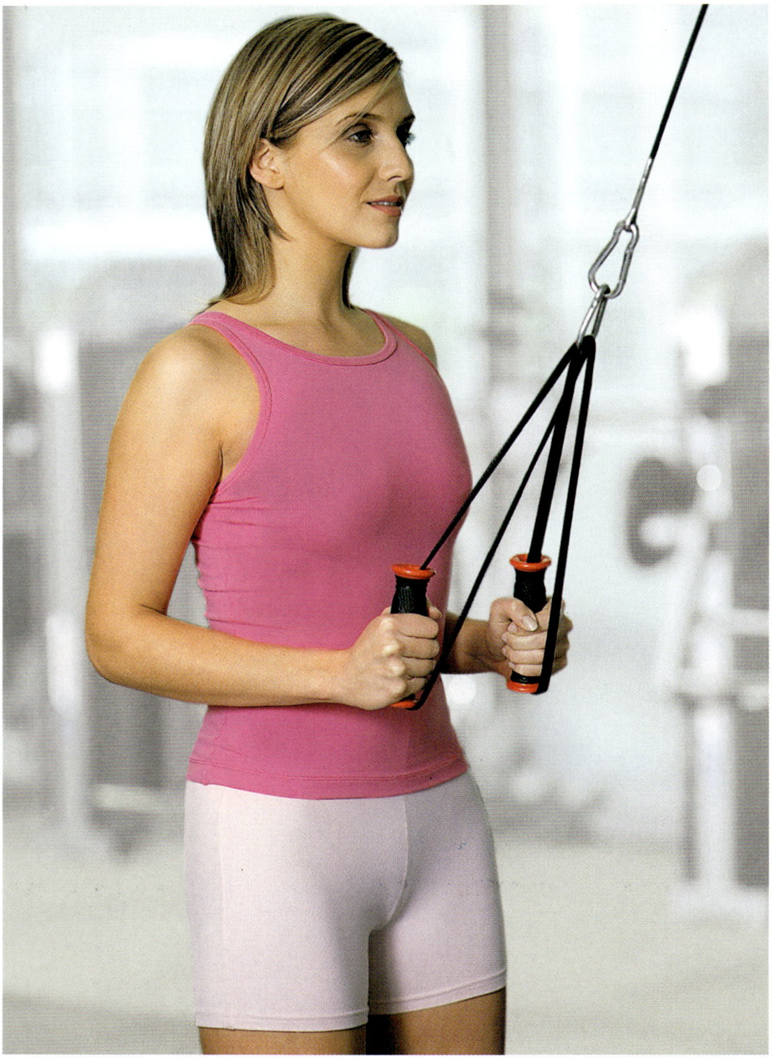

2 Ausatmen und die Hände zur Taille ziehen. Die Ellbogen sind eng am Körper und zeigen nach hinten. Position eine Sekunde lang halten, dann einatmen, locker lassen und langsam in die Ausgangsposition zurückkehren.

GEWICHTE & WIEDERHOLUNGEN

Rudern Bodyshaping Mit 11–14 kg 12–15 Wh. Knochenaufbau Mit 16–18 kg 8–12 Wh.
Pull-downs mit gestreckten Armen Bodyshaping Mit 7–9 kg 12–15 Wh. Knochenaufbau Mit 11–14 kg 8–12 Wh.

Achtung: Wie man die Maschine einstellt, ist von Modell zu Modell verschieden. Fragen Sie im Zweifelsfall nach, damit Sie die Übung auch wirklich korrekt ausführen.

PULL-DOWNS MIT GESTRECKTEN ARMEN IM STEHEN

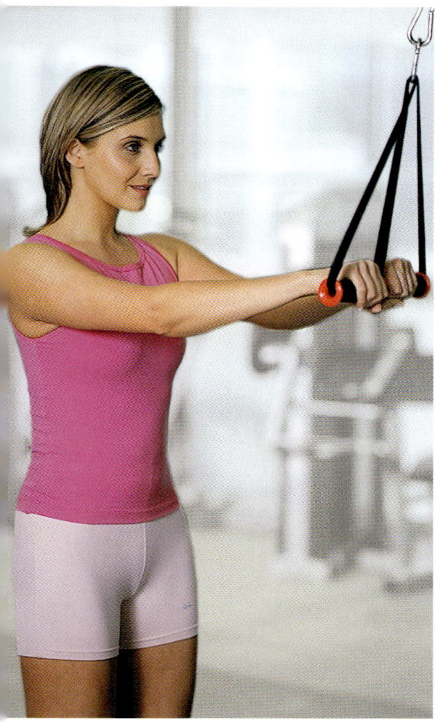

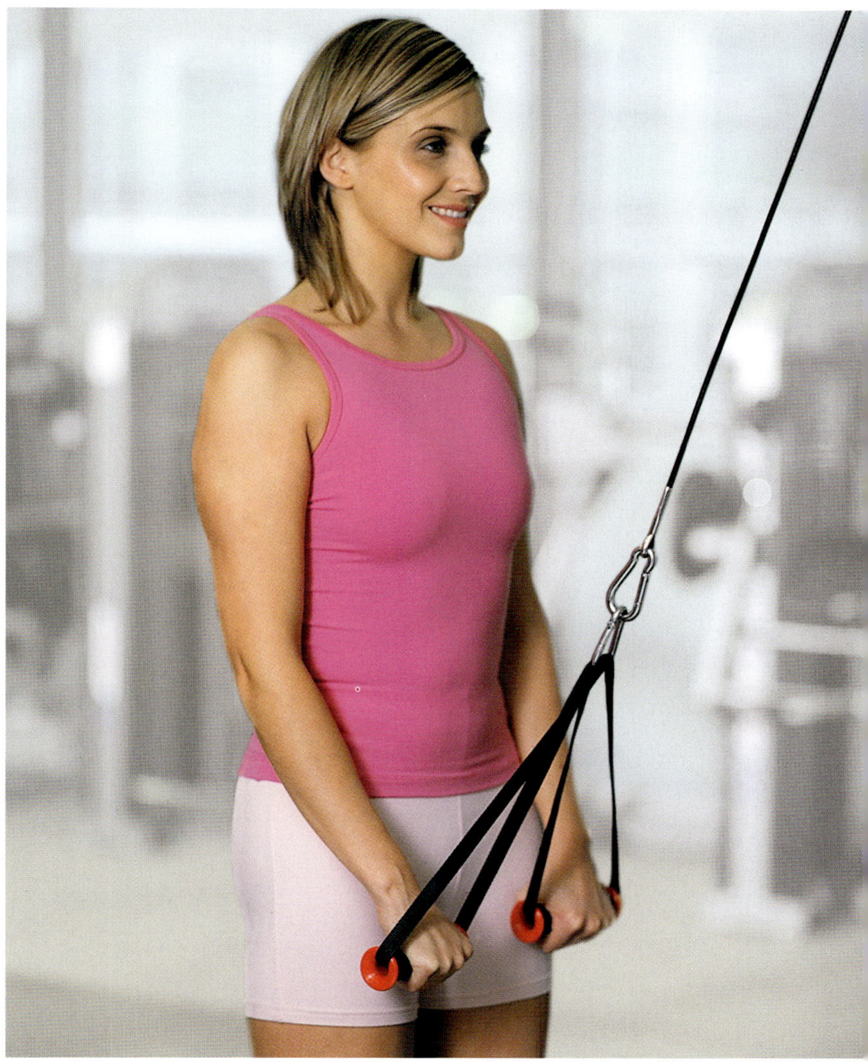

1 Stellen Sie sich auf Armeslänge vor die Maschine, die Füße sind parallel und hüftbreit auseinander, die Knie leicht gebeugt. Die Handflächen zeigen nach unten, wenn Sie die Griffe für die Ausgangsposition auf Schulterhöhe zu sich heranziehen. Die Arme sind gestreckt, aber nicht durchgedrückt. Die Schulterblätter nach unten und zusammenziehen. Die Bauchmuskeln anspannen, um den Rumpf zu stabilisieren.

2 Ausatmen und die Arme gestreckt lassen, während Sie die Griffe in einer fließenden Bewegung bis zu den Oberschenkeln ziehen. Position eine Sekunde lang halten, dann einatmen und langsam in die Ausgangsposition zurückkehren.

BRUST: GROSSER BRUSTMUSKEL

Obwohl diese Übungen vor allem den großen Brustmuskel (*pectoralis major*) beanspruchen, sollten Sie die liegende Position nutzen, um auch die Schulterblätter (*s. Schulterblätter nach vorn drücken*) und den Trizeps (*s. Trizepsstrecken im Liegen, S. 105*) zu trainieren. Die Flyings (*s. S. 104*) fordern den großen Brustmuskel und die vorderen Schultermuskeln, das Brustpressen (*s. S. 105*) strafft Trizeps und Oberarmrückseite.

GEWICHTE & WIEDERHOLUNGEN

Bodyshaping Mit 1–2 kg schweren Hanteln 12–15 Wh. pro Satz.

Knochenaufbau Mit 4–6 kg schweren Hanteln 8–12 Wh. pro Satz.

SCHULTERBLÄTTER NACH VORN DRÜCKEN

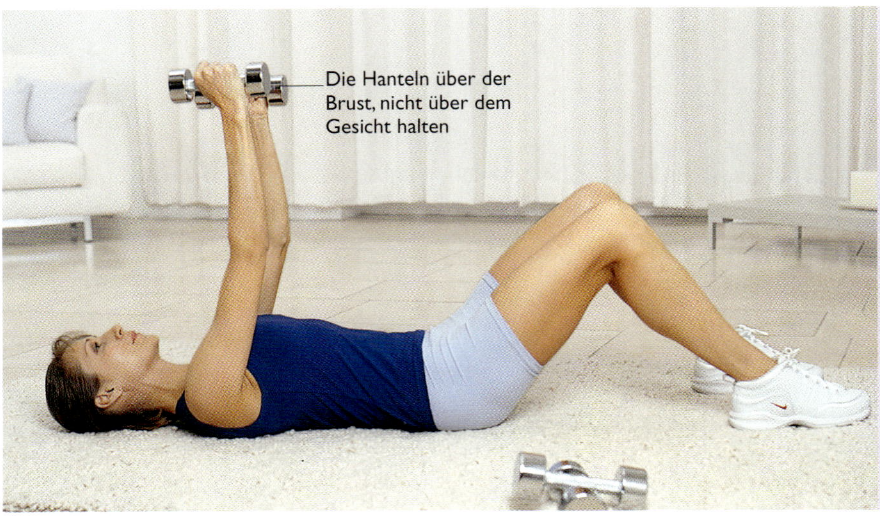

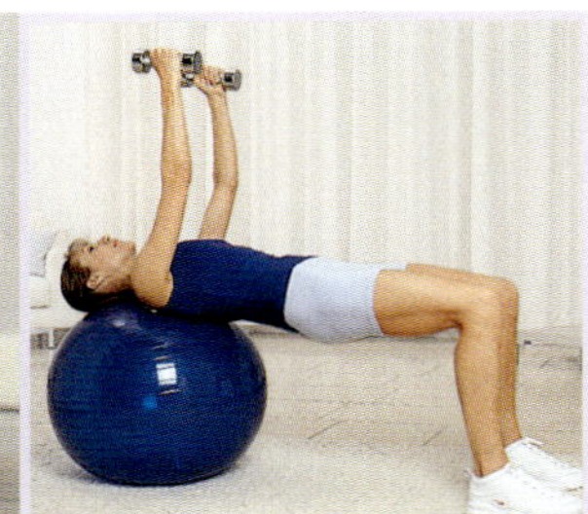

AUF DEM BALL

Um die Intensität der Übung zu erhöhen, können Sie sie auch auf einem Gymnastikball absolvieren. Achten Sie darauf, dass Kopf und Nacken vom Ball gestützt werden und heben Sie das Becken an.

1 Den vorderen Sägezahnmuskel trainieren Sie auf den Rücken liegend, die Füße aufgestellt. In jeder Hand eine Hantel halten, die Handflächen zeigen zueinander. Arme strecken (Gewichte über der Brust). Die Schulterblätter nach unten ziehen.

2 Ausatmen. Schulterblätter vom Boden heben, die Hanteln nach oben drücken. Einatmen. Zurück in die Ausgangsposition. Übung mit beiden Armen oder abwechselnd ausführen.

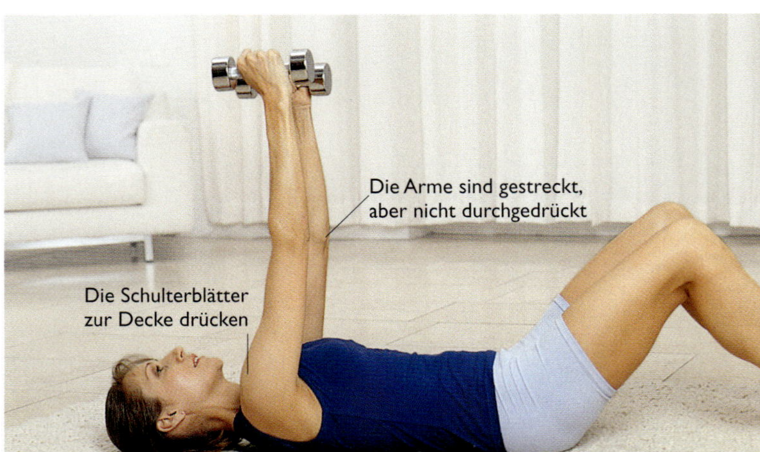

ARMBEUGEN ÜBER DEN KOPF

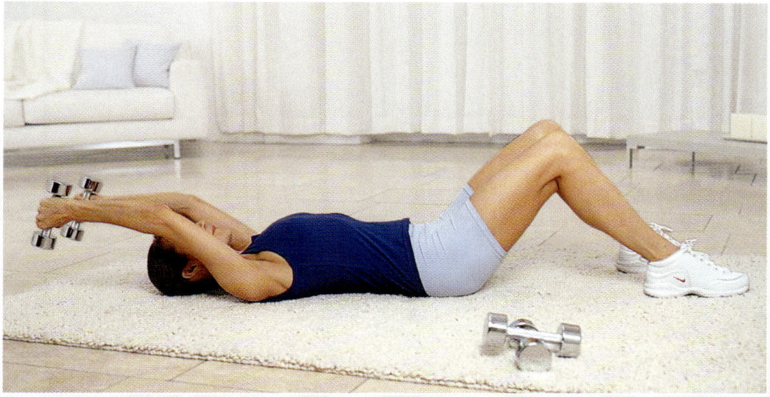

Das ist eine meiner Lieblingsübungen. Sie kommt sowohl dem Rücken als auch der Brust zugute.

1 Aus derselben Ausgangsposition wie beim Schulterblätter-nach-vorndrücken die Schulterblätter nach unten ziehen, einatmen und beide Hanteln hinter den Kopf bringen, ohne den Boden zu berühren. Die Arme bleiben schulterbreit auseinander.

TRAININGSTIPPS

- **Die Schulterblätter** vorab nach unten ziehen.
- **Die Arme** strecken, aber nicht durchdrücken.
- **Wenn Sie die Hanteln** hinter den Kopf bringen, nicht ins Hohlkreuz gehen!
- **Auf sanfte, fließende Bewegungen** achten.

2 Ausatmen, mit den Gewichten einen Halbkreis beschreiben und sie so über die Taille bringen. Pausieren, einatmen und die Gewichte langsam wieder hinter den Kopf bringen. Anfänger können die Gewichte zusammendrücken oder nur mit einer einzigen 2-kg-Hantel trainieren. Um den Knochenaufbau zu fördern, absolvieren Sie die Übung mit einer mindestens 6 kg schweren Hantel.

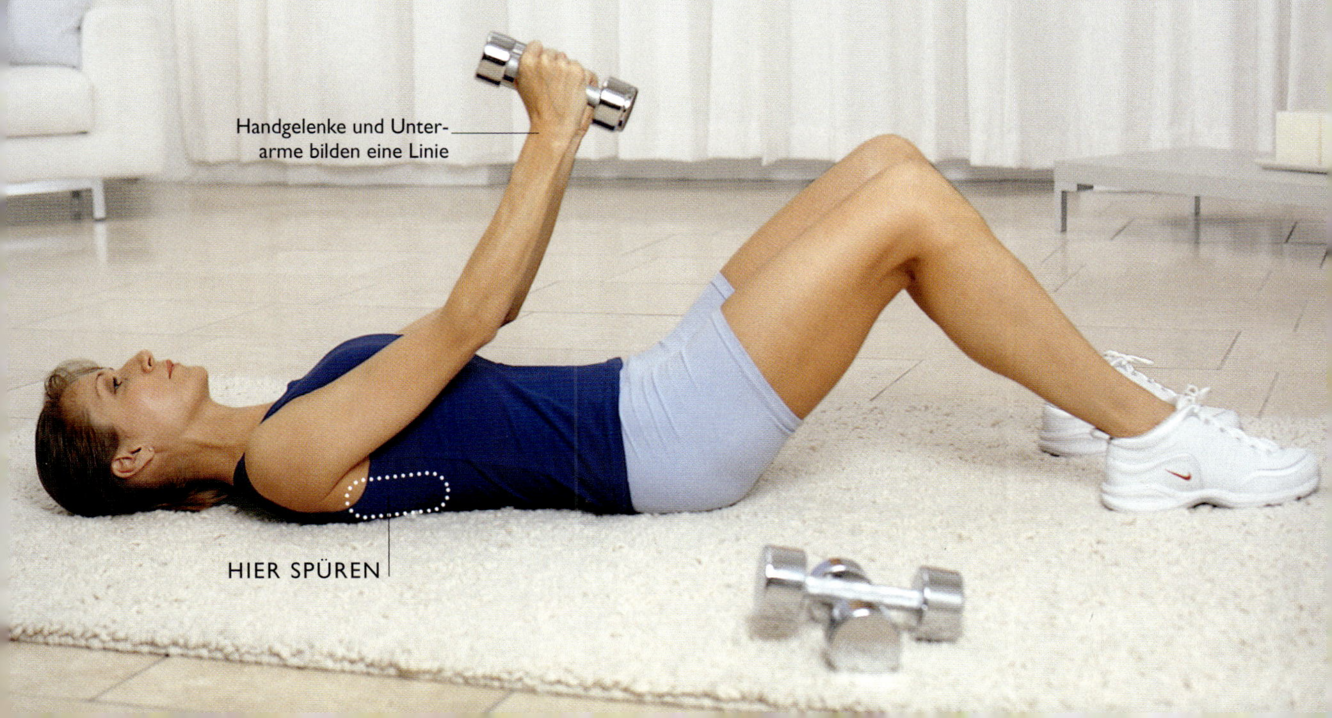

FLYINGS

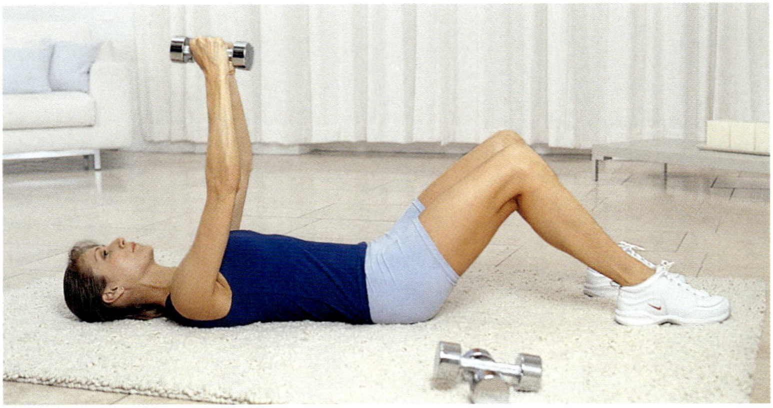

1 Um den großen Brust- und die vorderen Schultermuskeln zu trainieren: auf den Rücken legen und Füße aufstellen. Jede Hand hält eine Hantel, die Handflächen zeigen zueinander. Die Arme so zur Decke strecken, dass sich die Hanteln über der Brust befinden. Die Arme rund machen, als ob Sie einen Baum umarmen wollten. Die Schulterblätter nach unten ziehen.

2 Einatmen und die Arme langsam zur Seite führen. Die Bewegung erfolgt aus den Schultern heraus. Ober- und Unterarme bleiben im gleichen Winkel zueinander. Nur die Oberarme berühren kurz den Boden. Ausatmen, Arme strecken und in die Ausgangsposition zurückkehren.

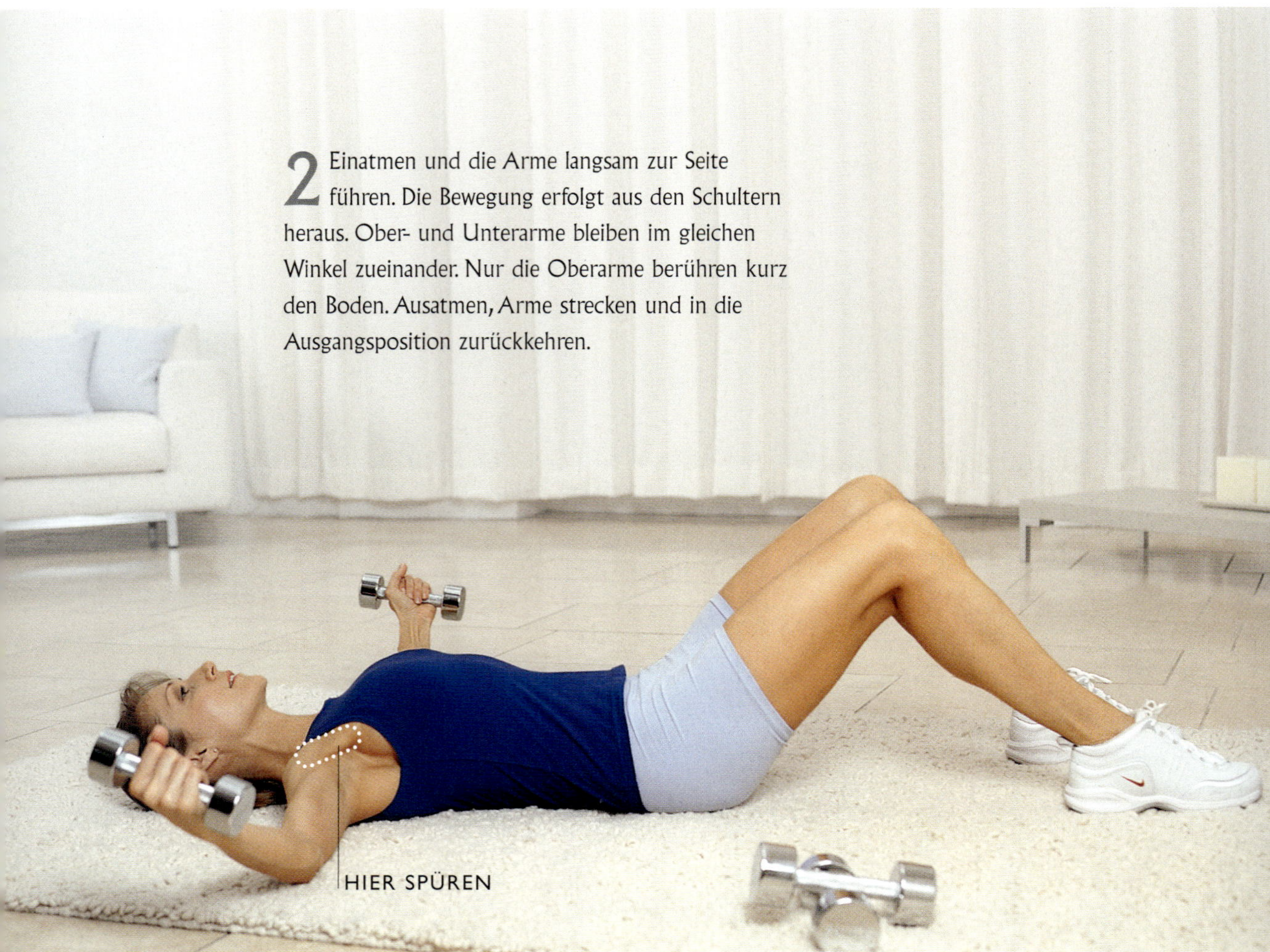

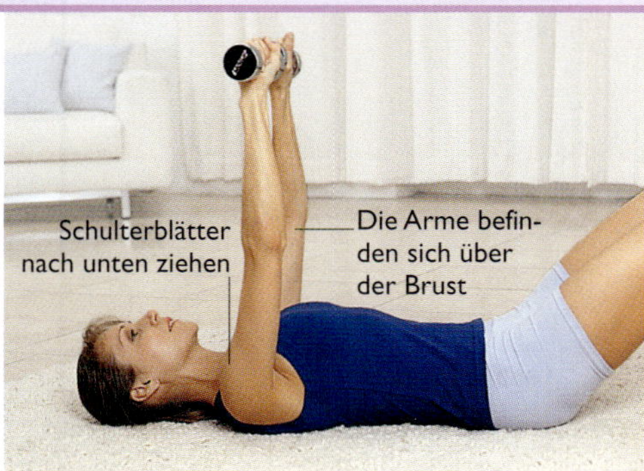
Schulterblätter nach unten ziehen
Die Arme befinden sich über der Brust

BRUSTPRESSEN

Um den großen Brustmuskel, die vorderen Schultermuskeln und den Trizeps zu trainieren: in jeder Hand eine Hantel halten, die Handflächen zeigen nach vorn. Die Arme zur Decke strecken. Einatmen, die Hanteln senken und die Ellbogen in den Boden pressen. Ausatmen, die Arme strecken und in die Ausgangsposition zurückkehren. Dabei die Hanteln über der Brust zusammenbringen.

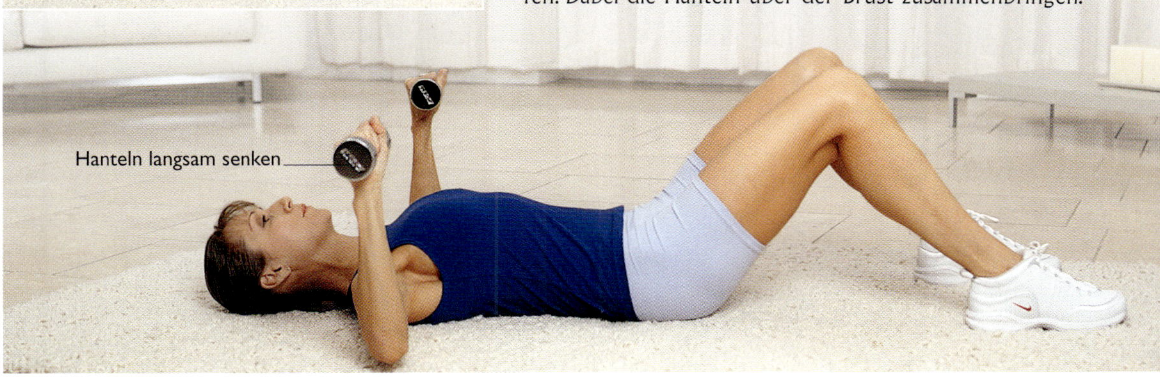
Hanteln langsam senken

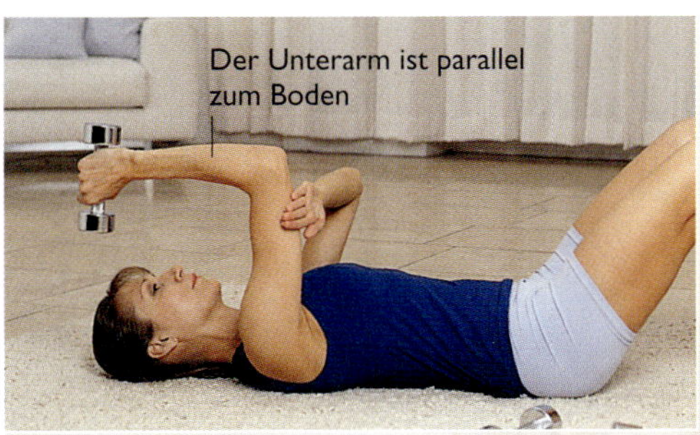
Der Unterarm ist parallel zum Boden

TRIZEPSSTRECKEN IM LIEGEN

Um den Trizeps zu trainieren, nehmen Sie eine Hantel in die rechte Hand, die Handfläche zeigt nach innen. Den rechten Arm zur Decke strecken und ihn dabei über dem Ellbogen mit der linken Hand stützen. Einatmen und den Arm beugen, bis Ober- und Unterarm einen rechten Winkel bilden. Ausatmen und den Arm wieder zur Decke strecken. Alle Wiederholungen erst mit einem, dann mit dem anderen Arm absolvieren.

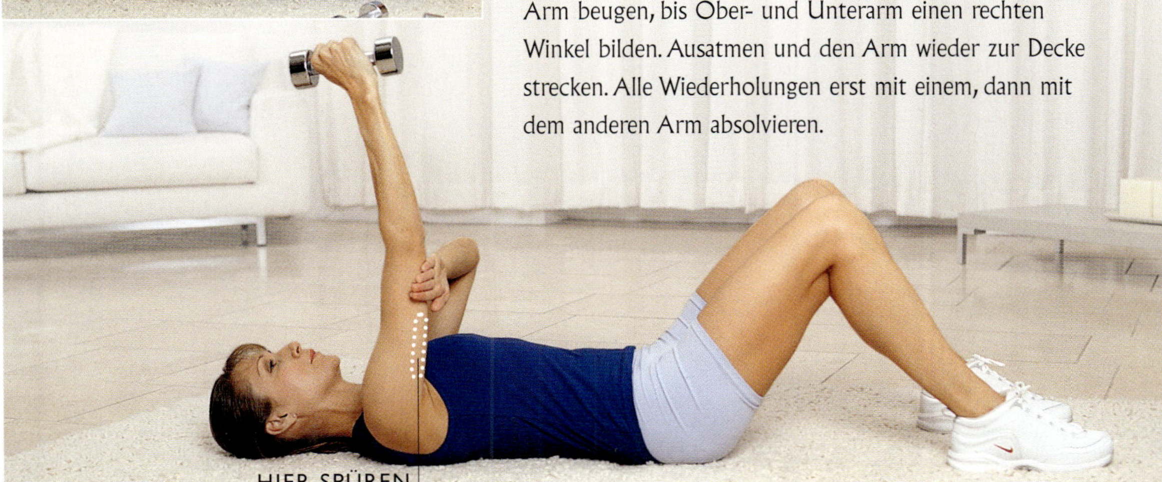
HIER SPÜREN

IM FITNESS-STUDIO: BRUSTPRESSEN

Sie können nicht nur mit Hanteln (*s. S. 105*), sondern auch an der Brustpresse trainieren, um die Muskeln zu kräftigen, die die Brust straffen und die Schultervorderseite sowie die Oberarme formen. Die Maschine trainiert aber auch den vorderen Sägezahnmuskel (*Serratus anterior*), der das Auskugeln der Schulter verhindert.

SCHULTERBLÄTTER NACH VORN DRÜCKEN

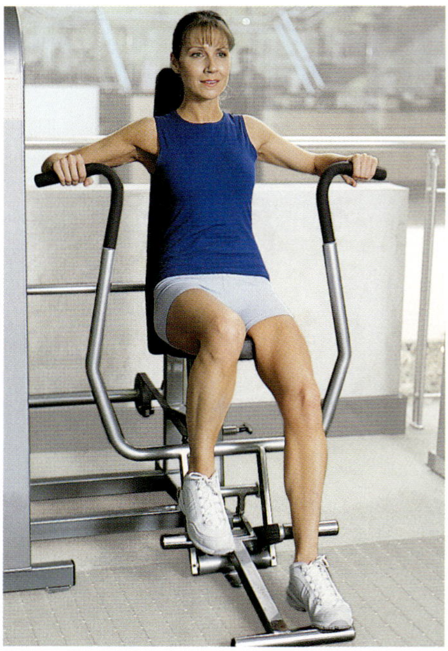

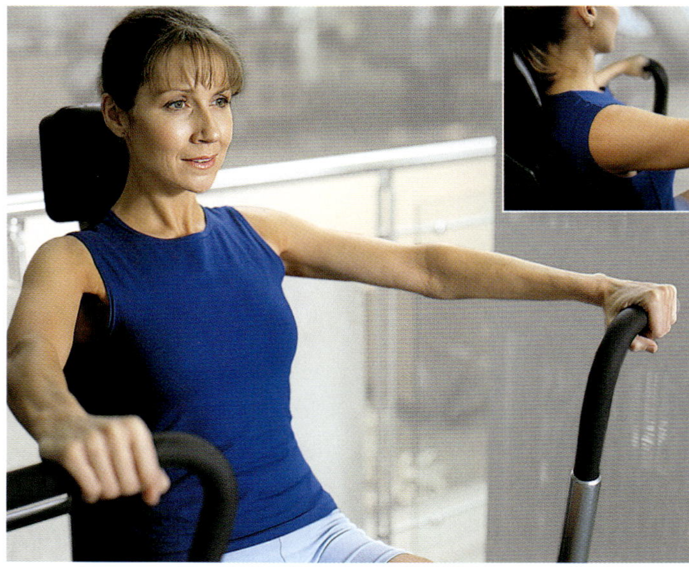

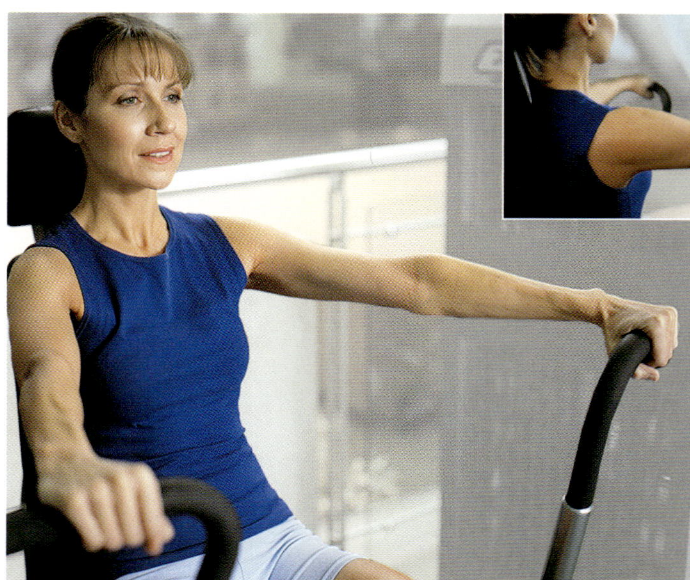

Um den vorderen Sägezahnmuskel zu trainieren, setzen Sie sich so auf die Maschine, dass der Rücken gut von der Lehne gestützt wird. Ober- und Unterschenkel bilden einen rechten Winkel. Die Griffe mithilfe der Fußstangen nach vorn bringen (*s. oben*), damit sich die Ellbogen nicht hinter dem Körper befinden und die Schultern nicht überlastet werden. Die Arme nach vorn strecken, aber nicht durchdrücken (*s. oben rechts*). Die Schulterblätter auseinander ziehen (*s. unten rechts*), indem Sie die Griffe etwa 5 cm nach vorn drücken. Die Schulterblätter wieder zusammenbringen und entspannen.

GEWICHTE & WIEDERHOLUNGEN AN DER MASCHINE

Schulterblätter nach vorn drücken Mit 9–14 kg 15–20 Wh. (Diese Ausdauerübung ist für alle geeignet.)
Brustpressen Bodyshaping Mit 9–11 kg 12–15 Wh.
Knochenaufbau Mit 14–16 kg 8–12 Wh.

Achtung: Wie man die Maschine einstellt, ist von Modell zu Modell verschieden. Fragen Sie im Zweifelsfall nach, damit Sie die Übung auch wirklich korrekt ausführen.

BRUSTPRESSEN

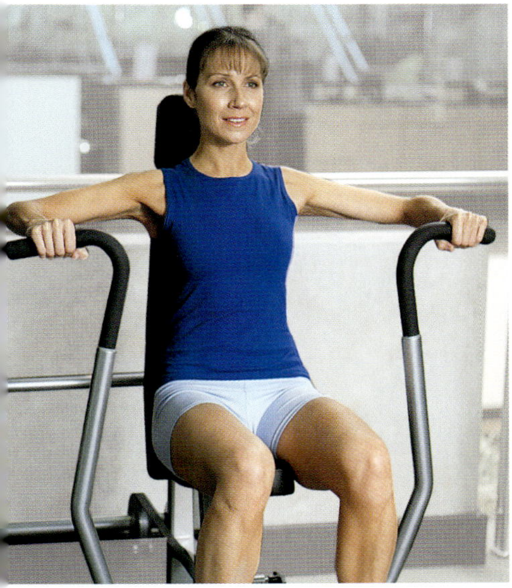

1 Um den großen Brustmuskel, die vorderen Schultermuskeln und den Trizeps zu trainieren, setzen Sie sich so auf die Maschine, dass der Rücken durch die Lehne gestützt wird. Ober- und Unterschenkel bilden einen rechten Winkel. Die Griffe mithilfe der Fußstangen nach vorn bringen. Die Griffe so weit außen wie möglich mit den Handflächen nach unten umfassen. Ober- und Unterarme bilden einen rechten Winkel, die Ellbogen sind etwas tiefer als die Schultern.

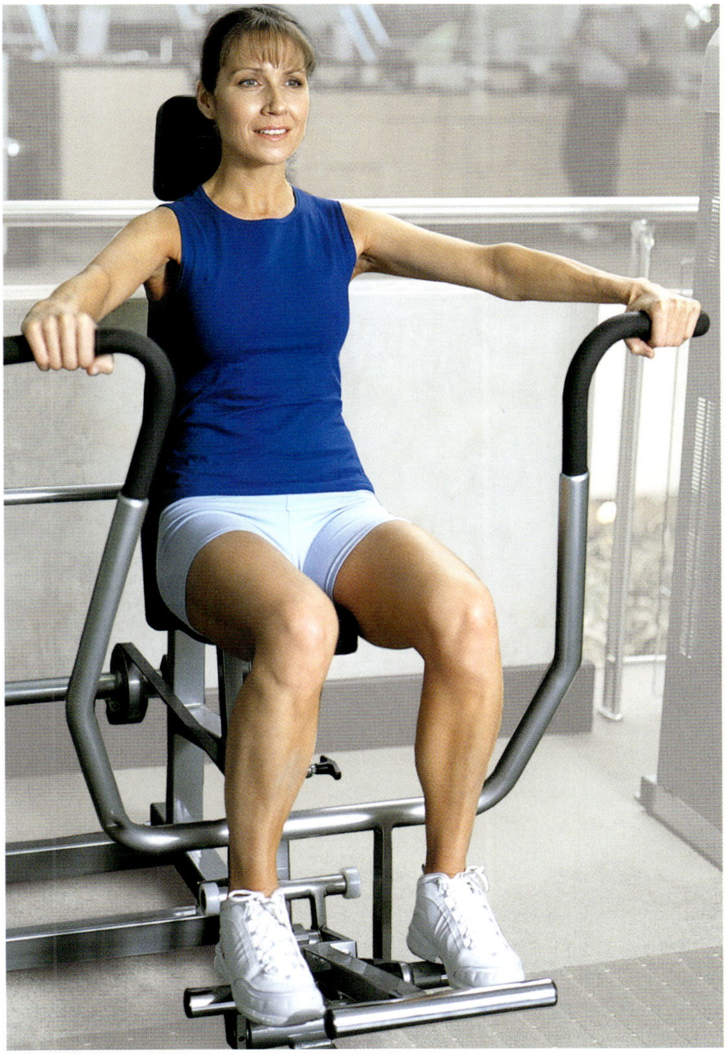

2 Ausatmen und die Griffe nach vorn drücken, bis die Arme beinahe gestreckt sind. Einatmen, die Arme langsam wieder beugen und entspannen.

IM FITNESS-STUDIO: DIE PEC-DEC-STATION

An manchen Pec-Dec-Stationen kann man die Maschine mit ein paar Handgriffen so verändern, dass sich sowohl die Brust als auch der mittlere Rücken trainieren lassen. Sie können die Flyings aber auch mit Hanteln (*s. S. 104*) und die Flyings nach hinten wahlweise mit einem Theraband (*s. S. 52*) oder Hanteln (*s. S. 112 und S. 115*) absolvieren. Die Maschine fördert eine korrekte Haltung und ist auch für Anfänger ideal. Wer mit Hanteln trainiert, muss den Rumpf aktiv stabilisieren.

FLYINGS

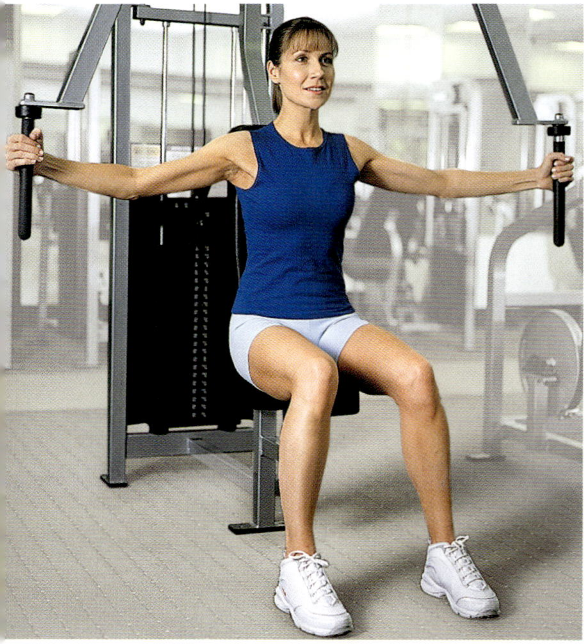

1 Setzen Sie sich aufrecht auf den Sitz, der Blick geht geradeaus, der untere Rücken und die Hüften sind in die Lehne gepresst. Die Knie sind hüftbreit auseinander und befinden sich über den Knöcheln. Die Griffe so einstellen, dass die Arme zur Seite gestreckt, die Ellbogen aber leicht angewinkelt sind. Die Schulterblätter nach unten und zusammenziehen.

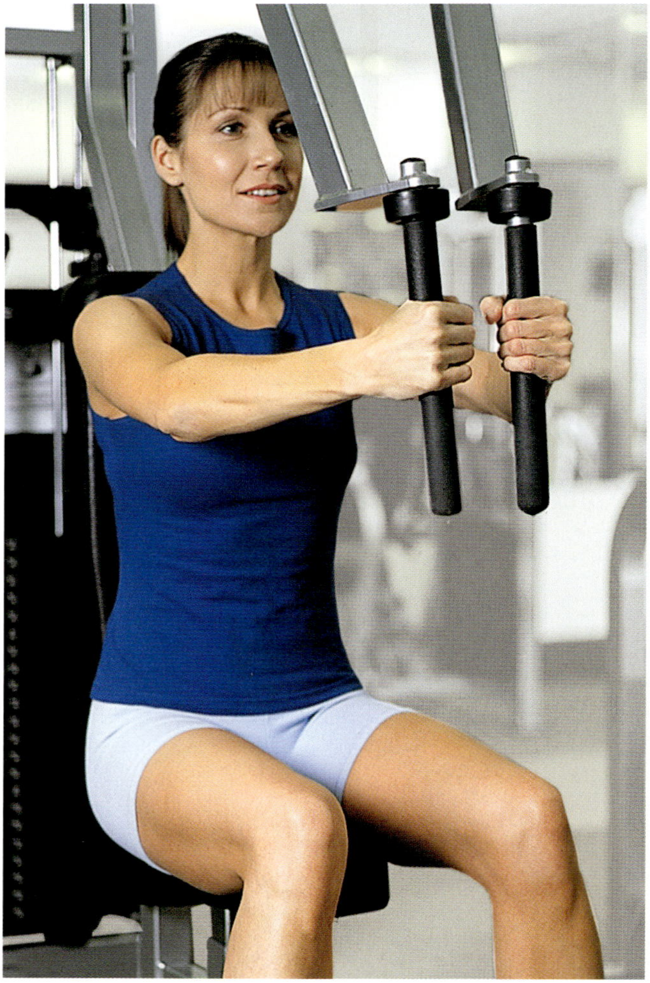

2 Ausatmen und die Griffe vor der Brust zusammendrücken. Kurz pausieren, dann einatmen und langsam in die Ausgangsposition zurückkehren. Darauf achten, dass die Ellbogen nicht hinter den Körper geraten.

GEWICHTE & WIEDERHOLUNGEN

Flyings Bodyshaping Mit 14–16 kg 12–15 Wh.
Knochenaufbau Mit 18–20 kg 8–12 Wh.
Flyings nach hinten Bodyshaping Mit 9–11 kg 12–15 Wh.
Knochenaufbau Mit 14–16 kg 8–12 Wh.

Achtung: Wie man die Maschine einstellt, ist von Modell zu Modell verschieden. Fragen Sie im Zweifelsfall nach, damit Sie die Übung auch wirklich korrekt ausführen.

FLYINGS NACH HINTEN

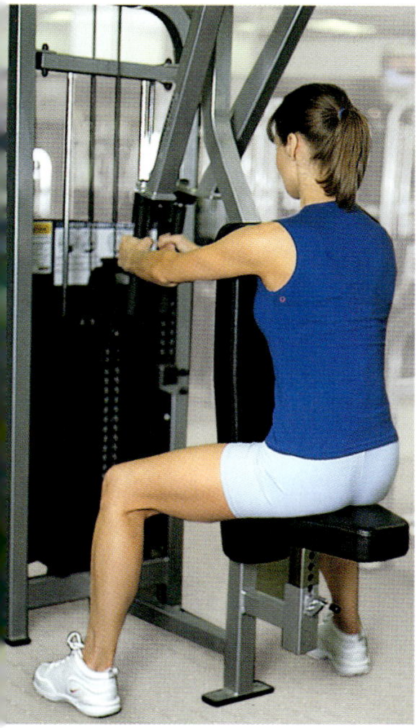

1 Diese Übung kräftigt die Muskeln des mittleren Rückens und verhindert, dass die Schultern nach vorn fallen. Setzen Sie sich mit dem Gesicht zur Maschine aufrecht auf den Sitz und lehnen Sie sich mit der Brust gegen die Lehne. Die Griffe so einstellen, dass die Arme vor der Brust gestreckt sind. Die Schulterblätter nach unten und zusammenziehen.

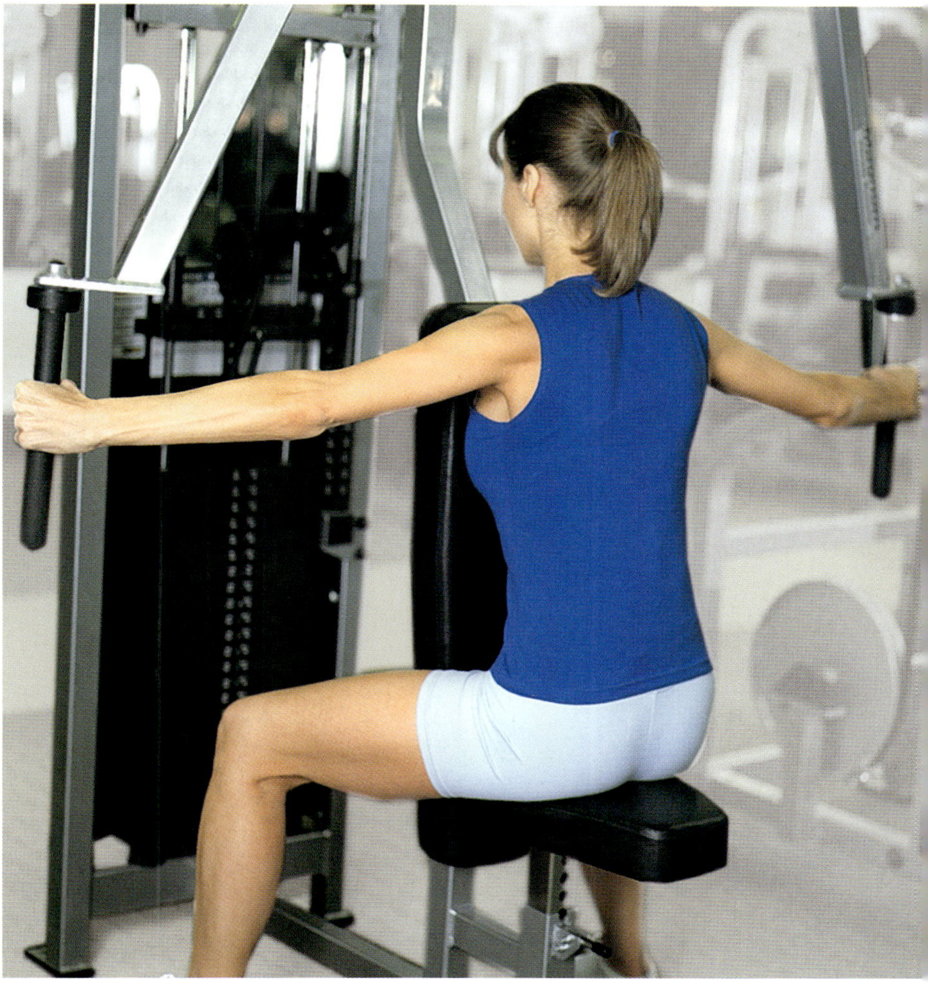

2 Ausatmen und die Griffe nicht weiter als auf Höhe Ihres Rumpfes zur Seite ziehen. Kurz pausieren, dann einatmen und langsam in die Ausgangsposition zurückkehren. Die Arme bleiben während der gesamten Übung leicht gebeugt.

SCHULTER: DELTAMUSKELN

Der Deltamuskel sitzt wie eine Schulterklappe oben auf der Schulter. Obwohl dieser Muskel das gesamte Schultergelenk bedeckt, betrachtet man ihn häufig als dreiteilig, bestehend aus vorderem, mittlerem und hinterem Schultermuskel. Wer diesen Bereich kräftigt, bekommt schön definierte Schultern. Oft fällt es schwer, die Schultern zu trainieren, ohne den Nacken zu verspannen. Die folgenden Übungen sind effektiv, ohne den Nacken allzu sehr zu belasten. Verwenden Sie leichte Gewichte und versuchen Sie, den jeweiligen Muskel zu isolieren und ganz gezielt zu trainieren.

GEWICHTE & WIEDERHOLUNGEN

Bodyshaping Im Stehen 1–2 kg schwere Hanteln verwenden. Im Liegen höchstens 0,5–1 kg schwere Hanteln verwenden. 12–15 Wh. pro Satz.

Knochenaufbau Im Stehen 4 kg schwere Hanteln verwenden. Im Liegen höchstens 2 kg schwere Hanteln verwenden. 8–12 Wh. pro Satz.

FRONTHEBEN IM STEHEN

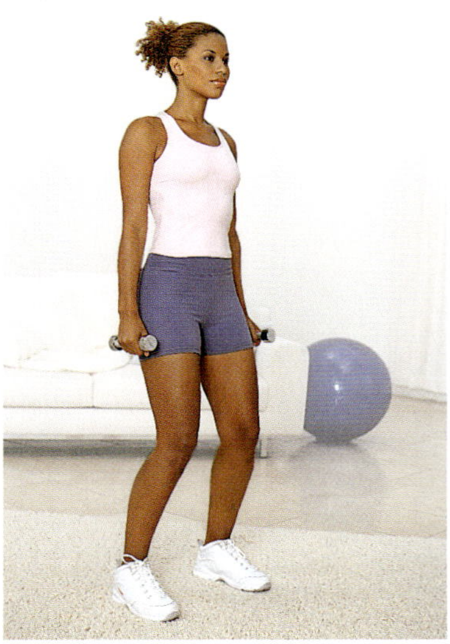

1 Um die vorderen Schultermuskeln zu trainieren, stellen Sie sich aufrecht hin, die Füße sind parallel und hüftbreit auseinander. In jeder Hand eine Hantel halten, die Handflächen zeigen zueinander. Die Schulterblätter nach unten und zusammenziehen.

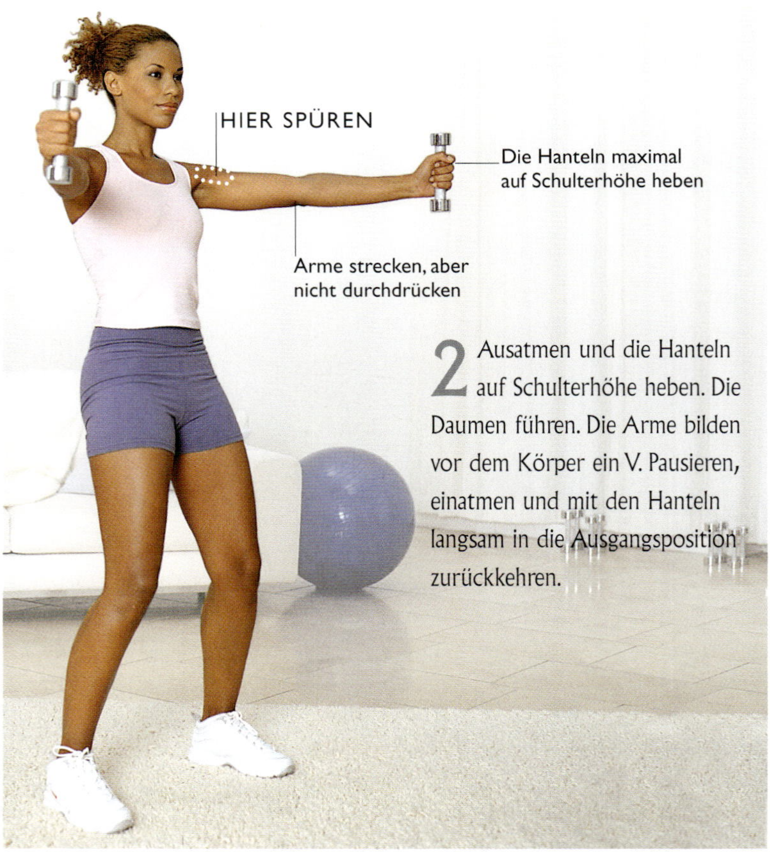
HIER SPÜREN
Die Hanteln maximal auf Schulterhöhe heben
Arme strecken, aber nicht durchdrücken

2 Ausatmen und die Hanteln auf Schulterhöhe heben. Die Daumen führen. Die Arme bilden vor dem Körper ein V. Pausieren, einatmen und mit den Hanteln langsam in die Ausgangsposition zurückkehren.

SEITHEBEN IM LIEGEN

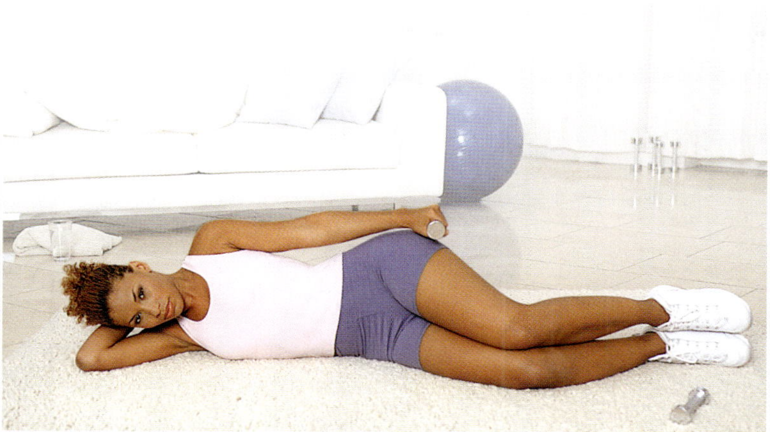

1 Um den mittleren Schultermuskel zu trainieren: seitlich auf eine gut gepolsterte Unterlage legen. Die Hüften befinden sich genau übereinander, die Schulter zeigt zur Decke, Oberschenkel um 45 ° nach vorn schieben. Den Kopf auf den angewinkelten Arm, ein zusammengefaltetes Handtuch oder ein Kissen stützen. Die andere Hand hält eine Hantel, die auf der Hüfte ruht, der Arm ist gestreckt. Schulterblätter nach unten ziehen.

2 Die Handfläche zeigt auch nach unten, wenn Sie ausatmen und die Hantel auf Schulterhöhe heben. Den Arm strecken, aber nicht durchdrücken. Pausieren, einatmen und langsam in die Ausgangsposition zurückkehren.

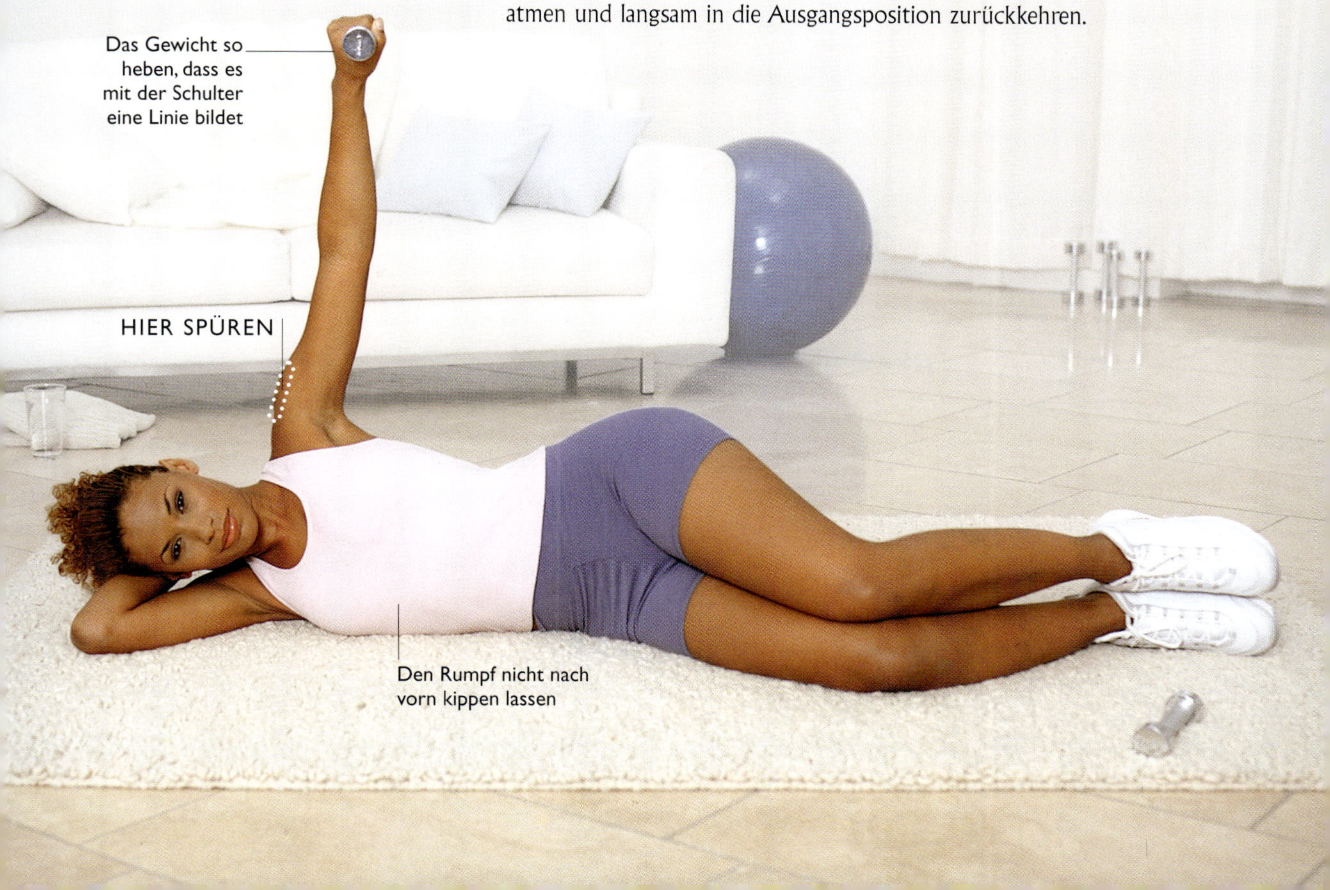
Das Gewicht so heben, dass es mit der Schulter eine Linie bildet
HIER SPÜREN
Den Rumpf nicht nach vorn kippen lassen

FLYINGS NACH HINTEN, AUF DER SEITE LIEGEND

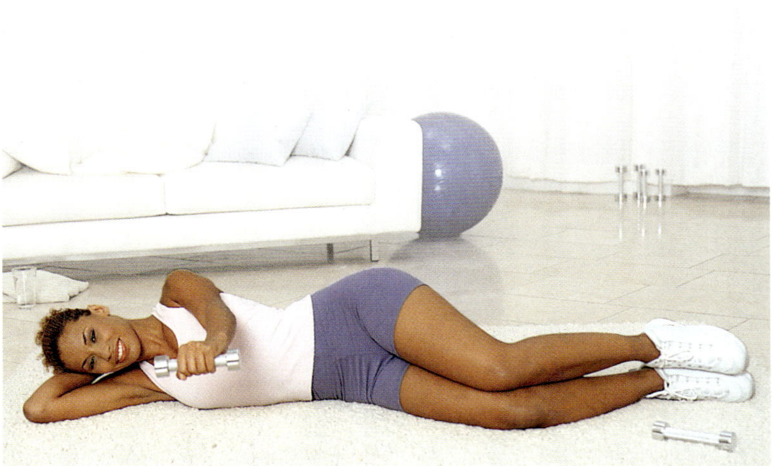

Diese Übung trainiert die hinteren Schultermuskeln. Wer diese Muskeln kräftigt, stabilisiert das Schultergelenk, verbessert seine Haltung und beugt Rücken- sowie Nackenverspannungen vor.

1 Legen Sie sich wie eben auf die Seite. Eine Hantel auf Schulterhöhe nach vorn strecken. Die Handfläche zeigt nach unten, der Arm ist gestreckt. Die Schulterblätter nach unten ziehen.

2 Ausatmen und das Gewicht heben, bis es eine Linie mit den Schultern bildet. Die Handfläche zeigt nach vorn. Pausieren, einatmen und den Arm langsam in die Ausgangsposition zurückführen.

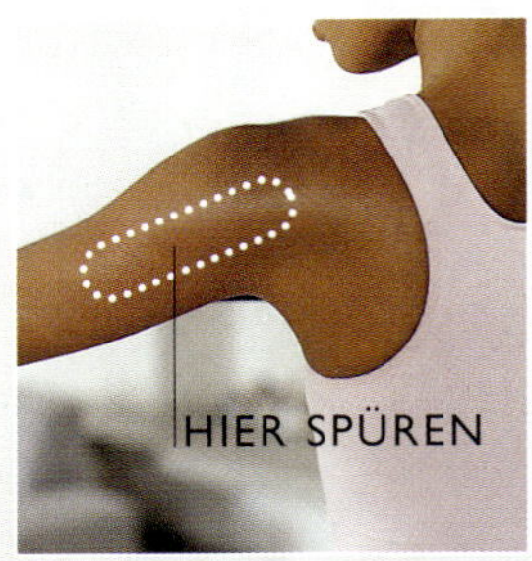

Aktive Muskeln
Sowohl bei den Flyings nach hinten als auch bei der Außenrotation, auf der Seite liegend, spüren Sie die hinteren Schulter- oder Deltamuskeln sowie die Außenrotatoren.

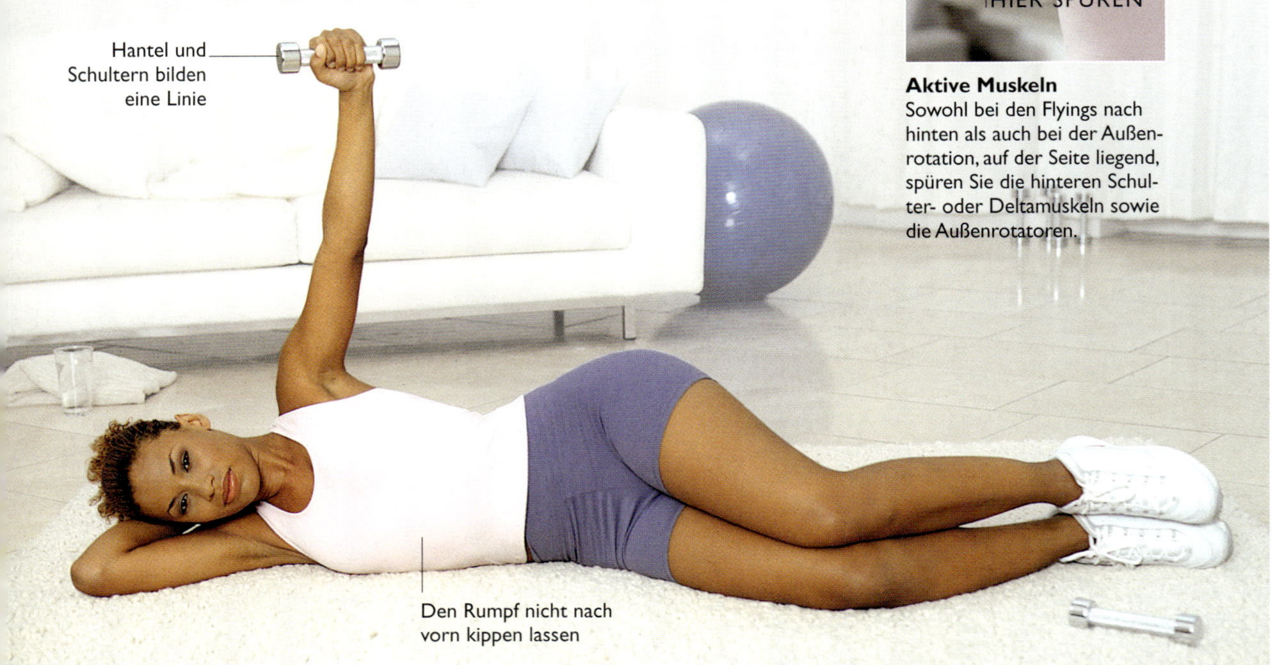
Hantel und Schultern bilden eine Linie
Den Rumpf nicht nach vorn kippen lassen

AUSSENROTATION, AUF DER SEITE LIEGEND

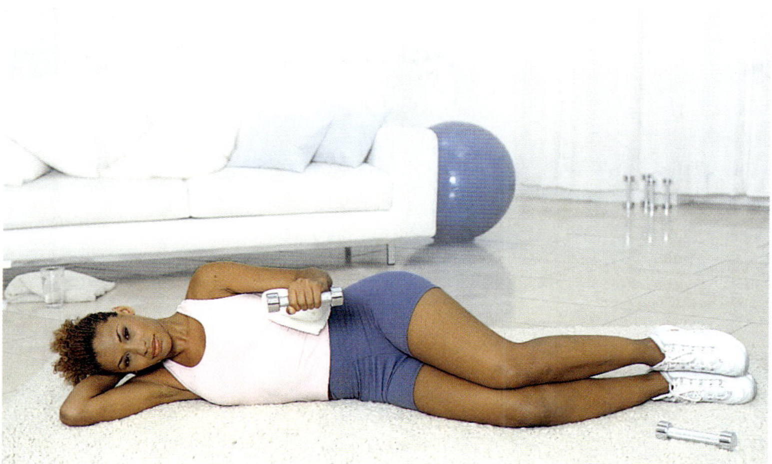

Wer die Muskeln der Rotatorenmanschette kräftigt, stabilisiert sein Schultergelenk und beugt Verletzungen vor (*s. auch S. 53*). Das Handtuch auf keinen Fall weglassen!

1 Wie eben auf die Seite legen. Ein zusammengefaltetes Handtuch unter den Oberarm schieben und mit dem Ellbogen an den Körper pressen. Ober- und Unterarm bilden einen rechten Winkel. Die Hand hält eine Hantel (Handfläche zeigt nach unten).

2 Ausatmen und das Gewicht in einer Viertelkreisbewegung zur Decke heben. Pausieren, einatmen und langsam in die Ausgangsposition zurückkehren. Alle Wiederholungen absolvieren und die Übung anschließend mit dem anderen Arm machen.

TRAININGSTIPPS

- **Die Schulterblätter** vor jeder Übung nach unten und zusammenziehen.
- **Eine leichte Hantel verwenden,** um die Muskeln isoliert trainieren zu können.
- **Den Nacken entspannen,** eventuell ein Kissen darunter schieben. Bei Verspannungen mit leichteren Gewichten trainieren oder die Übungen ohne Hantel absolvieren.

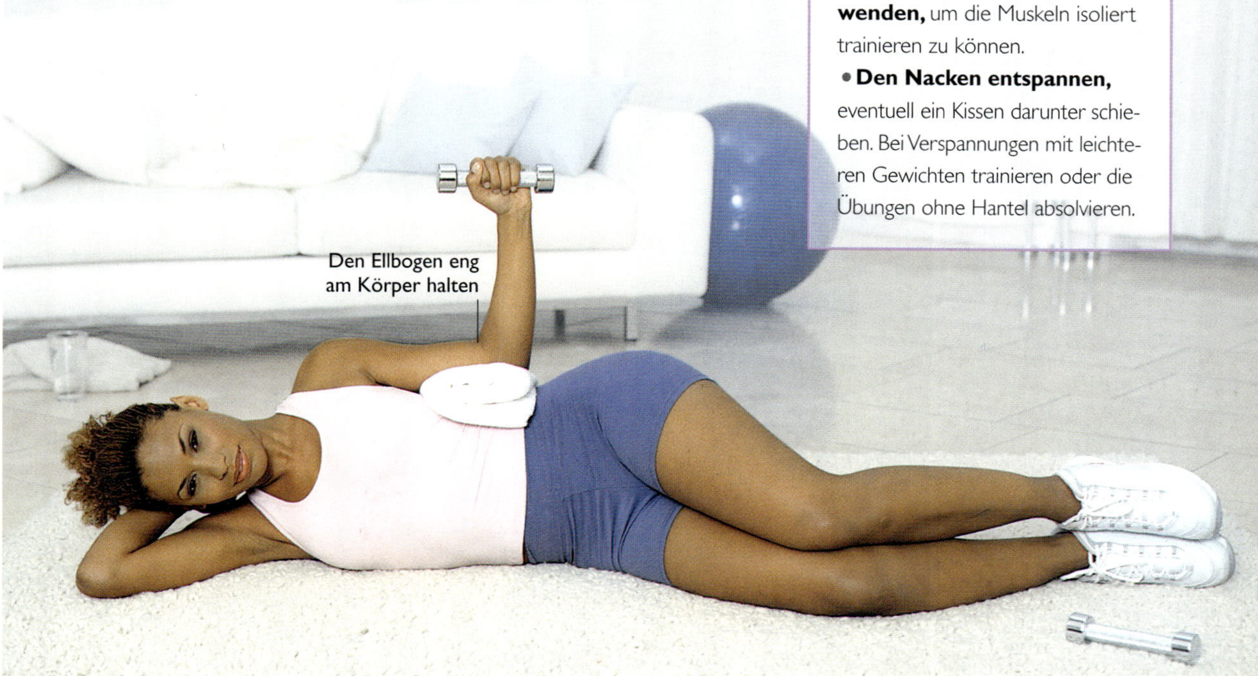

»Y« UND »T« AUF BALL

Der Gymnastikball bildet eine instabile Unterlage für das Frontheben ***(s. S. 110)*** **und die Flyings nach hinten** ***(s. S. 112)*.** **Wenn Sie die Beine strecken, bis Sie den Rumpf nur noch mithilfe der Zehen auf dem Ball halten, werden die Übungen zu einer größeren Herausforderung.**

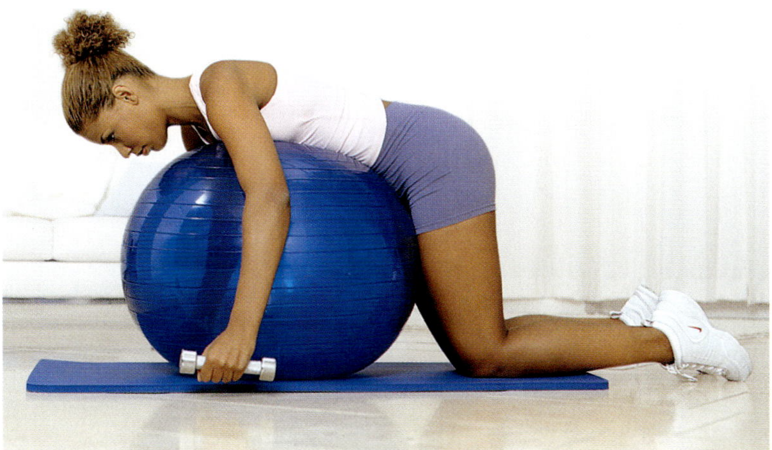

1 Die »Y«-Bewegung trainiert die vorderen Schultermuskeln: Knien Sie sich auf eine Matte und legen Sie den Rumpf auf den Gymnastikball. In jeder Hand eine Hantel halten, die Handflächen zeigen zueinander.

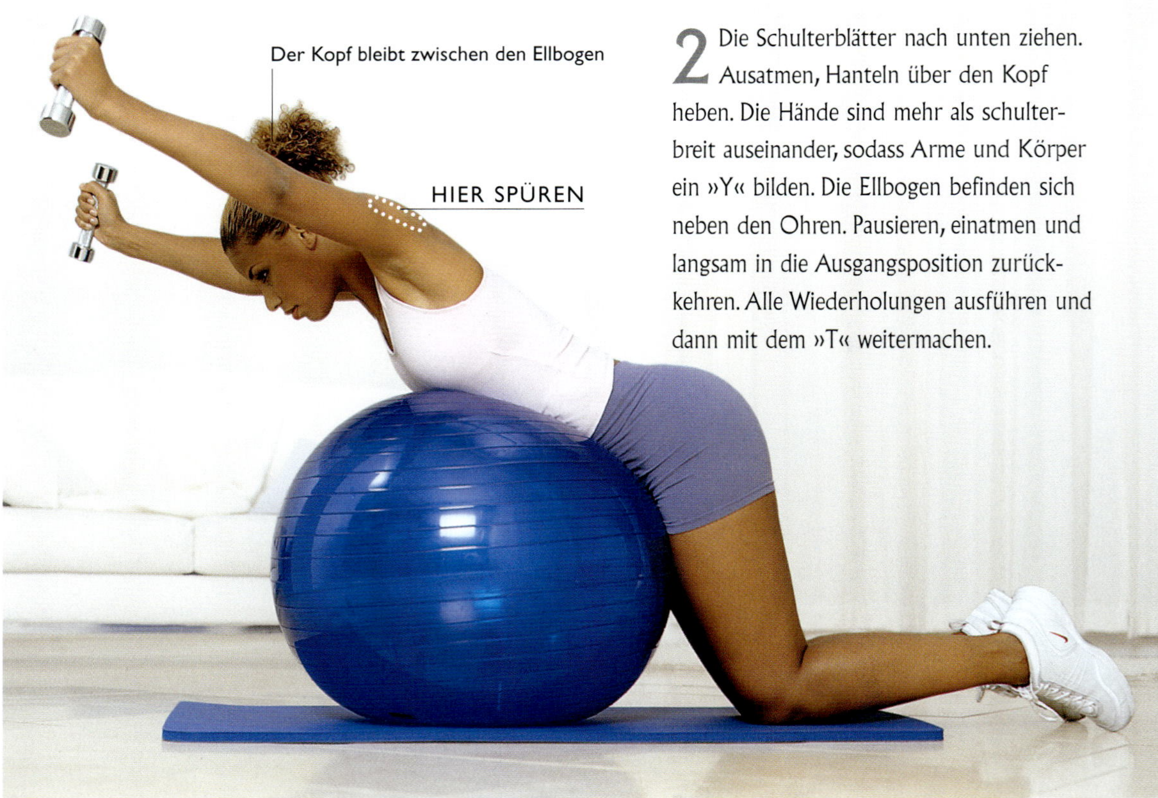

2 Die Schulterblätter nach unten ziehen. Ausatmen, Hanteln über den Kopf heben. Die Hände sind mehr als schulterbreit auseinander, sodass Arme und Körper ein »Y« bilden. Die Ellbogen befinden sich neben den Ohren. Pausieren, einatmen und langsam in die Ausgangsposition zurückkehren. Alle Wiederholungen ausführen und dann mit dem »T« weitermachen.

TRAININGSTIPPS

- **Kopf, Nacken und Wirbelsäule** bilden eine Linie.
- **Die Schulterblätter** zusammenziehen, bevor Sie mit dem Seitheben beginnen.
- **Die Arme** nicht durchdrücken, damit die Ellbogen nicht überlastet werden.
- **Die Arme** ohne jeglichen Schwung heben.

3 Die »T«-Bewegung trainiert die hinteren Schultermuskeln: Die Ausgangsposition der vorigen Übung einnehmen. Die Schulterblätter nach unten und zusammenziehen. Ausatmen. Die Arme seitlich heben, bis sich die Ellbogen auf Schulterhöhe befinden und ein »T« bilden. Die Handflächen zeigen nach unten. Pausieren, einatmen und langsam in die Ausgangsposition zurückkehren.

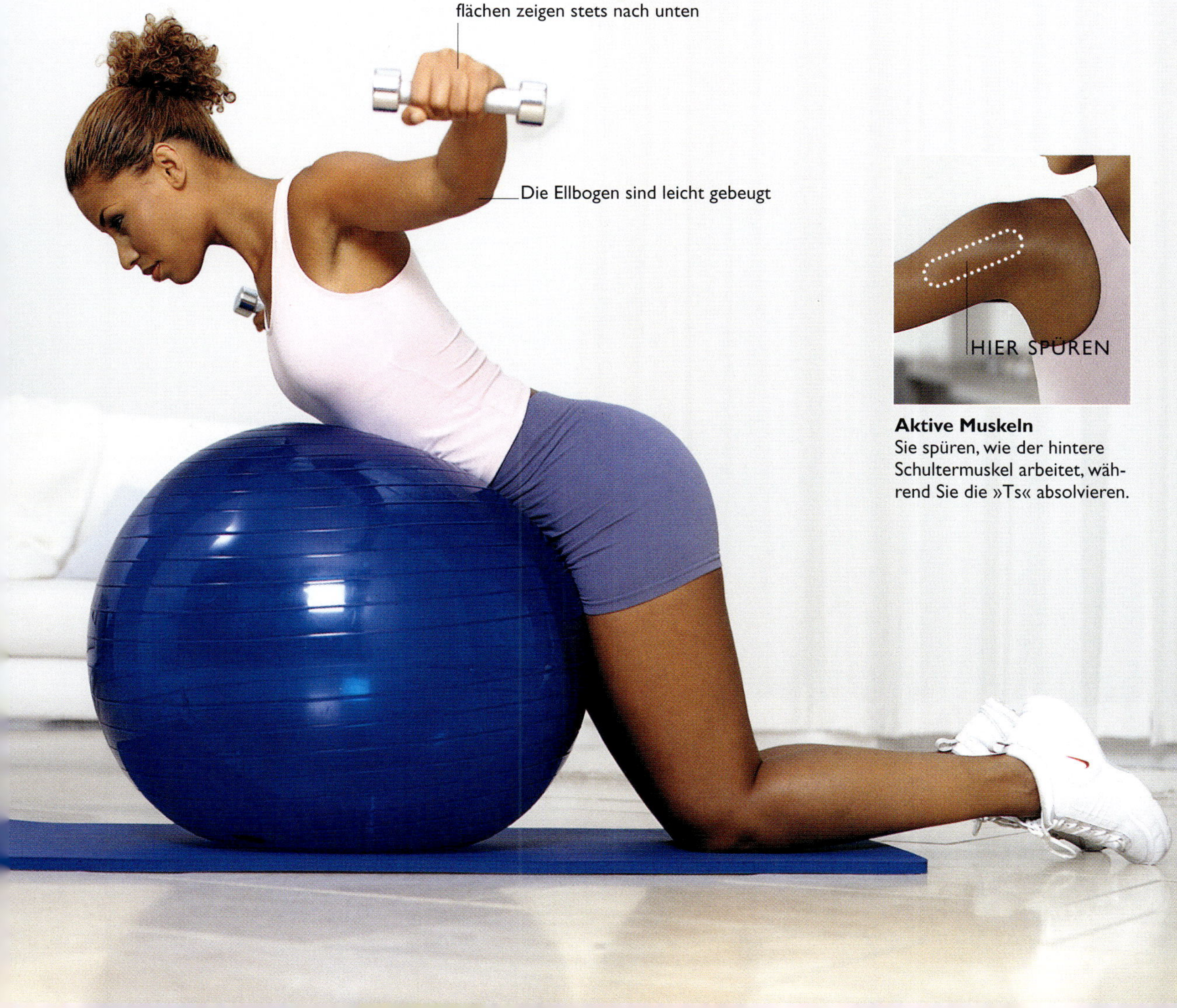
Hände nicht verwringen: Die Handflächen zeigen stets nach unten
Die Ellbogen sind leicht gebeugt
HIER SPÜREN

Aktive Muskeln
Sie spüren, wie der hintere Schultermuskel arbeitet, während Sie die »Ts« absolvieren.

OBERARM: BIZEPS

Immer wieder kommen Kundinnen zu mir, die sich straffe Oberarme wünschen. Ihre Vorfreude und ihr Einsatz sind richtig ansteckend! Die folgenden Armbeugen sorgen nicht nur für schön definierte, kräftige Oberarme, sondern erleichtern Ihnen auch den Alltag: Wenn Sie das nächste Mal schwere Einkaufstüten oder Koffer schleppen müssen, wissen Sie, wovon ich rede! Achten Sie auf eine korrekte Ausführung: Sobald Sie anfangen mit Schwung zu trainieren oder während der Übung vor und zurück zu wippen, sind Ihre Hanteln zu schwer.

GEWICHTE & WH.

Bodyshaping Armbeugen: Mit 1–2 kg schweren Hanteln 12–15 Armbeugen pro Satz/Arm. 3 x 7: Mit denselben Hanteln 21 Armbeugen pro Satz/Arm. **Knochenaufbau** Armbeugen: Mit 4–5 kg schweren Hanteln 8–12 Wh. pro Satz/Arm. 3 x 7: Mit denselben Hanteln 21 Armbeugen pro Satz/Arm.

ARMBEUGEN IM WECHSEL

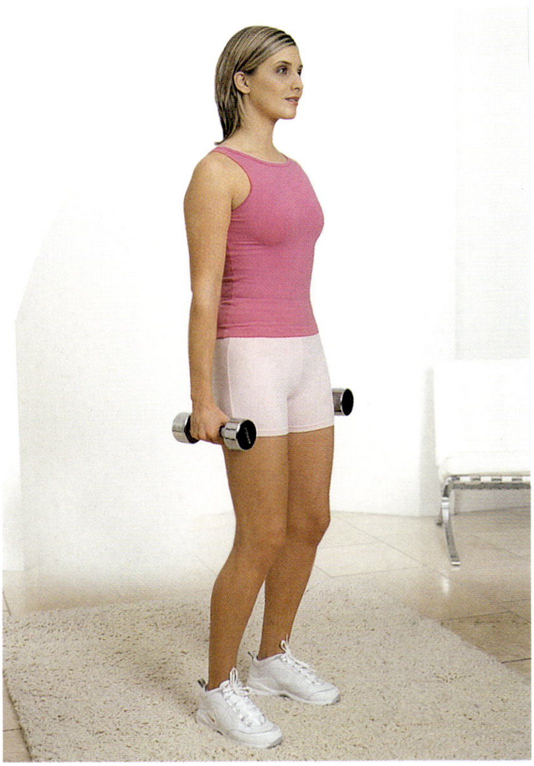

1 Füße sind parallel und hüftbreit auseinander, die Knie leicht gebeugt. In jeder Hand eine Hantel halten, die Arme hängen herab, Handgelenke und Unterarme bilden eine Linie, Handflächen zeigen zueinander.

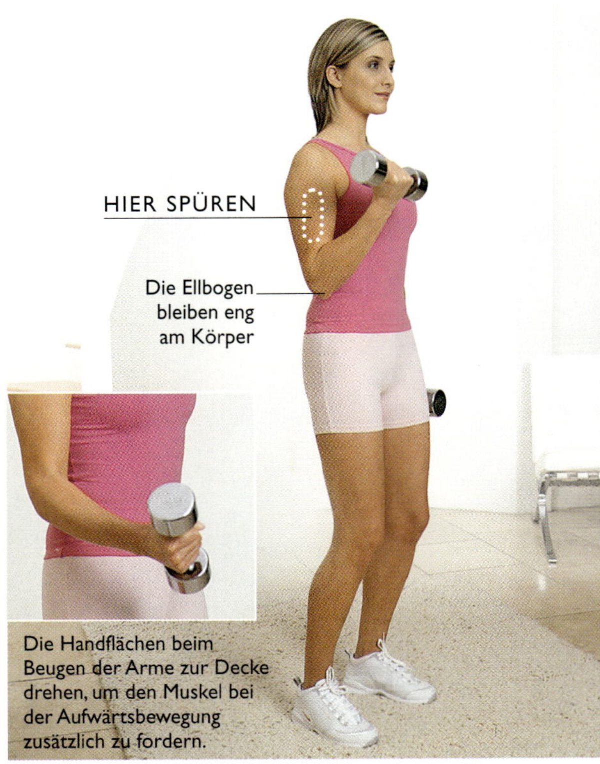
HIER SPÜREN
Die Ellbogen bleiben eng am Körper
Die Handflächen beim Beugen der Arme zur Decke drehen, um den Muskel bei der Aufwärtsbewegung zusätzlich zu fordern.

2 Ausatmen, den Oberarm anspannen, den rechten Arm beugen und das Gewicht zur Schulter bringen. Einatmen und den Arm wieder strecken, ohne den Bizeps zu entspannen. Die Übung abwechselnd mit beiden Armen absolvieren.

BIZEPS »3 X 7«

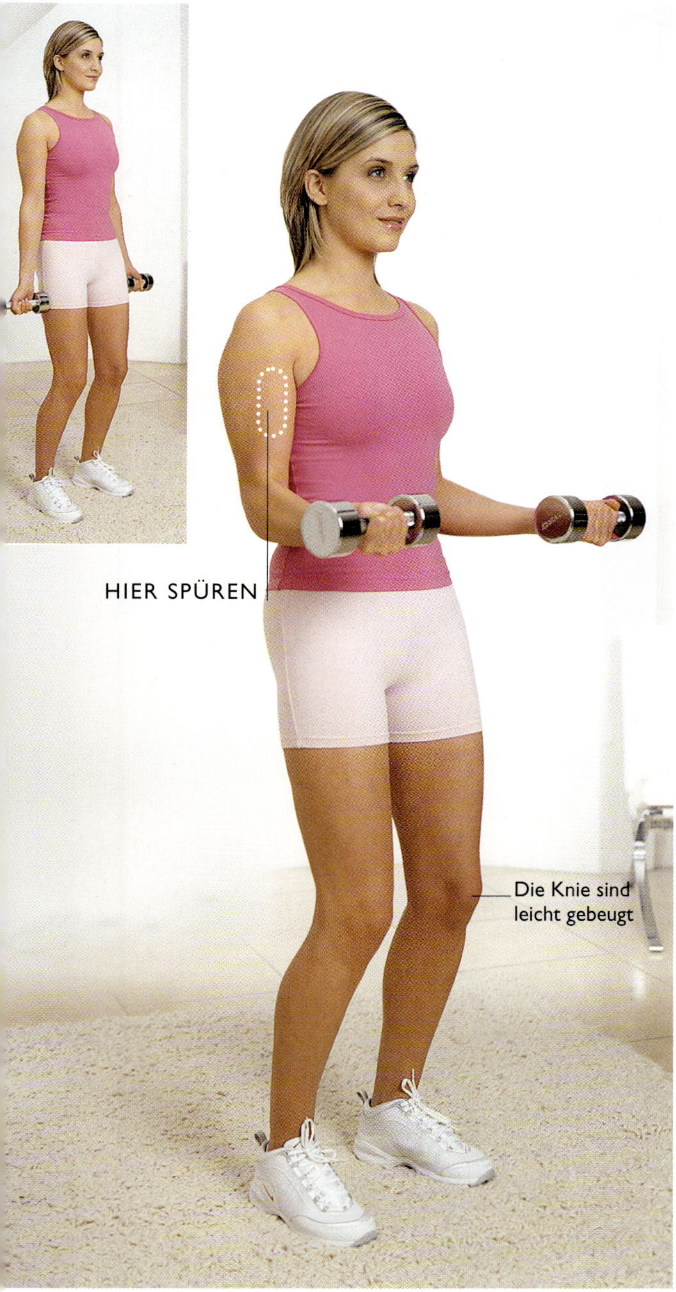
HIER SPÜREN
Die Knie sind
leicht gebeugt

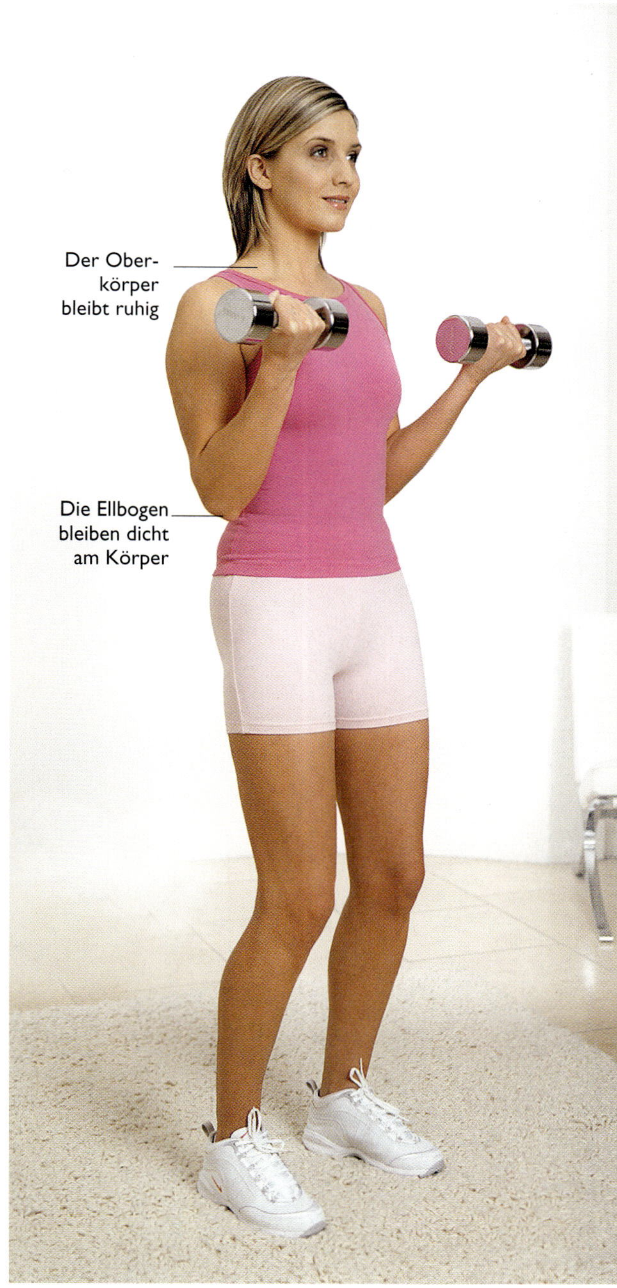
Der Ober-
körper
bleibt ruhig
Die Ellbogen
bleiben dicht
am Körper

1 Dieselbe Ausgangsposition wie zuvor (Handflächen zeigen nach vorn). Die Ellbogen bleiben eng am Körper, wenn Sie ausatmen und die Hanteln auf die Höhe der Ellbogen heben. Einatmen und wieder senken, insgesamt 7 Wh. absolvieren.

2 Ausatmen und die Hanteln von der Höhe der Ellbogen 7-mal bis zur Schulter bringen. Dann die gesamte Bewegung 7-mal von ganz unten bis zu den Schultern absolvieren.

OBERARM: TRIZEPS I

Diese Übung gehört zu denen, die der Problemzone »schlaffe Oberarme« am effektivsten zu Leibe rücken: Wir beginnen zunächst mit einer Variante, bei der der Rumpf mithilfe des hinteren Beins stabilisiert und jeder Arm einzeln trainiert wird. Die zweite Variante für Fortgeschrittene erfordert dann eine aktive Stabilisierung des gesamten Körpers. Wer Probleme mit dem unteren Rücken hat, sollte diese Variante allerdings nicht absolvieren, da sie die Wirbel zu sehr belastet.

GEWICHTE & WH.

Bodyshaping Mit 1–2 kg schweren Hanteln 12–15 Wh. pro Satz (Gestützter Trizeps-Kickback: Mit denselben Hanteln 12–15 Wh. pro Arm). **Knochenaufbau** Mit 4 kg schweren Hanteln 8–12 Wh. pro Satz (Kickback: Mit denselben Hanteln 8–12 Wh. pro Arm).

GESTÜTZTER TRIZEPS-KICKBACK

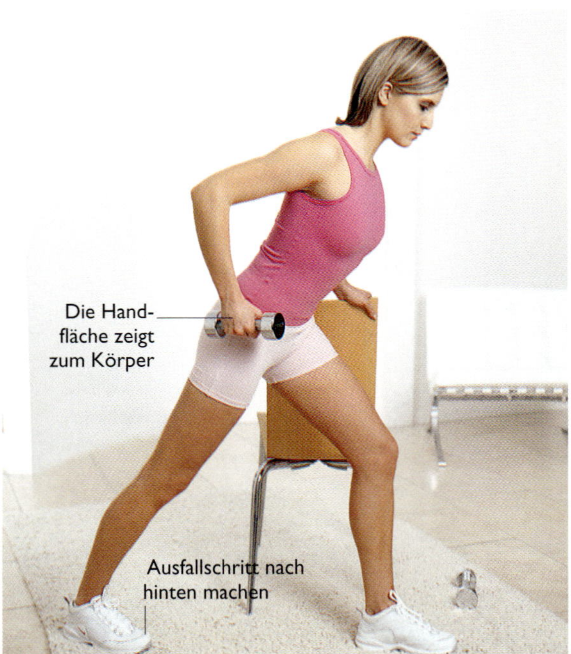
Die Handfläche zeigt zum Körper
Ausfallschritt nach hinten machen

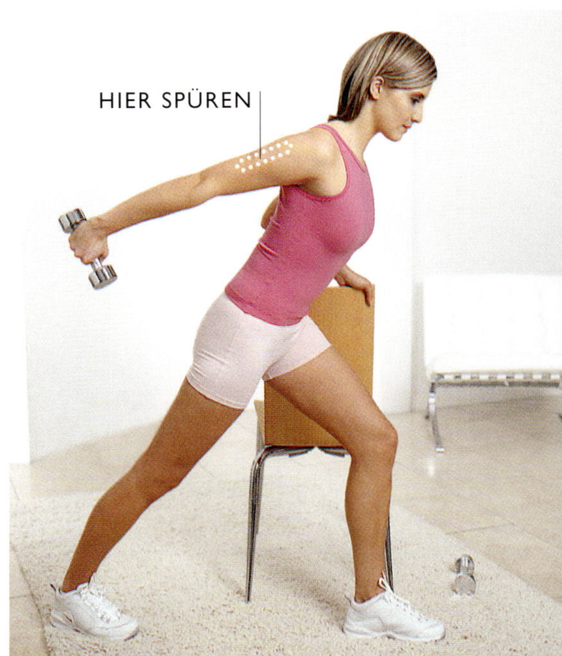
HIER SPÜREN

1 Mit der linken Hand abstützen. Mit dem rechten Bein Ausfallschritt nach hinten. Das linke Bein ist leicht gebeugt (Knie über dem Knöchel). Die rechte Hand hält eine Hantel. Den Oberkörper mit geradem Rücken nach vorn beugen. Den rechten Arm beugen (Ober- und Unterarm im rechten Winkel). Dann den Oberarm heben.

2 Die Bauchmuskeln anspannen, ausatmen und den rechten Unterarm nach hinten strecken. Pausieren und die Oberarmrückseite fest anspannen. Einatmen und langsam in die Ausgangsposition zurückkehren, den Oberarm dabei nicht bewegen. Alle Wiederholungen erst mit dem einen, dann mit dem anderen Arm absolvieren.

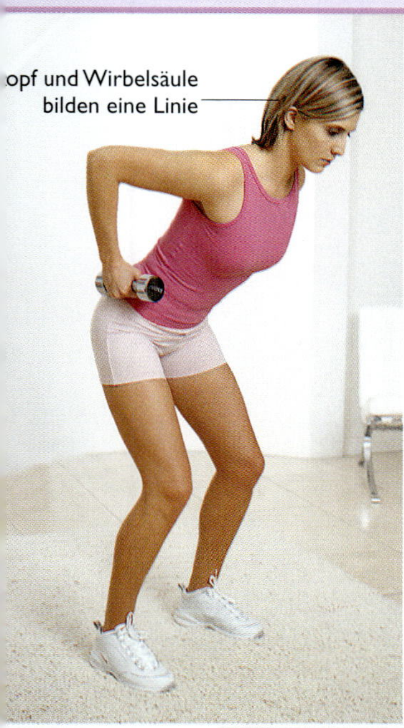

UNGESTÜTZTER TRIZEPS-KICKBACK

1 Die Füße sind parallel und hüftbreit auseinander, die Beine leicht gebeugt. Den Oberkörper mit geradem Rücken vorbeugen. Beide Hände halten Hanteln, die Handflächen zeigen zueinander. Ober- und Unterarme bilden einen rechten Winkel und die Oberarme sind parallel zum Boden.

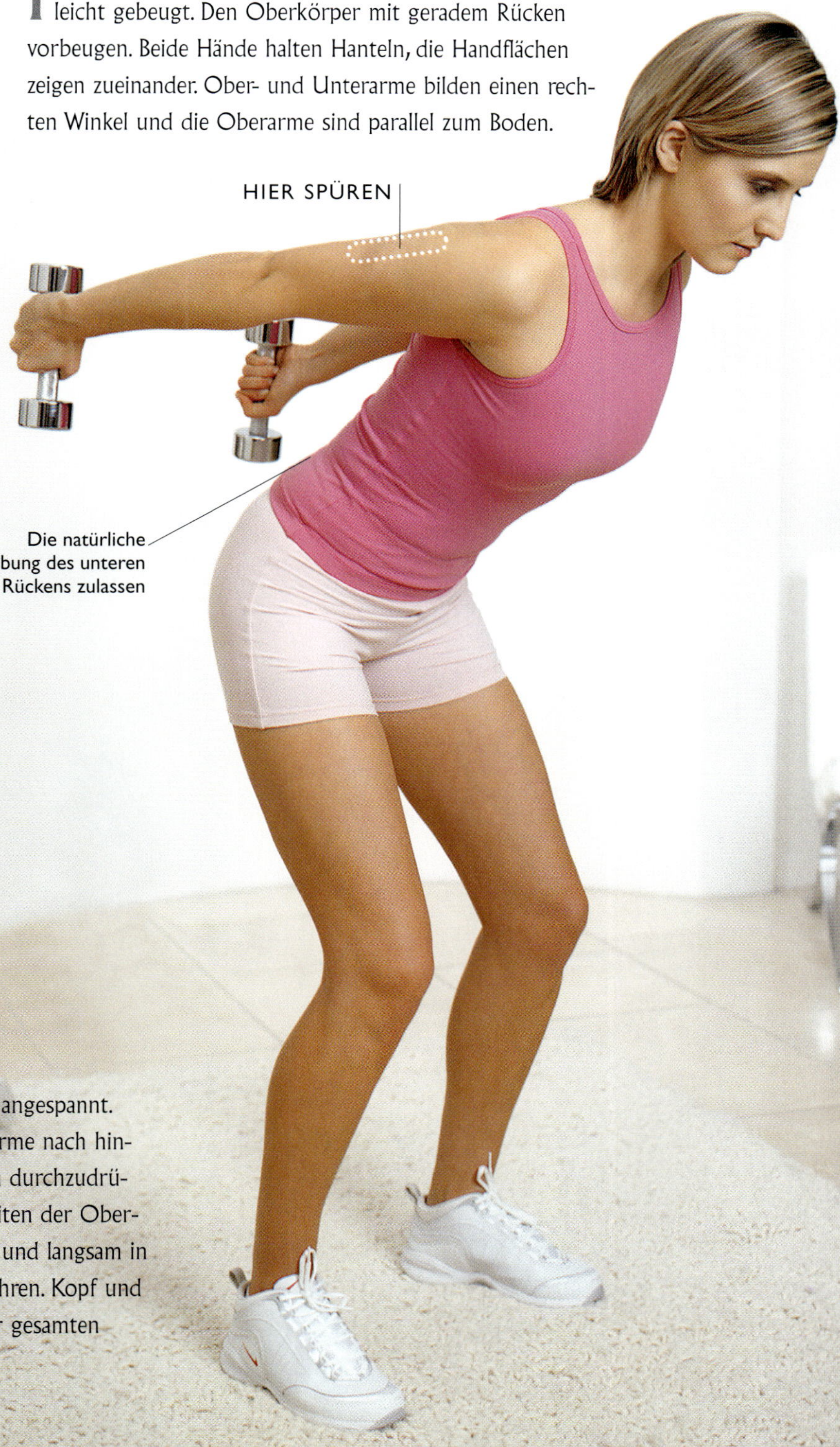

2 Die Bauchmuskeln bleiben angespannt. Ausatmen und die Unterarme nach hinten strecken, ohne die Ellbogen durchzudrücken. Pausieren und die Rückseiten der Oberarme fest anspannen. Einatmen und langsam in die Ausgangsposition zurückkehren. Kopf und Wirbelsäule bilden während der gesamten Übung eine Linie.

OBERARM: TRIZEPS II

Wer straffe Oberarme will, kann seinen Trizeps gar nicht genug trainieren. Am effektivsten sind zwei bis drei verschiedene Übungen, die Sie abwechselnd in Ihr Fitnessprogramm integrieren (*s. auch S. 118–119 sowie das Trizepsstrecken im Liegen von S. 105*). Die folgenden Übungen sind auch für unterwegs geeignet. Während man bei der einen mit Theraband trainiert, sorgt bei der anderen das eigene Körpergewicht für den nötigen Widerstand.

GEWICHTE &WH.

Trizeps-Push-down mit einem Arm:

Bodyshaping Mit einem Band von leichter bis mittlerer Zugstärke 12–15 Wh. pro Satz und Arm.

Knochenaufbau Mit einem Band von schwerer Zugstärke 8–12 Wh. pro Satz und Arm.

☐ TRIZEPS-PUSH-DOWN MIT EINEM ARM

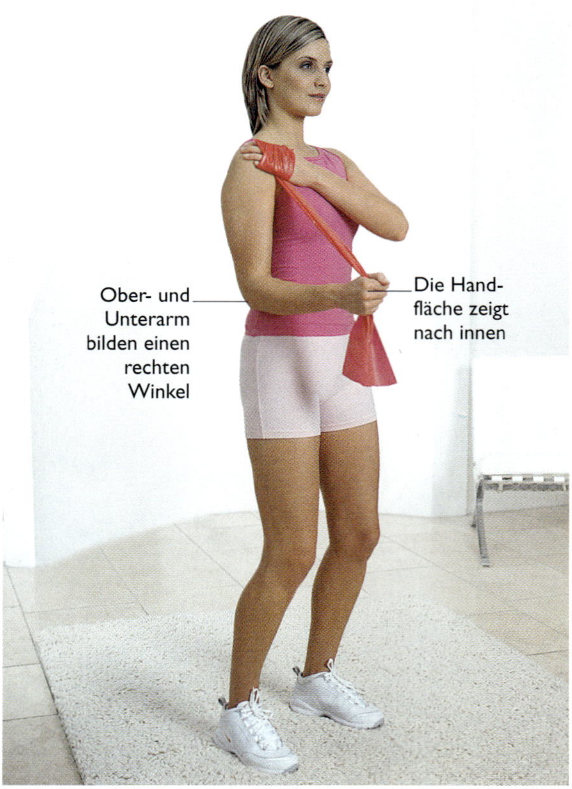

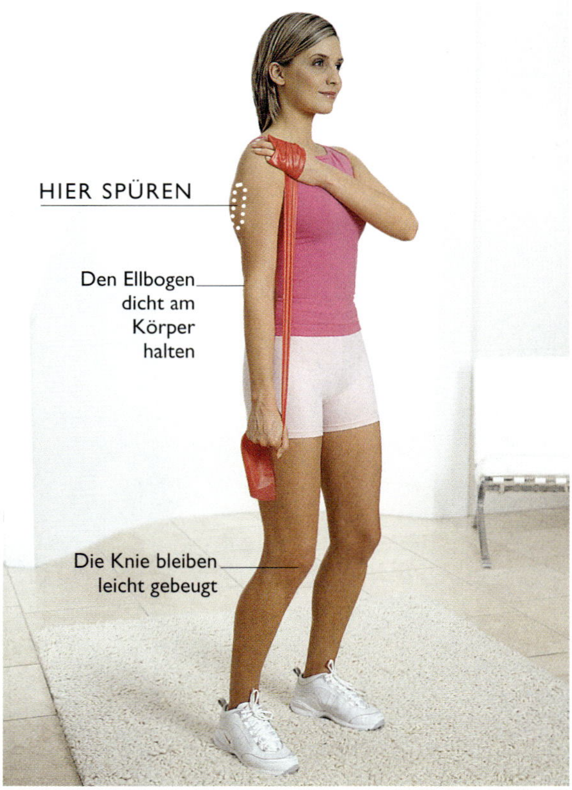

1 Die Füße sind parallel und hüftbreit auseinander. Das eine Ende des Therabands um die Hand wickeln und diese auf die gegenüberliegende Schulter legen. Das Band mit der anderen Hand straffen.

2 Ausatmen. Den Arm strecken. Die Oberarmrückseite anspannen, pausieren. Einatmen, langsam in die Ausgangsposition zurückkehren. Alle Wiederholungen erst mit dem einen, dann mit dem anderen Arm absolvieren.

TRIZEPS-LIEGESTÜTZE, AUF DER SEITE LIEGEND

Machen Sie so viele Wiederholungen wie möglich – anfangs vielleicht 3–4 und später 10–15 pro Seite.

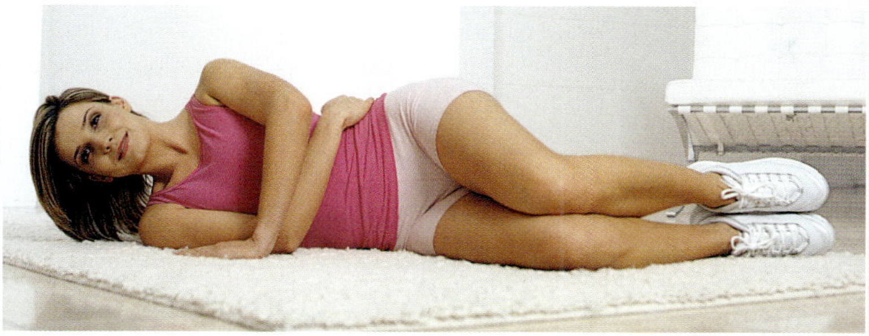

TRAININGSTIPPS

- **Die Schulterblätter** nach unten und zusammenziehen, um die Brust zu öffnen.
- **Beide Schultern** weisen stets nach vorn.
- **Den Rumpf** nicht verdrehen, die Außenseite sollte immer zur Decke zeigen.
- **Den schwächeren Arm** zuerst trainieren, sonst schaffen Sie die geforderte Anzahl Wiederholungen auf der anderen Seite nicht.

1 Seitlich auf eine weich gepolsterte Unterlage legen. Die Knie so anwinkeln, dass Oberkörper und Oberschenkel einen 45 °-Winkel bilden. Den unteren Arm um die Taille legen und sich mit der anderen Hand vor dem Körper abstützen. Die Finger zeigen zum Kopf, Ober- und Unterarm bilden einen rechten Winkel. Den Kopf leicht anheben, sodass er mit der Wirbelsäule eine Linie bildet.

2 Ausatmen, den vorderen Arm strecken und den Oberkörper damit hochstemmen. Pausieren, dann einatmen und ihn langsam wieder senken. Ohne Pausen so viele Wiederholungen wie möglich absolvieren. Die Übung anschließend auf der anderen Seite wiederholen.

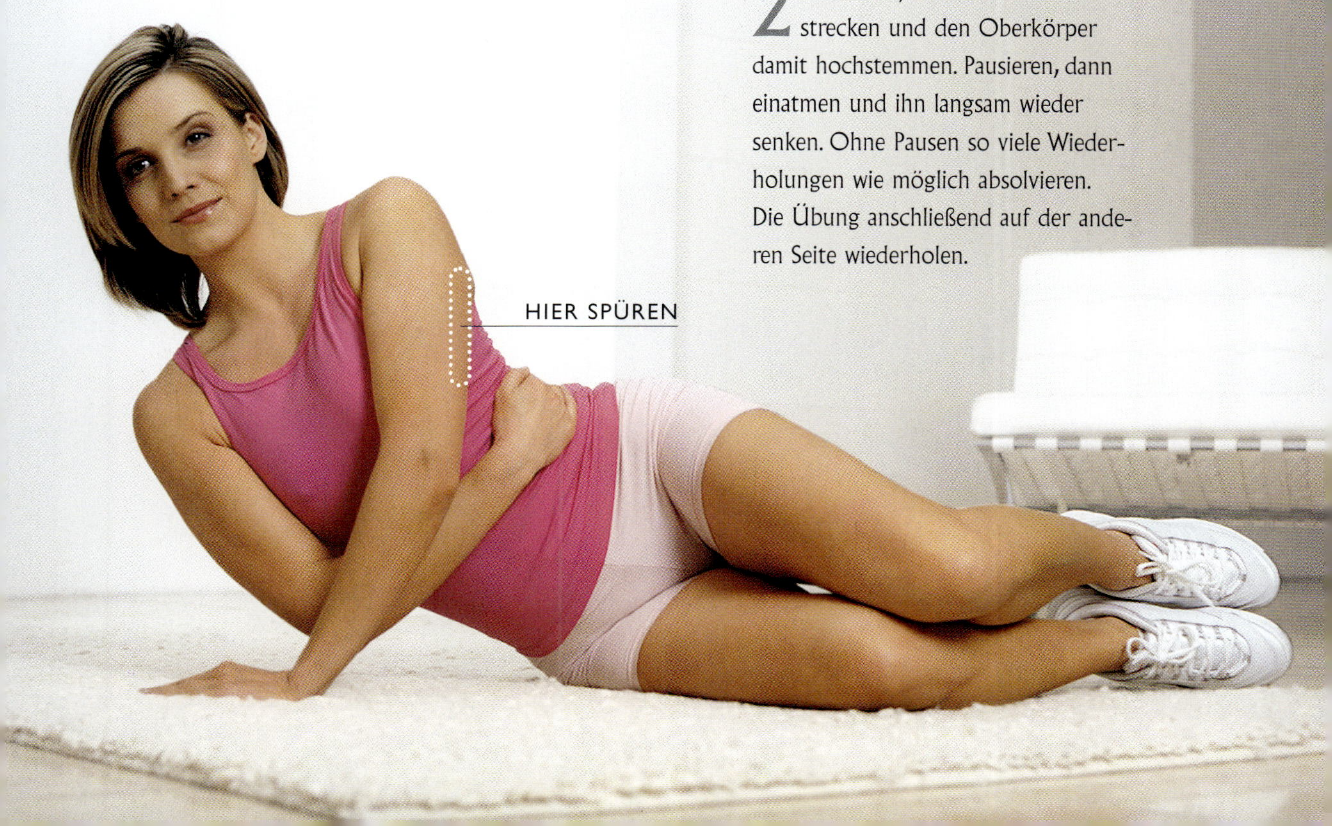

OBERKÖRPER DEHNEN

Diese einfachen Dehnübungen tragen zum allgemeinen Wohlbefinden bei und wirken Nacken- und Schulterverspannungen entgegen. Man kann sie sowohl im Stehen als auch im Sitzen ausführen – ja sogar vor dem Schreibtisch, wenn man merkt, dass sich der Oberkörper verkrampft hat. Bei allen Übungen darauf achten, dass sich beide Schultern auf einer Höhe befinden und gerade nach vorn zeigen.

☐ NACKENDEHNUNG ZUR SEITE

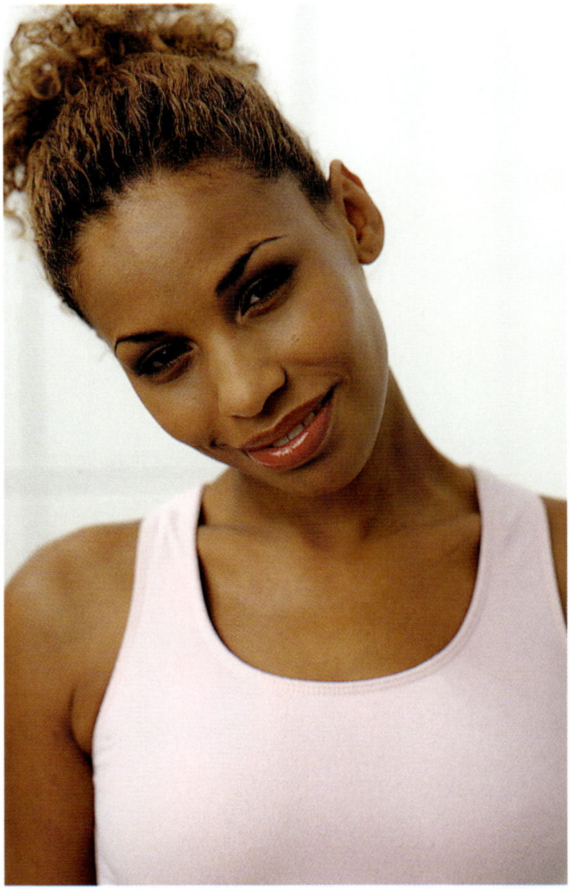

Die Arme hängen seitlich locker herab. Ein Ohr zur Schulter neigen, bis Sie die Dehnung auf der gegenüber liegenden Nackenseite spüren. 10–15 Sekunden lang halten. Übung abwechselnd auf jeder Seite 3-mal wiederholen.

☐ NACKENDEHNUNG NACH VORN

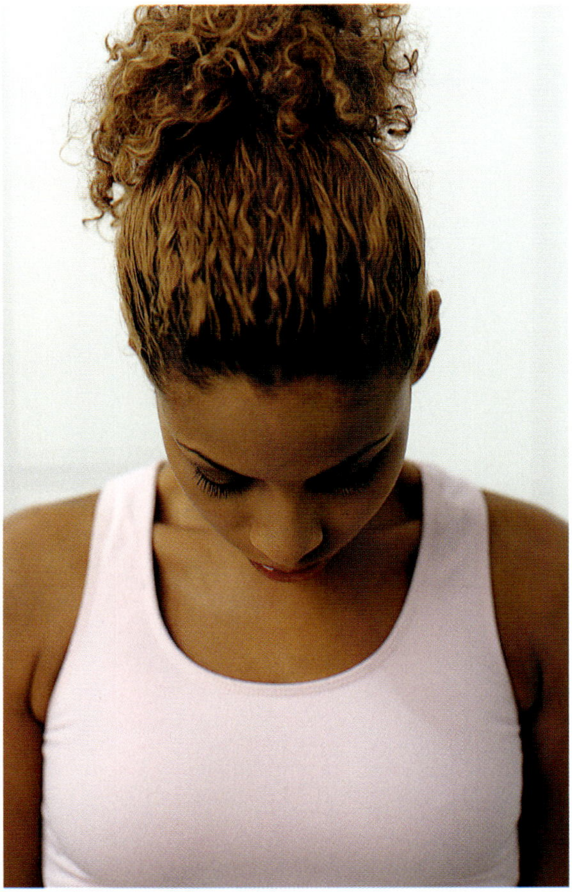

Die Arme hängen seitlich locker herab. Den Rücken gerade machen. Das Kinn sanft auf die Brust drücken, bis Sie die Dehnung im Nacken und im oberen Rücken spüren. 10–15 Sekunden halten und die Übung 3-mal wiederholen.

HINTERE SCHULTERMUSKELDEHNUNG

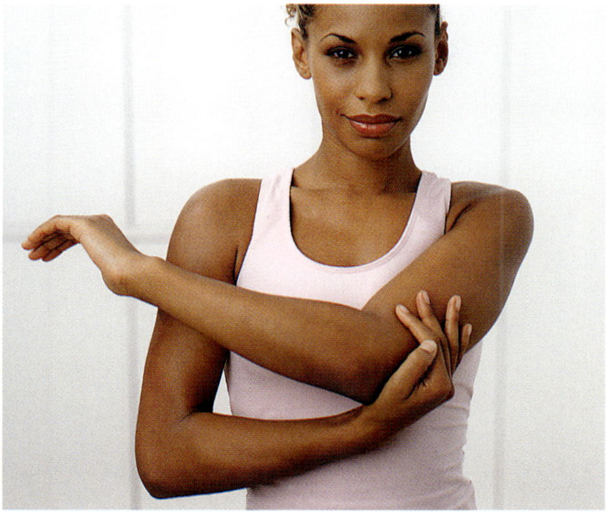

Die Schulterblätter nach unten und zusammenziehen. Einen Arm vor den Körper nehmen, die andere Hand knapp über dem Ellbogen auf den Oberarm legen und die hintere Schulter dehnen. Position bei jedem Arm 10 Sekunden lang halten.

TRIZEPSDEHNUNG

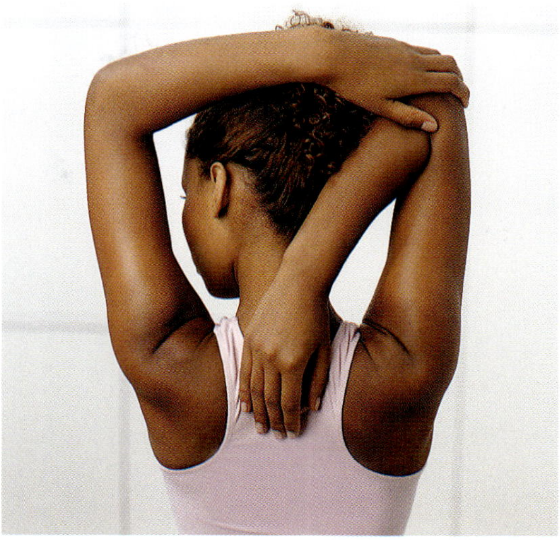

Einen Ellbogen zur Decke strecken und mit dem Unterarm die Wirbelsäule hinuntergleiten. Mit dem anderen Arm den Ellbogen sanft hinunterdrücken. Position bei jedem Arm 10 Sekunden lang halten.

VORDERE SCHULTERMUSKELDEHNUNG

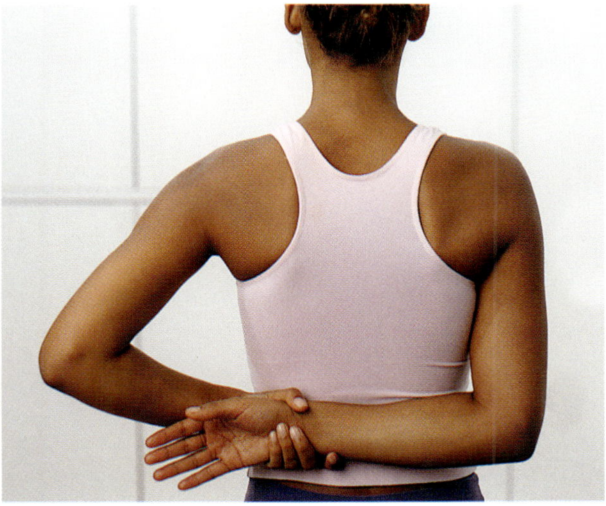

Einen Arm hinter den Körper führen und mit der anderen Hand das Handgelenk umfassen und sanft daran ziehen, bis Sie die Dehnung in der Schultervorderseite spüren. Position bei jedem Arm 10 Sekunden lang halten.

BIZEPS- UND UNTERARMDEHNUNG

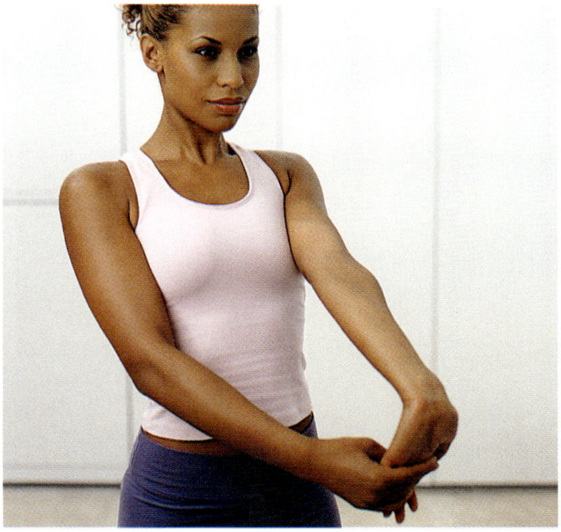

Einen Arm nach vorn strecken, die Handfläche zeigt nach oben. Mit der anderen Hand nach hinten drücken, bis Sie die Dehnung auf der Arminnenseite spüren. Position bei jedem Arm 10 Sekunden lang halten.

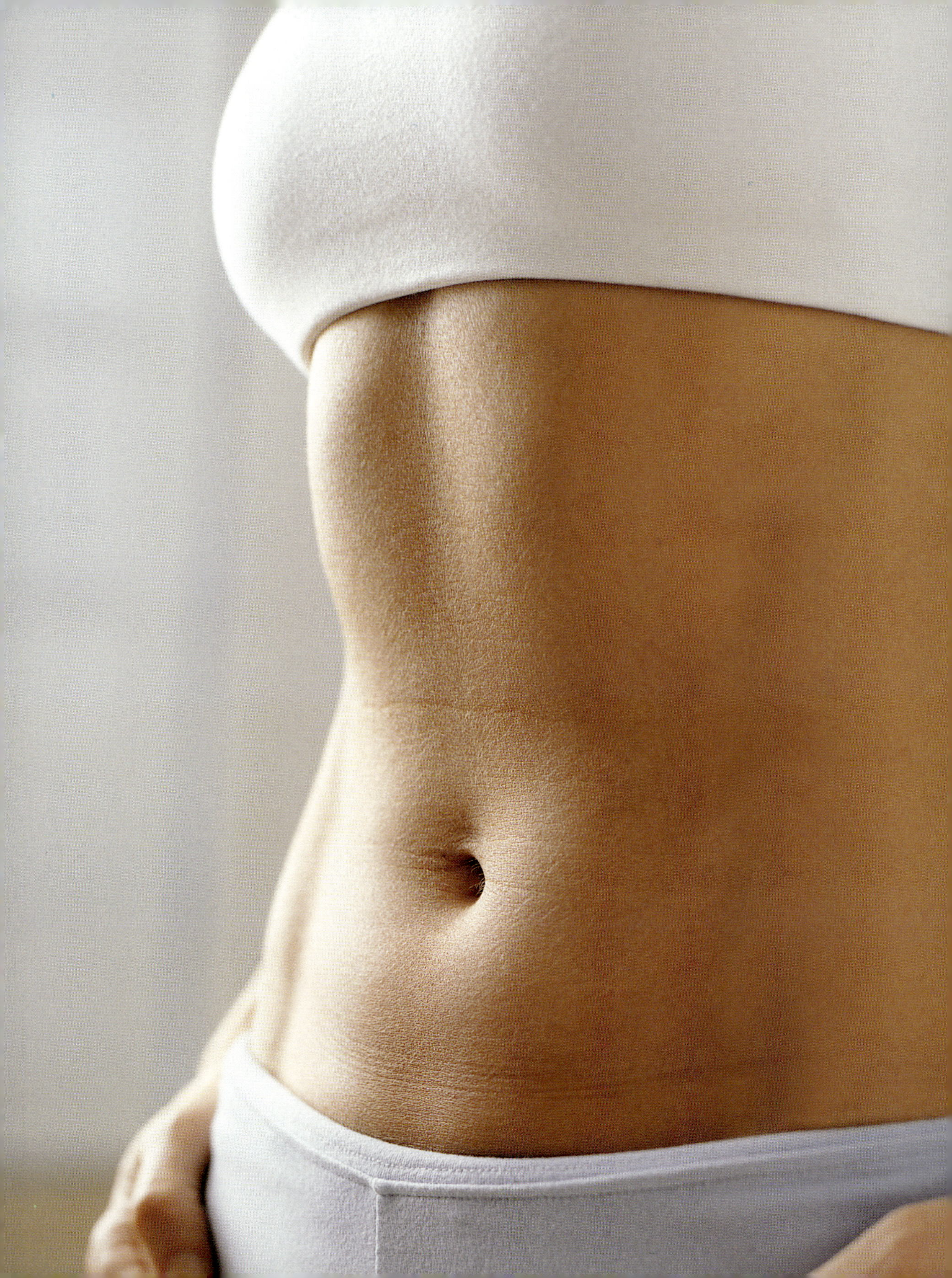

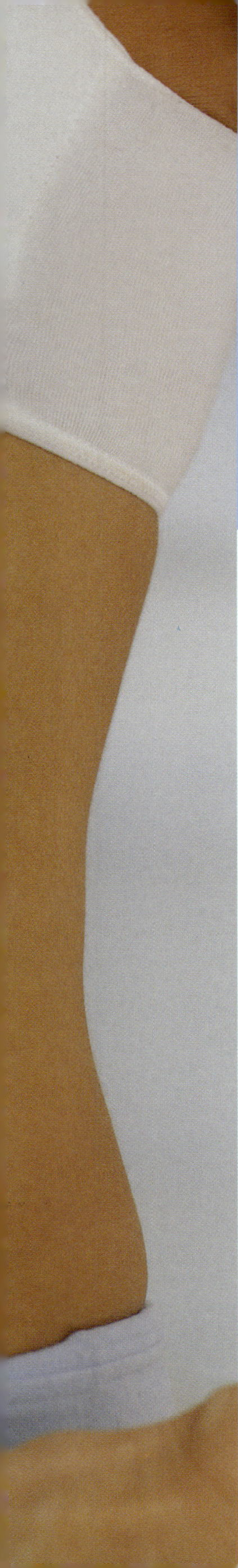

RUMPF

Bei meinen Trainings-Sessions spare ich mir die Übungen für den Rumpf meist bis zuletzt auf. Da die meisten auf dem Boden absolviert werden, kann man danach nahtlos zum Cool-down übergehen. Aber mit Bauchpressen allein ist es nicht getan, da Sie die gesamte Bauchmuskulatur ganz unterschiedlich beanspruchen müssen, um einen flacheren Bauch und eine schlankere Taille zu bekommen. Die Übungen für den Rücken schaffen einen Ausgleich zum Bauchmuskeltraining. Außerdem kräftigen Sie die Wirbelsäule und sorgen für eine bessere Haltung. Bauch- und Rückenmuskeln sind bei den »Brücke«-Übungen gleichermaßen gefordert (s. S. *138–141*), um den Rumpf zu stabilisieren.

»Joans unglaubliches Fachwissen und ihre fürsorgliche Art machen sie zur besten Fitnesstrainerin, die ich kenne. Ihr habe ich es auch zu verdanken, dass ich jetzt selbst Fitnesstrainerin werde. Ich freue mich, dass ich als Kundin wie als Trainerin weiterhin auf sie zählen kann.« *Liliane*

DIE PROGRAMME AUF EINEN BLICK

Absolvieren Sie die unten stehenden Programme von Level 1 bis 3. Sie können sich aber auch je eine Übung für die geraden und queren Bauchmuskeln aussuchen und in Ihr individuelles Programm für den ganzen Körper (insgesamt 8–10 Übungen) integrieren. Wenn Sie mehr Zeit haben, sollten Sie noch Übungen für die schrägen Bauchmuskeln und die Rückenstrecker dazunehmen.

LEVEL 1 (LEICHT)

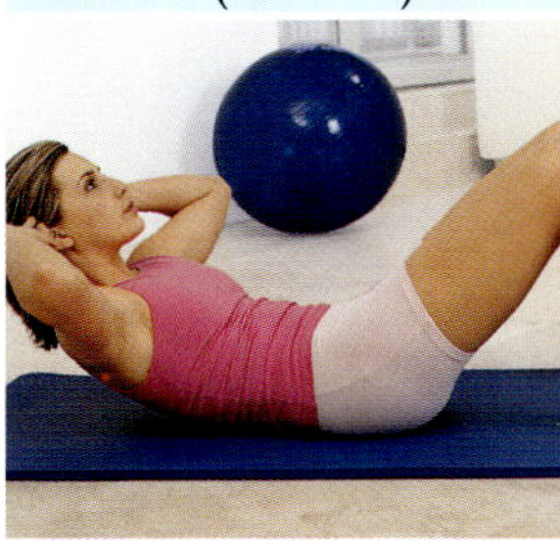

Bauchpressen *(s. S. 129)*

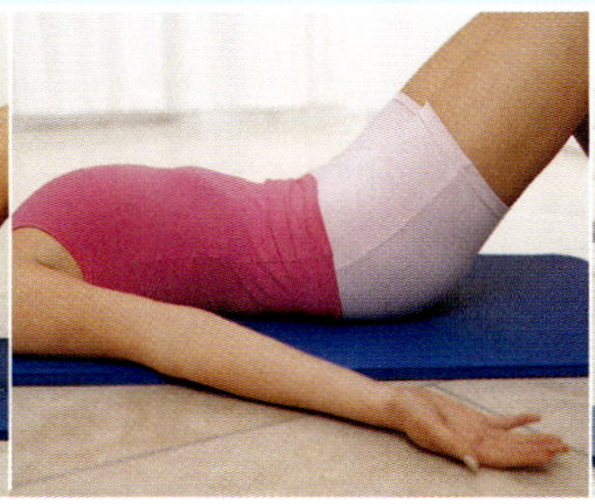

Beckenheben im Liegen *(s. S. 50)*

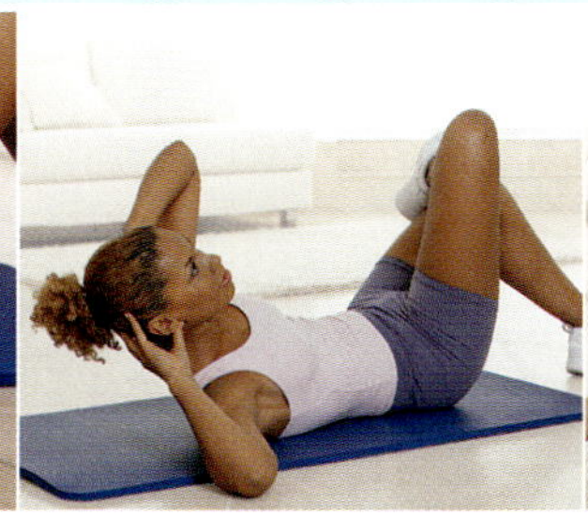

Bauchpressen diagonal *(s. S. 130)*

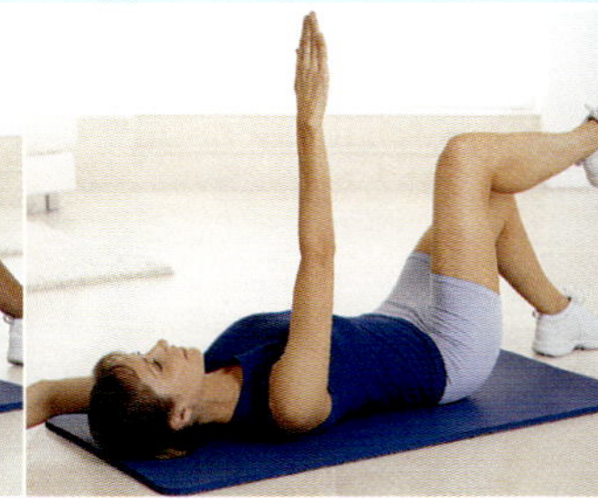

Arm- und Beinheben auf einer Seite *(s. S. 132)*

LEVEL 2 (MTTEL)

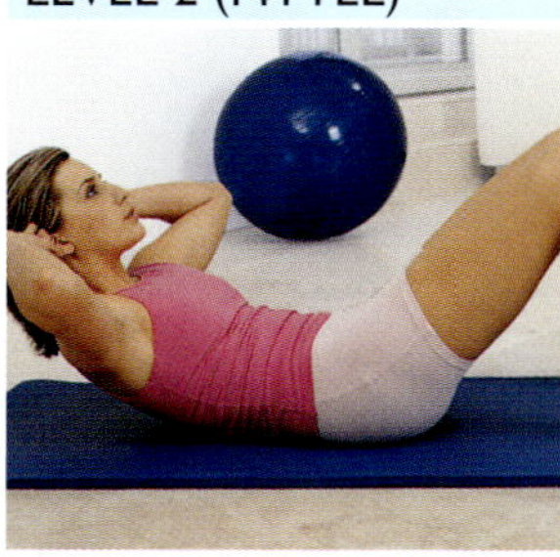

Bauchpressen mit eingezogenem Nabel *(s. S. 129)*

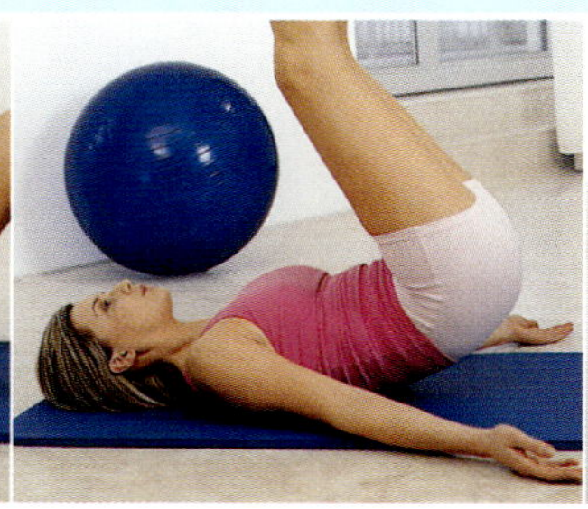

Beckenheben mit gestreckten Beinen *(s. S. 128)*

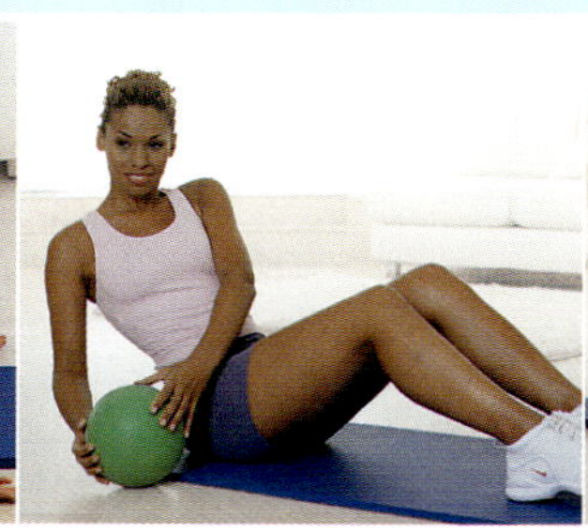

Side-Twist mit Ball *(s. S. 131)*

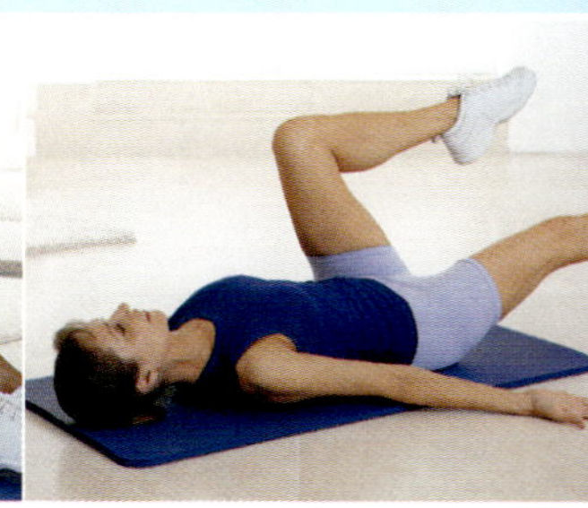

Beinkicks im Wechsel *(s. S. 133)*

LEVEL 3 (SCHWER)

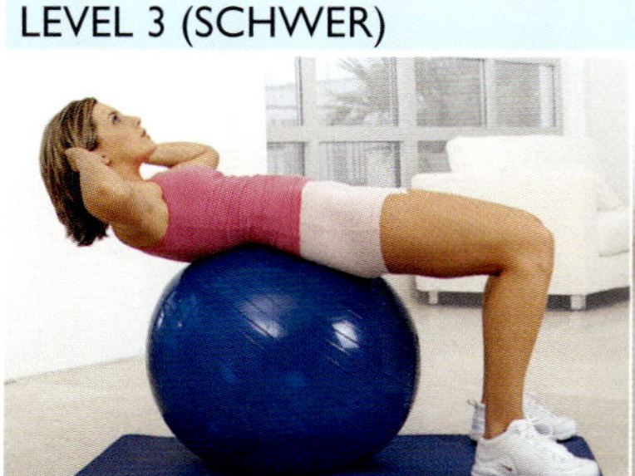

Bauchpressen auf Ball *(s. S. 129)*

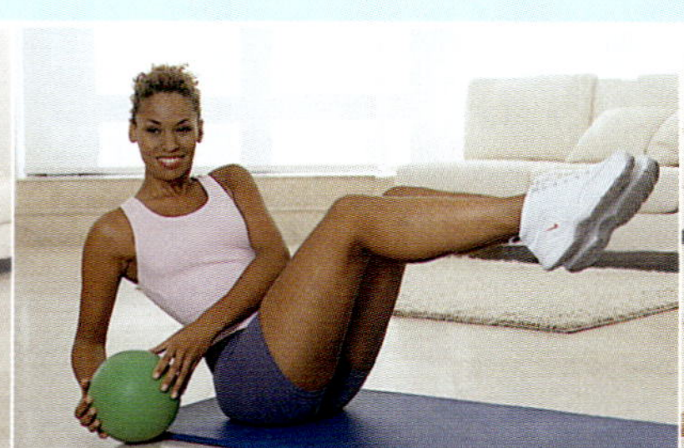

Side-Twist mit Ball und angehobenen Beinen *(s. S. 131)*

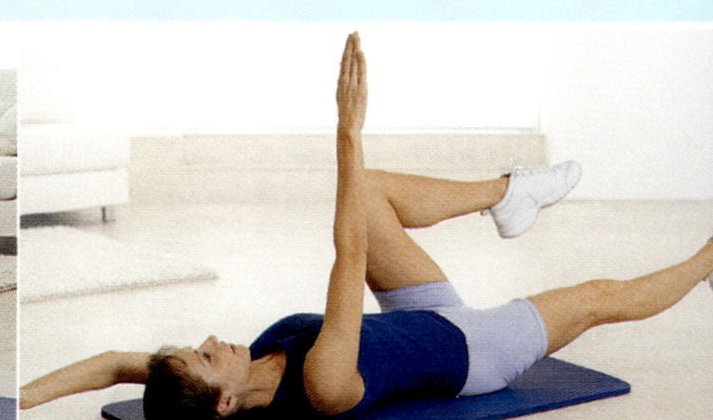

Käfer *(s. S. 134)*

TRAININGSHINWEISE

- Aufwärmen (s. *Warm-up S. 32–37*) nicht vergessen; Dehnübungen (s. *Cool-down S. 146–149*) zum Schluss machen.
- Auf gute Haltung und korrekte Ausführung achten.
- Sanft beginnen, es dürfen keine Schmerzen auftreten.
- Die Intensität langsam steigern.
- Der Farbcode hilft Ihnen bei der Auswahl geeigneter Übungen.

Leicht: Auch für Anfänger geeignet
Mittel: Erfordert Muskelkraft und Koordination
Schwer: Nur für Fortgeschrittene

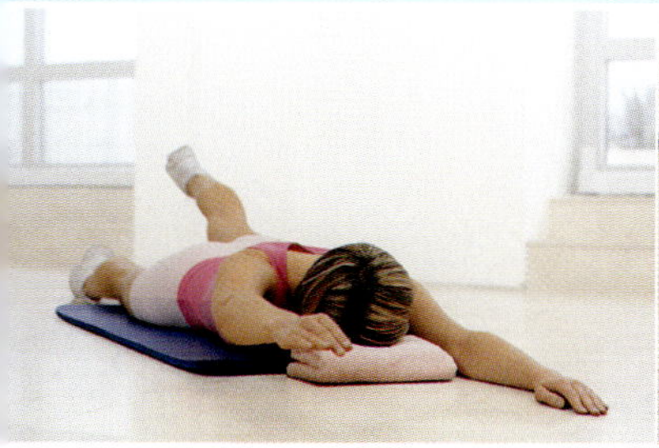

Arm- und Beinheben auf dem Bauch *(s. S. 136)*

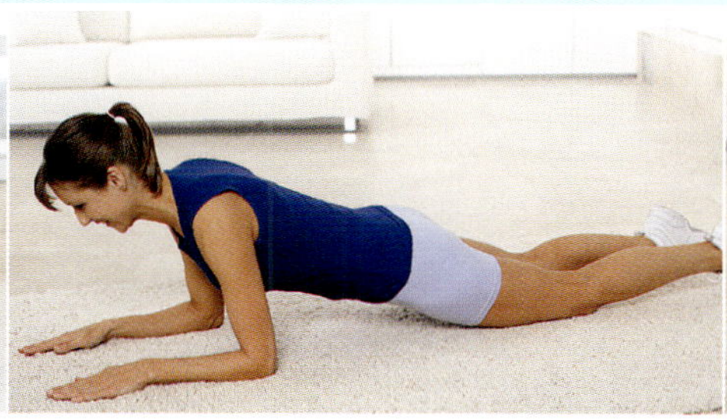

Halbe Brücke *(s. S. 138)*

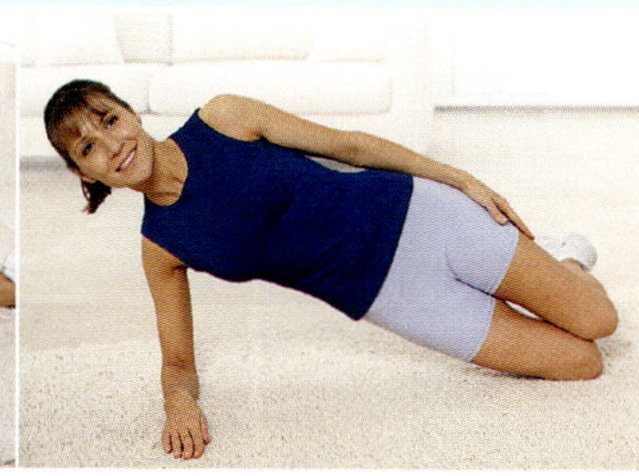

Halbe Brücke auf der Seite *(s. S. 140)*

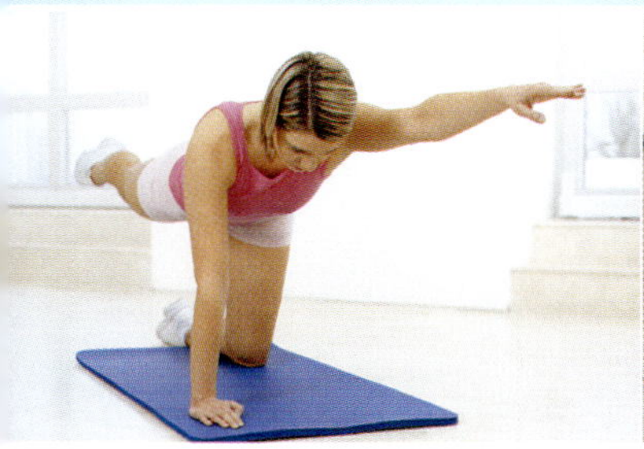

Arm- und Beinheben im Vierfüßlerstand *(s. S. 137)*

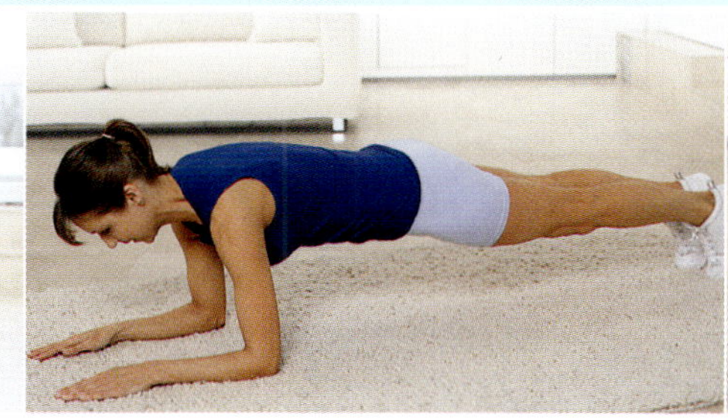

Brücke *(s. S. 139)*

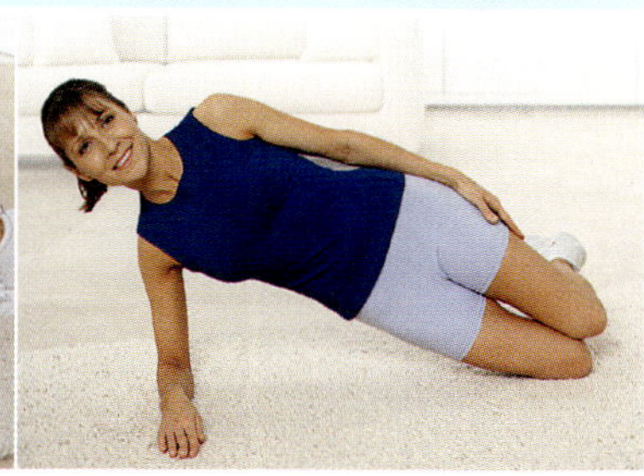

Halbe Brücke auf der Seite *(s. S. 140)*

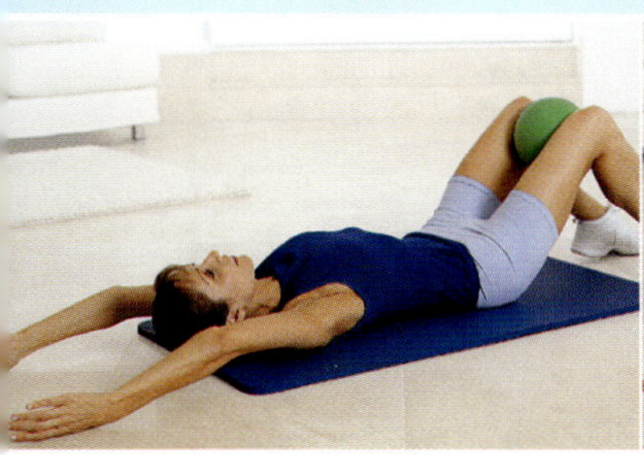

Ball-Transfer *(s. S. 135)*

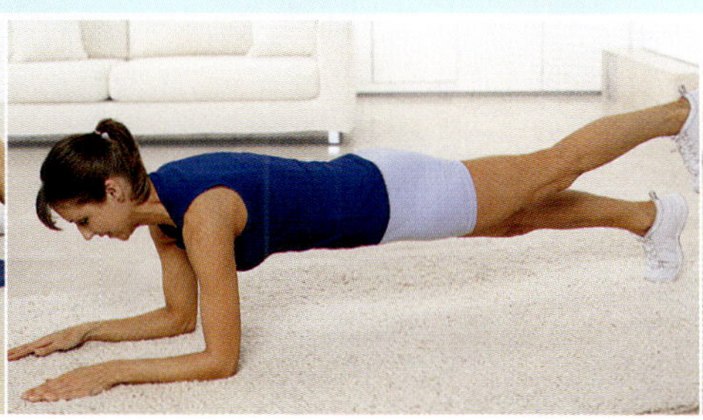

Brücke auf einem Bein *(s. S. 139)*

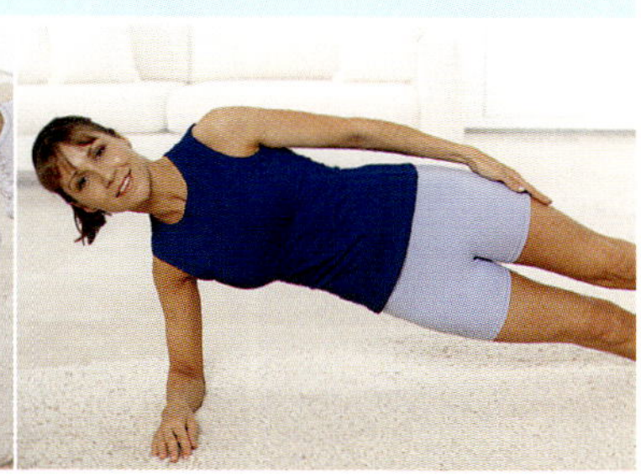

Brücke auf der Seite mit gestreckten Beinen *(s. S. 141)*

BAUCH: GERADE BAUCHMUSKELN

Wer die geraden Bauchmuskeln konsequent trainiert, bekommt den heiß ersehnten Waschbrettbauch. Diese obersten Bauchmuskeln verlaufen vom Brustbein bis zum Schambein. Sie beugen die Wirbelsäule und stabilisieren das Becken beim Gehen. Schwach entwickelte Bauchmuskeln verstärken die natürliche Krümmung im unteren Rücken und führen auf diese Weise zum Hohlkreuz.

WIEDERHOLUNGEN

15–20 Wh. pro Satz.

BECKENHEBEN MIT GESTRECKTEN BEINEN

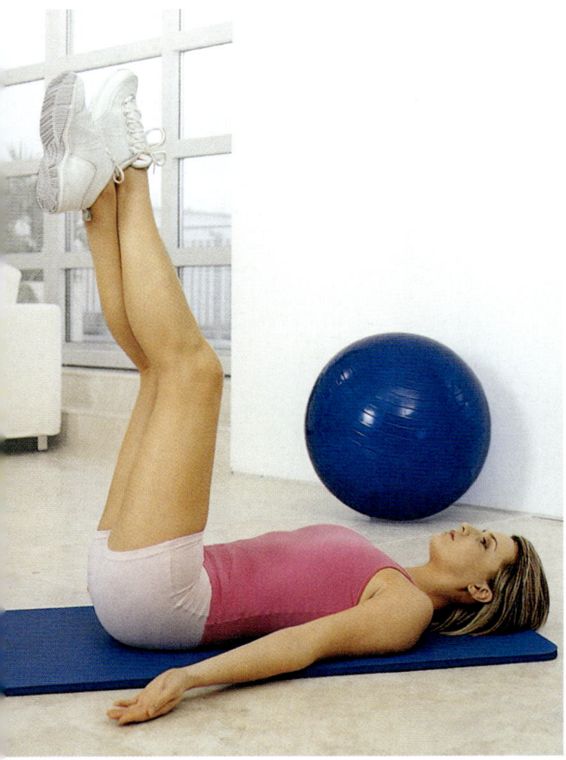

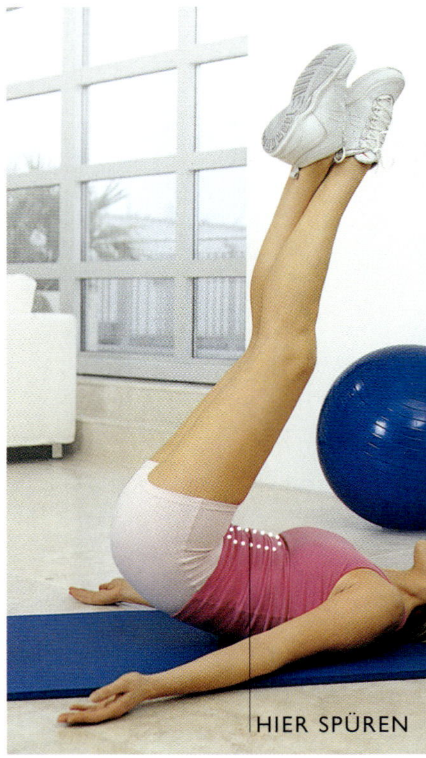

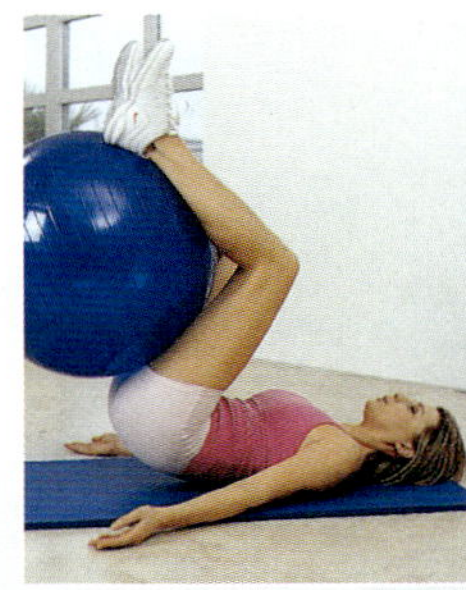

Ball zwischen Ober- und Unterschenkel klemmen.

1 Auf den Rücken legen und Beine zur Decke strecken. Die Knie befinden sich über den Hüften, die Knöchel sind verschränkt. Die Arme liegen entspannt neben dem Körper. Die Handflächen zeigen nach oben, um die Schultern zu öffnen und die Mithilfe der Arme zu begrenzen.

2 Ausatmen, den Nabel zur Wirbelsäule ziehen, das Becken vom Boden heben und Richtung Brustkorb kippen. Einatmen, das Becken langsam und kontrolliert wieder zum Boden bringen. Auf keinen Fall mit Schwung arbeiten! Um das zu verhindern, können Sie einen Gymnastikball zwischen Ober- und Unterschenkel klemmen.

BAUCHPRESSEN MIT EINGEZOGENEM NABEL

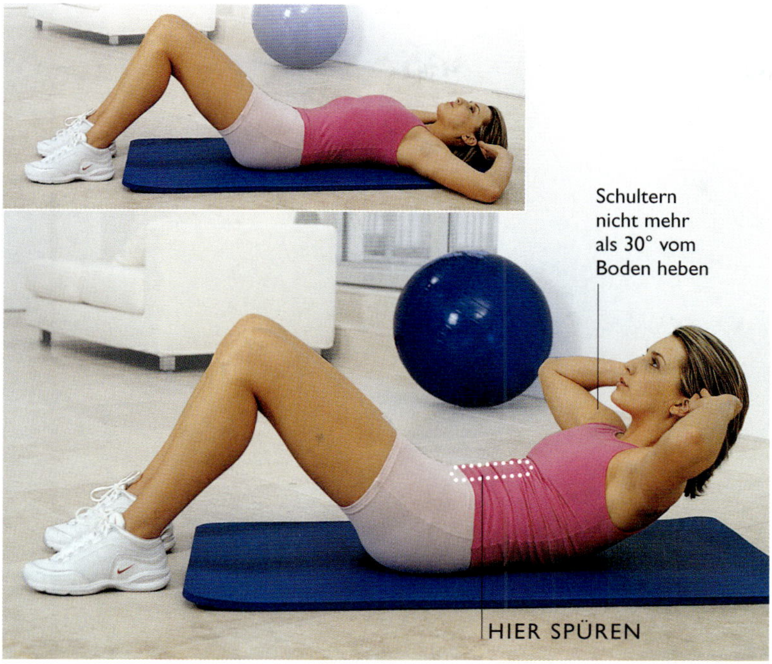
Schultern nicht mehr als 30° vom Boden heben
HIER SPÜREN

Legen Sie sich auf den Rücken und stellen Sie die Füße auf, sodass Ober- und Unterschenkel einen rechten Winkel bilden. Um Nackenverspannungen vorzubeugen, die Fingerspitzen neben die Ohren legen, die Hände nicht verschränken, die Ellbogen zu den Seiten öffnen. Ausatmen, den Unterbauch nach vorn schieben und den Nabel zur Wirbelsäule ziehen. Die Schultern maximal um 30° vom Boden heben und die Rippen Richtung Becken ziehen. Das Kinn bleibt oben, sodass noch eine Orange zwischen Kinn und Brust passen würde. Pausieren, einatmen und die Schultern langsam wieder zum Boden bringen.

BAUCHPRESSEN AUF BALL

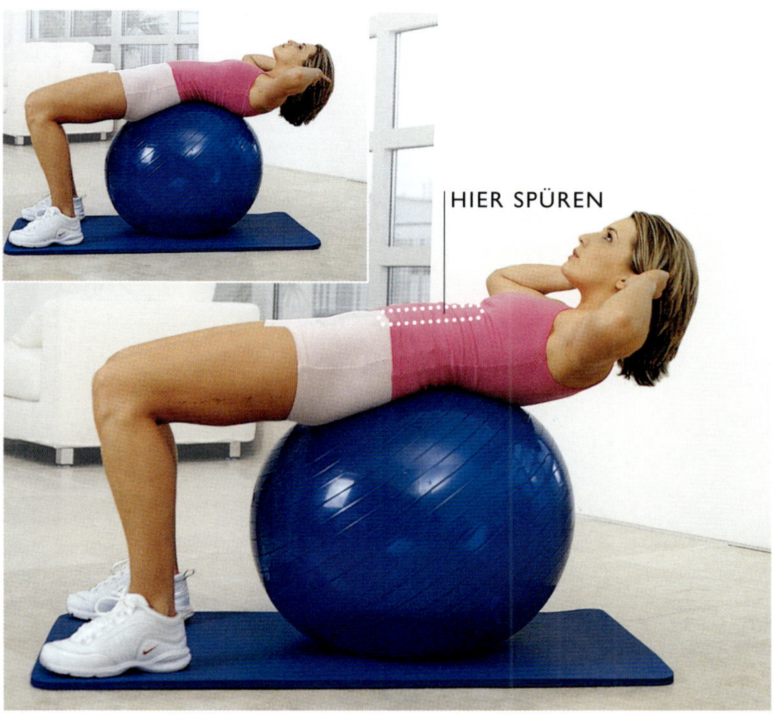
HIER SPÜREN

Neue Studien haben ergeben, dass diese Übung für die geraden Bauchmuskeln am effektivsten ist.

Rücklings auf den Gymnastikball legen. Ober- und Unterschenkel bilden einen rechten Winkel, die Füße sind hüftbreit auseinander. Der untere und mittlere Rücken sind gestützt, die Schultern ragen etwas über den Ball hinaus. Die Fingerspitzen neben die Ohren nehmen, die Ellbogen zur Seite öffnen. Kinn hoch halten. Ausatmen, die Bauchmuskeln anspannen und mit den Schultern hochkommen, während Sie den unteren Rücken in den Ball pressen. Pausieren, einatmen. In die Ausgangsposition zurückkehren, ohne die Bauchmuskeln zu entspannen.

TAILLE: SCHRÄGE BAUCHMUSKELN

Selbst zierliche Kundinnen fragen mich oft nach Workouts, die die Taille schlanker machen. Übungen, die Drehbewegungen enthalten, trainieren die inneren und äußeren schrägen Bauchmuskeln, formen die Taille und kräftigen den Oberkörper. Am effektivsten sind solche, die die Muskeln möglichst unterschiedlich beanspruchen. Doch Achtung: Wer Wirbelsäulenprobleme hat, muss darauf verzichten!

WIEDERHOLUNGEN

15–20 Wh. pro Satz auf jeder Seite.

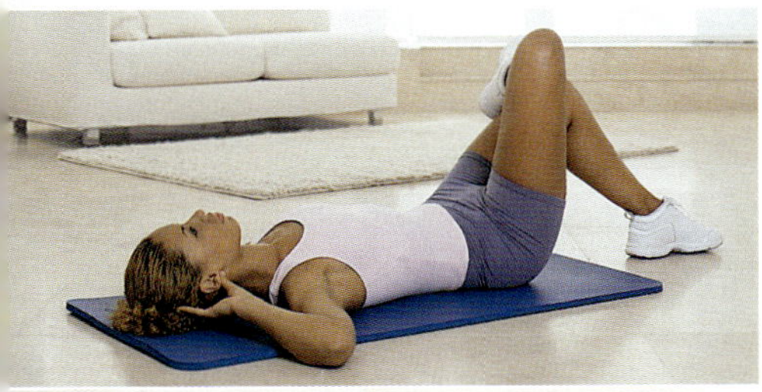

BAUCHPRESSEN DIAGONAL

1 Legen Sie sich auf den Rücken, der linke Fuß ist aufgestellt, der rechte ruht knapp über dem linken Knie. Die Fingerspitzen neben die Ohren nehmen.

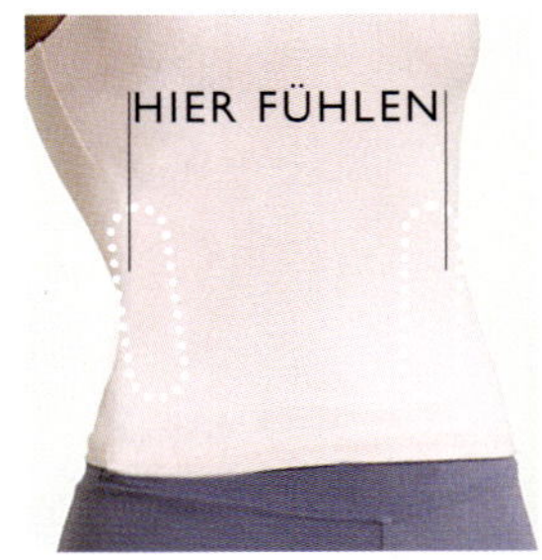
HIER FÜHLEN

Aktive Muskeln
Das Bauchpressen diagonal und der Side-Twist mit Ball trainieren die inneren und äußeren schrägen Bauchmuskeln (s. S. *50*).

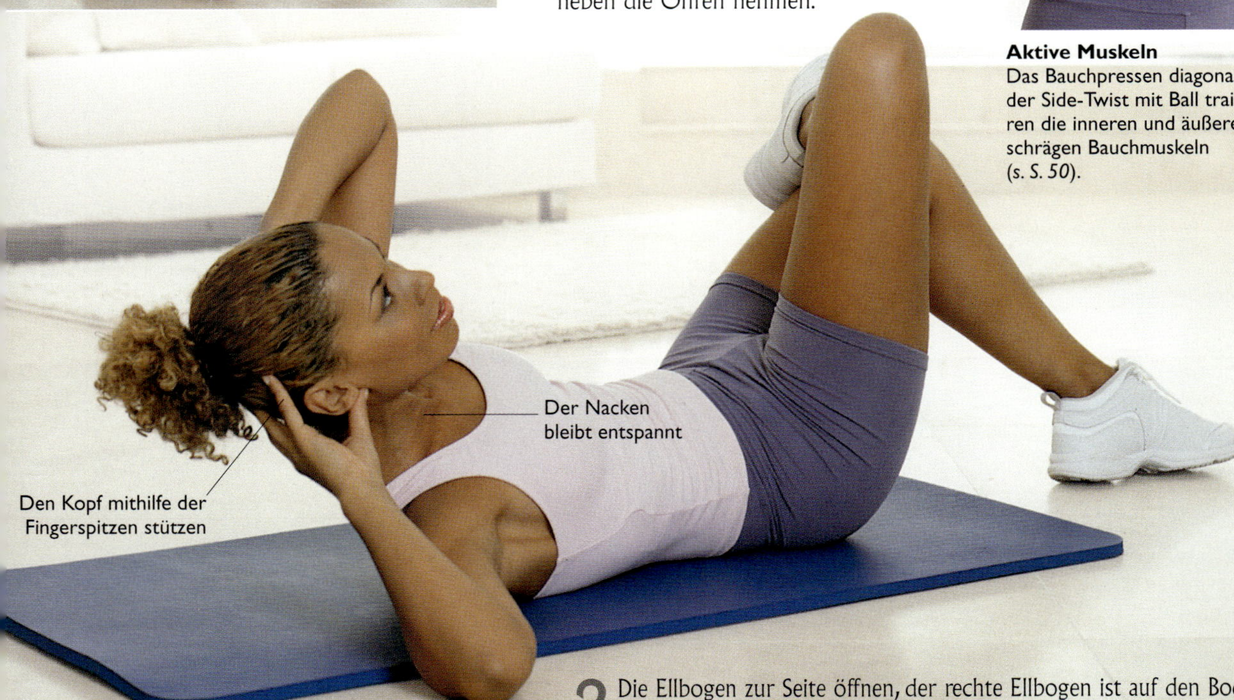
Der Nacken bleibt entspannt
Den Kopf mithilfe der Fingerspitzen stützen

2 Die Ellbogen zur Seite öffnen, der rechte Ellbogen ist auf den Boden gestützt. Ausatmen. Die linke Schulter in Richtung rechtes Knie heben. Pausieren, einatmen und in die Ausgangsposition zurückkehren. Alle Wiederholungen auf der einen, dann auf der anderen Seite absolvieren.

SIDE-TWIST MIT BALL

Wer Probleme im unteren Rücken hat, sollte diese Übung auslassen. Während der gesamten Übung normal weiteratmen.

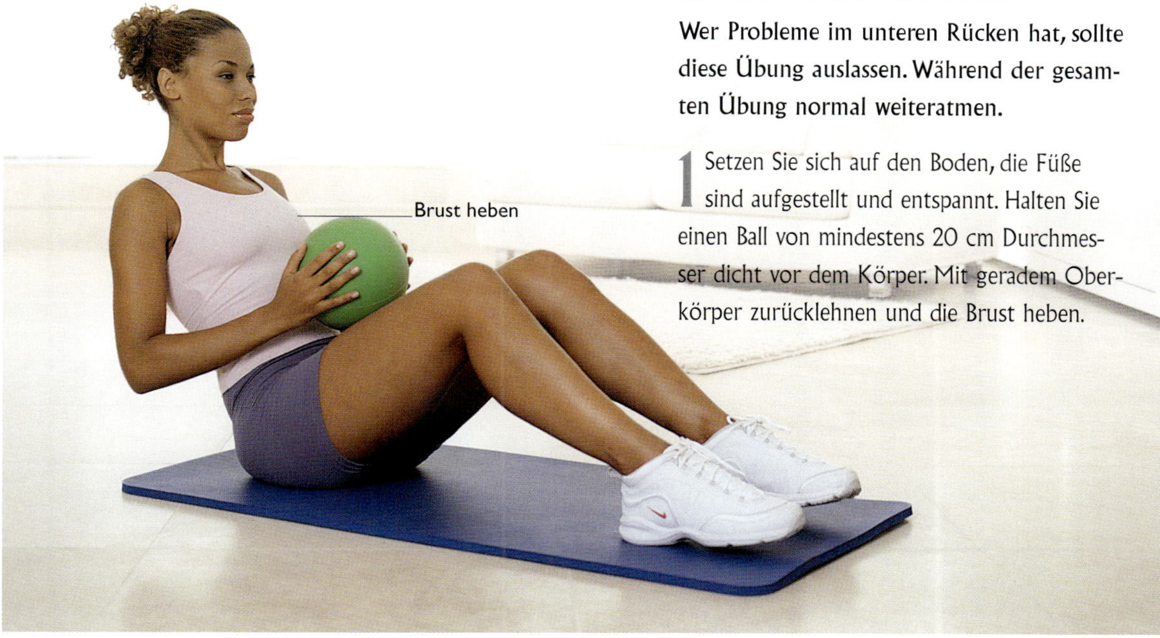

1 Setzen Sie sich auf den Boden, die Füße sind aufgestellt und entspannt. Halten Sie einen Ball von mindestens 20 cm Durchmesser dicht vor dem Körper. Mit geradem Oberkörper zurücklehnen und die Brust heben.

2 Den Rumpf nach rechts drehen und den Ball kurz rechts neben der Hüfte aufsetzen. Pausieren und langsam in die Mitte zurückkehren. Die Übung abwechselnd zu beiden Seiten ausführen, bis alle Wiederholungen absolviert sind. Sie können den Ball auch durch eine Hantel ersetzen.

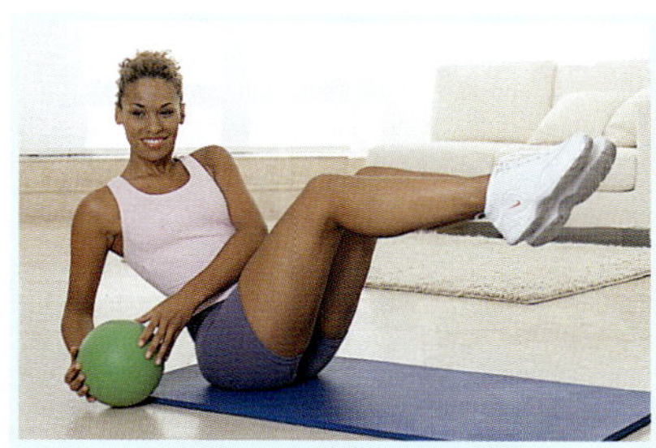

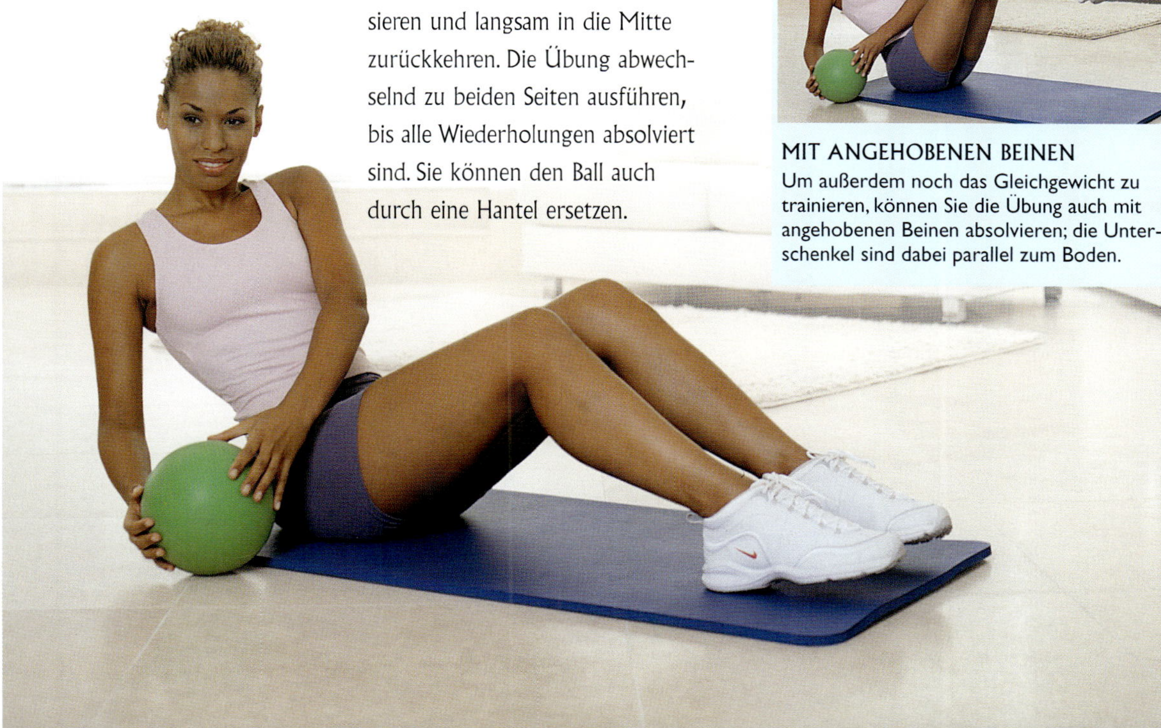

MIT ANGEHOBENEN BEINEN

Um außerdem noch das Gleichgewicht zu trainieren, können Sie die Übung auch mit angehobenen Beinen absolvieren; die Unterschenkel sind dabei parallel zum Boden.

TIEFE BAUCHMUSKELN

Wer seine queren Bauchmuskeln trainiert, entwickelt eine Art natürlichen Gürtel, der den Bauch flach hält und den unteren Rücken stützt. Bei den folgenden Übungen muss das Becken gegen einen durch Arm- und Beinbewegungen verursachten Widerstand stabilisiert werden. Wer Rückenprobleme hat, sollte diese Übungen den traditionellen Bauchpressen vorziehen, bei dem einzelne Wirbel in Mitleidenschaft gezogen werden können.

WIEDERHOLUNGEN

Anfangs 5–10 Wh. auf jeder Seite pro Satz absolvieren und diese auf 10 Wh. steigern. Die gestreckte Position bei den Übungen Beinkicks im Wechsel (s. S. 133) und Käfer (s. S. 134) bis zu 10 Sekunden lang halten.

ARM- UND BEINHEBEN AUF EINER SEITE

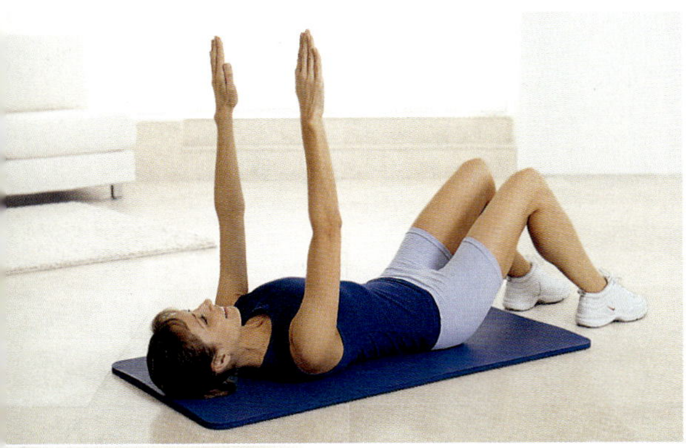

1 Legen Sie sich auf den Rücken und stellen Sie die Füße auf. Die Arme zur Decke strecken, die Handfläche zeigen nach vorn. Während der gesamten Übung gleichmäßig weiteratmen.

2 Um eine neutrale Rückenhaltung zu gewährleisten: Bauchmuskeln anspannen und den Nabel zur Wirbelsäule ziehen, ohne den unteren Rücken flach zu machen. Einen Arm hinter dem Kopf zum Boden bringen und das gegenüberliegende Knie heben, bis es sich über der Hüfte befindet. Langsam in die Ausgangsposition zurückkehren und die Übung abwechselnd auf beiden Seiten ausführen, bis alle Wiederholungen absolviert sind.

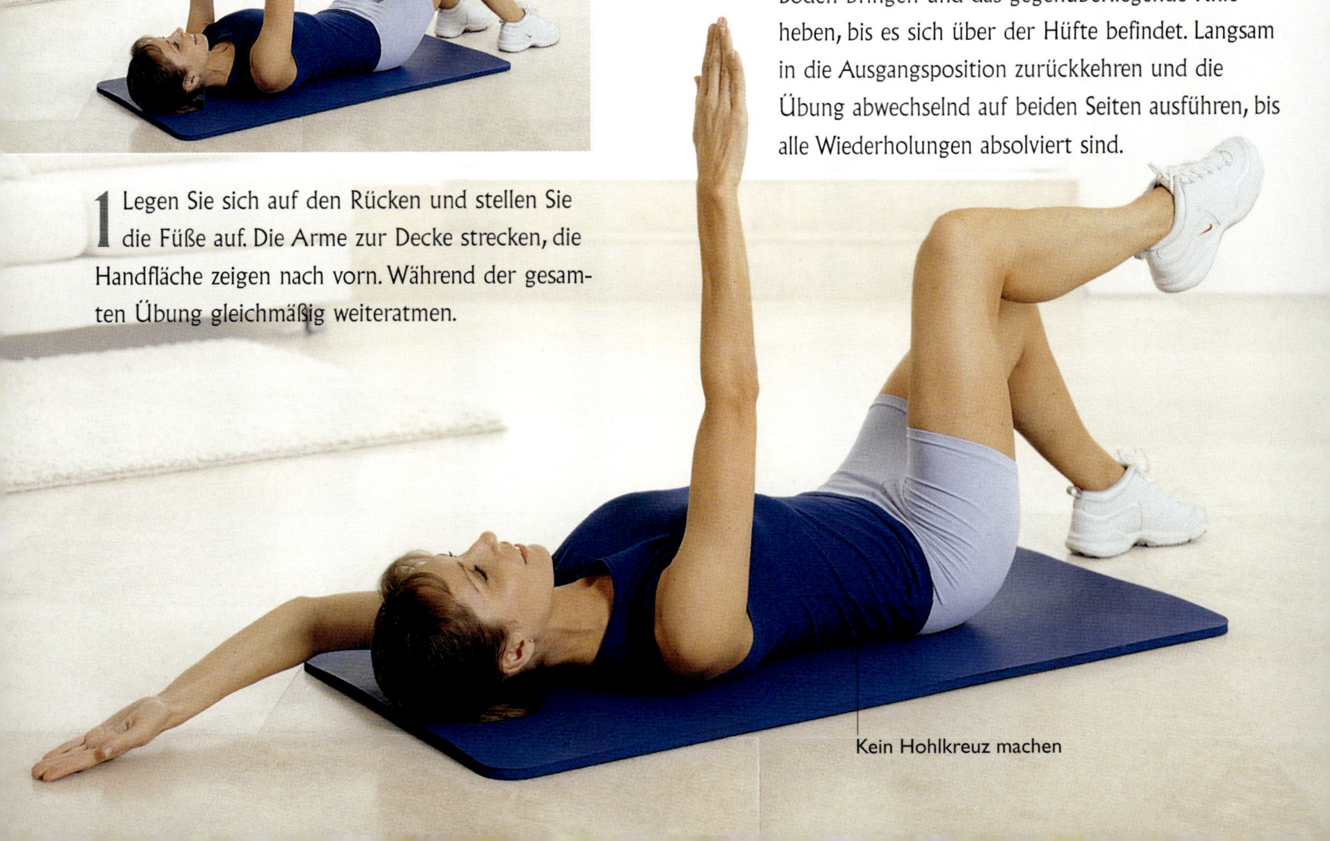

BEINKICKS IM WECHSEL

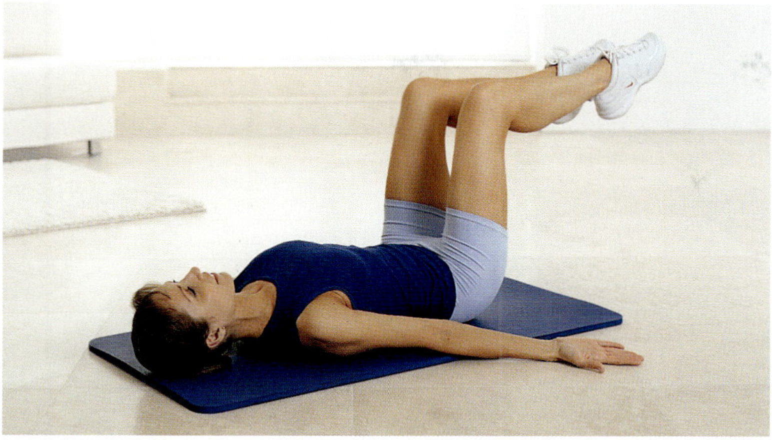

Wenn Sie bei der vorigen Übung die neutrale Rückenhaltung beibehalten konnten, dürfen Sie mit den Beinkicks im Wechsel fortfahren. Dabei gleichmäßig weiteratmen.

1 Auf den Rücken legen. Oberkörper und -schenkel sowie Ober- und Unterschenkel bilden einen rechten Winkel. Arme liegen neben dem Körper (Handflächen nach oben). Handrücken in den Boden pressen.

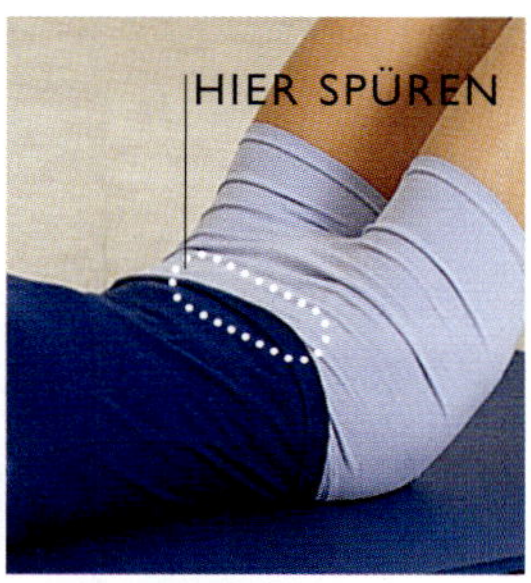

Aktive Muskeln
Sowohl das Arm- und Beinheben auf einer Seite als auch die Beinkicks im Wechsel trainieren die queren Bauchmuskeln (s. S. *50*).

2 Auf eine neutrale Rückenhaltung achten, die Bauchmuskeln anspannen und das rechte Bein möglichst knapp über dem Boden langsam ausstrecken, aber kein Hohlkreuz machen! Das linke Knie an die Brust ziehen. Pausieren, dann in die Ausgangsposition zurückkehren und die Übung abwechselnd mit beiden Beinen ausführen, bis alle Wiederholungen absolviert sind.

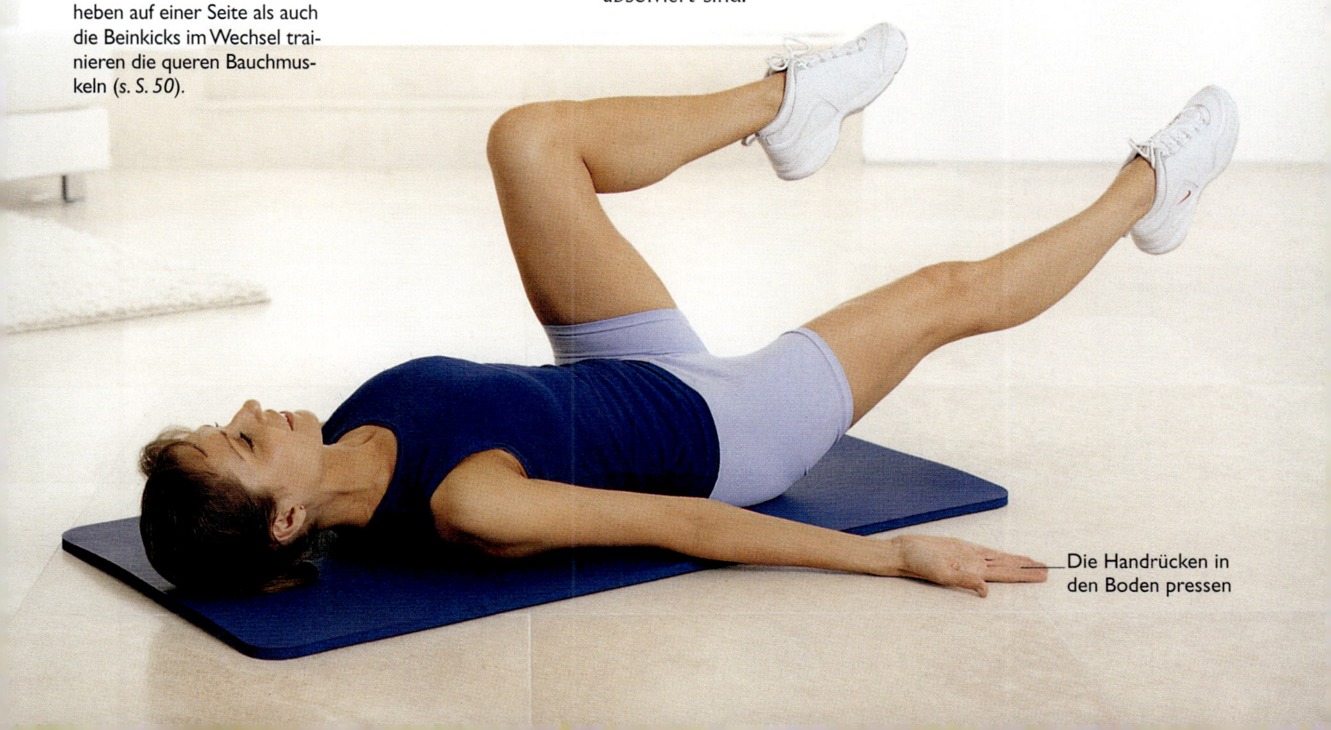

KÄFER

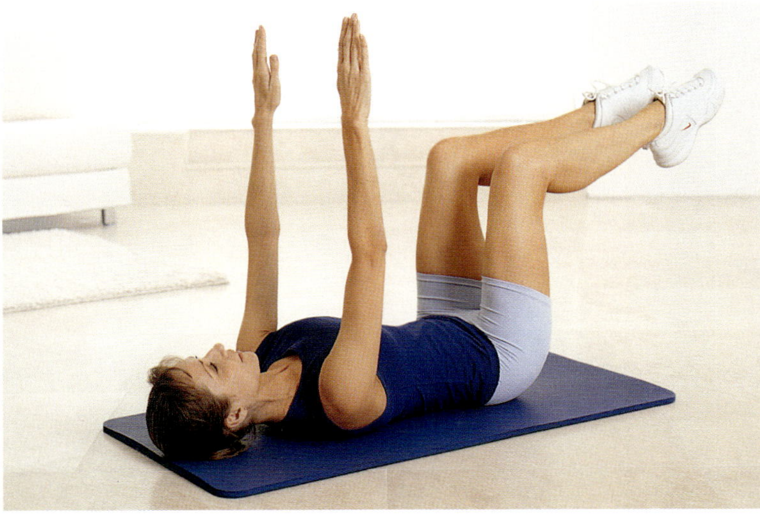

Die Übungen Käfer und Ball-Transfer sind auch bei Problemen im unteren Rücken empfehlenswert. Sollten Sie entsprechende Beschwerden haben, pressen Sie den unteren Rücken während der Übung fest in den Boden. Dabei gleichmäßig weiteratmen.

1 Auf den Rücken legen. Oberkörper und Oberschenkel bilden einen rechten Winkel, die Füße schweben in der Luft. Arme zur Decke strecken, die Hände befinden sich über den Schultern (Handflächen zeigen nach vorn).

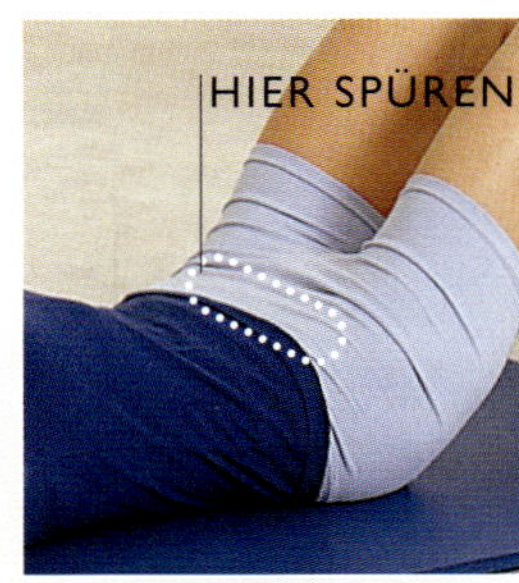
HIER SPÜREN

Aktive Muskeln
Die Übungen Käfer und Ball-Transfer trainieren die queren Bauchmuskeln (s. S. *50*).

2 Bauchmuskeln anspannen und den Nabel zur Wirbelsäule ziehen. Den linken Arm hinter dem Kopf zu Boden bringen und das rechte Bein so knapp wie möglich über dem Boden strecken. Dabei kein Hohlkreuz machen! Das linke Knie an die Brust ziehen. In die Ausgangsposition zurückkehren und die Übung abwechselnd auf beiden Seiten ausführen, bis alle Wiederholungen absolviert sind.

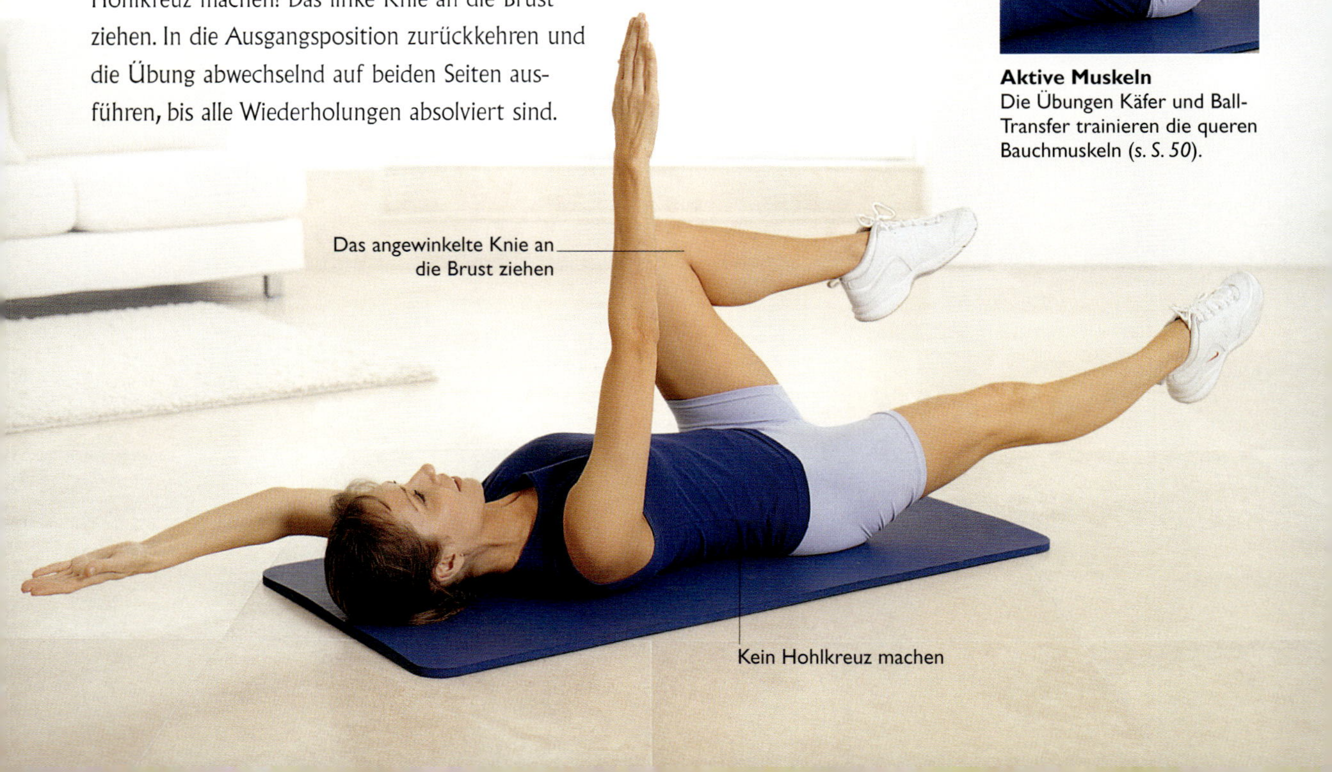
Das angewinkelte Knie an die Brust ziehen
Kein Hohlkreuz machen

BALL-TRANSFER

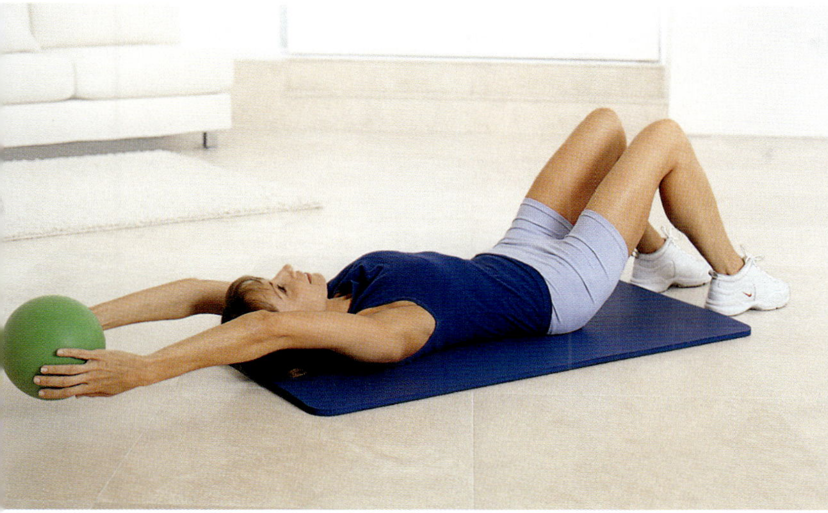

Probieren Sie die Übung zunächst mit einem Kissen oder einem kleinen, leichten Ball aus. Ein Medizinball (*s. S. 23*) sorgt später für den nötigen Widerstand. Atmen Sie während der gesamten Übung gleichmäßig weiter.

1 Legen Sie sich auf den Rücken, die Füße sind aufgestellt. Halten Sie einen Ball mit 20 cm Durchmesser mit gestreckten Armen hinter den Kopf.

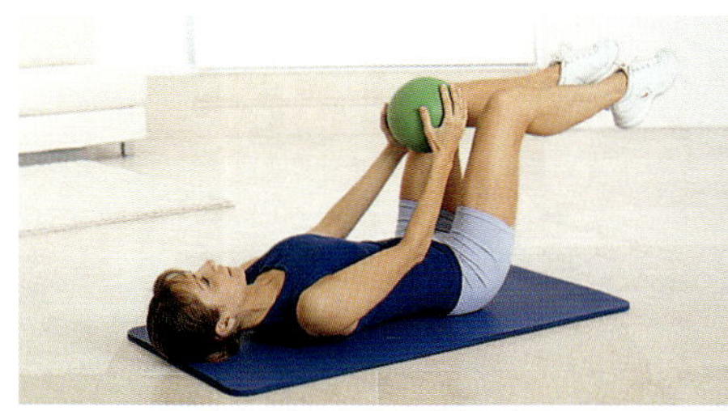

Aus der Position mit dem Ball zwischen den Knien die Arme und Beine erneut strecken. Den Ball wieder in die Hände nehmen. In die Ausgangsposition zurückkehren.

2 Die Bauchmuskeln anspannen. Kopf und Schultern bleiben am Boden, während Sie die Arme heben, die Knie anziehen und den Ball zwischen den Knien einklemmen. Arme und Füße zum Boden bringen, ohne ins Hohlkreuz zu fallen. Den Boden mit den Finger- und Zehenspitzen nur kurz berühren, dann Arme gleich wieder heben und Knie an die Brust ziehen. Den Ball nehmen und in die Ausgangsposition zurückkehren. (Zählt als 1 Wh.) Wer die Intensität erhöhen will, trainiert mit gestreckten Beinen.

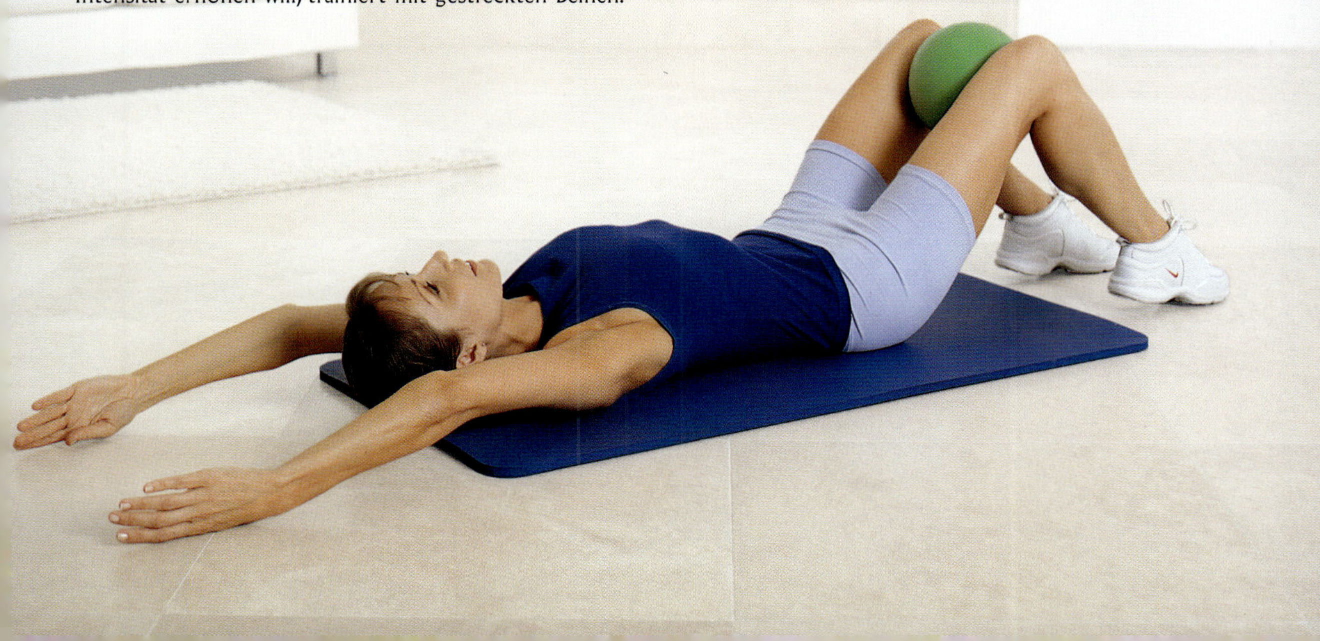

RÜCKEN: RÜCKENSTRECKER

Diese Übungen kräftigen die Muskeln, die parallel zur Wirbelsäule verlaufen, die so genannten Rückenstrecker. Sie sorgen für Stabilität und beugen Schmerzen im unteren Rücken vor. Wenn Sie dort allerdings schon Schmerzen haben, ist diese Übung für Sie tabu. Warten Sie, bis die Schmerzen abgeklungen sind und heben Sie anfangs nur ein Bein bzw. einen Arm gleichzeitig. Atmen Sie dabei gleichmäßig weiter.

WIEDERHOLUNGEN

Auf jeder Seite 5–10 Wh. absolvieren und nach jedem Satz die Seite wechseln. Auf 10 Wh. steigern. Die gestreckte Position bis zu zehn Sekunden lang halten.

☐ ARM- UND BEINHEBEN AUF DEM BAUCH

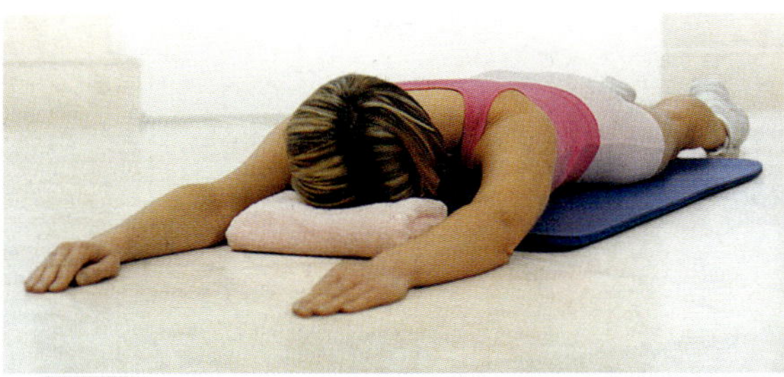

1 Auf den Bauch legen und die Stirn auf ein zusammengefaltetes Handtuch betten, damit Kopf und Nacken eine Linie bilden. Die Arme mit den Handflächen nach unten nach vorn strecken. Den Rumpf ganz lang machen, mit dem Scheitel nach vorn streben und die Bauchmuskeln anspannen.

2 Die Stirn bleibt auf dem Handtuch, während Sie gleichzeitig einen Arm und das gegenüberliegende Bein 8–15 cm hoch anheben. Position 1 Sekunde lang halten und Arm und Bein wieder ablegen. Die Übung auf der anderen Seite wiederholen und so fortfahren, bis Sie alle Wiederholungen absolviert haben.

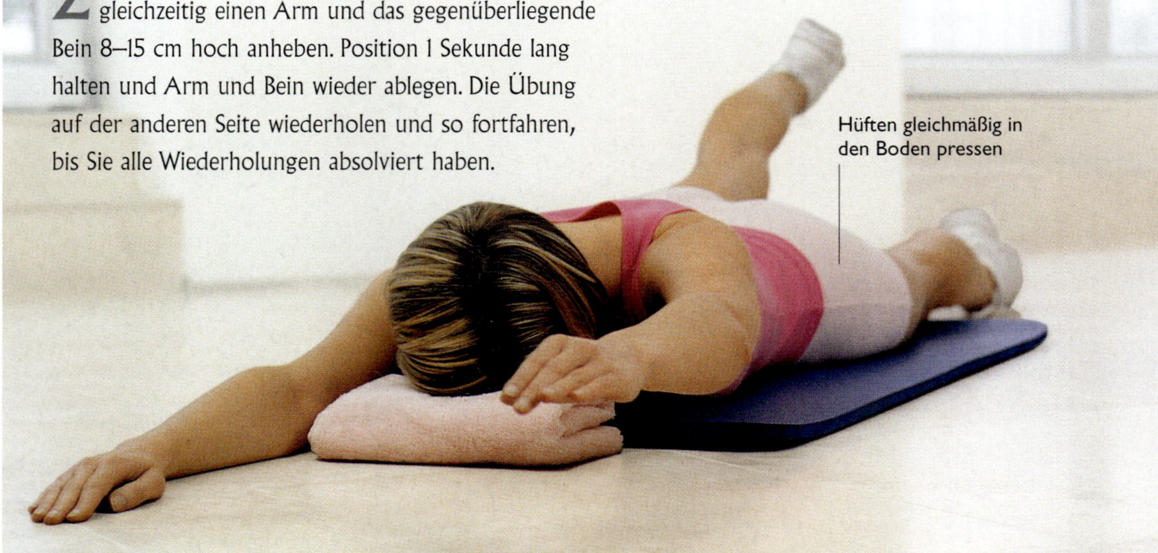

ARM- UND BEINHEBEN IM VIERFÜSSLERSTAND

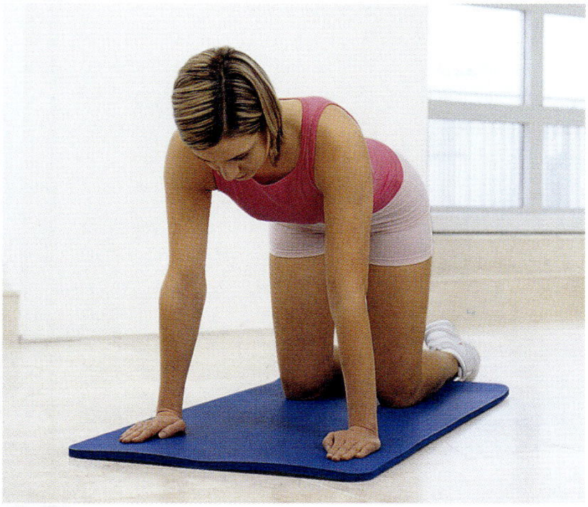

1 In den Vierfüßlerstand gehen. Die Arme sind unter den Schultern und die Knie unter den Hüften. Kopf, Nacken und Wirbelsäule bilden eine Linie.

TRAININGSTIPPS

- **Den gestreckten Arm** sowie das gestreckte Bein so lang wie möglich machen.
- **Die Bauchmuskeln** nach außen drücken und den Nabel zur Wirbelsäule ziehen, damit Sie kein Hohlkreuz machen.
- **Immer daran denken:** Die Nase zeigt nach unten! Nur so bilden Kopf, Nacken und Wirbelsäule eine Linie.
- **Den Rumpf nicht drehen.** Schultern und Hüften sind parallel zum Boden.

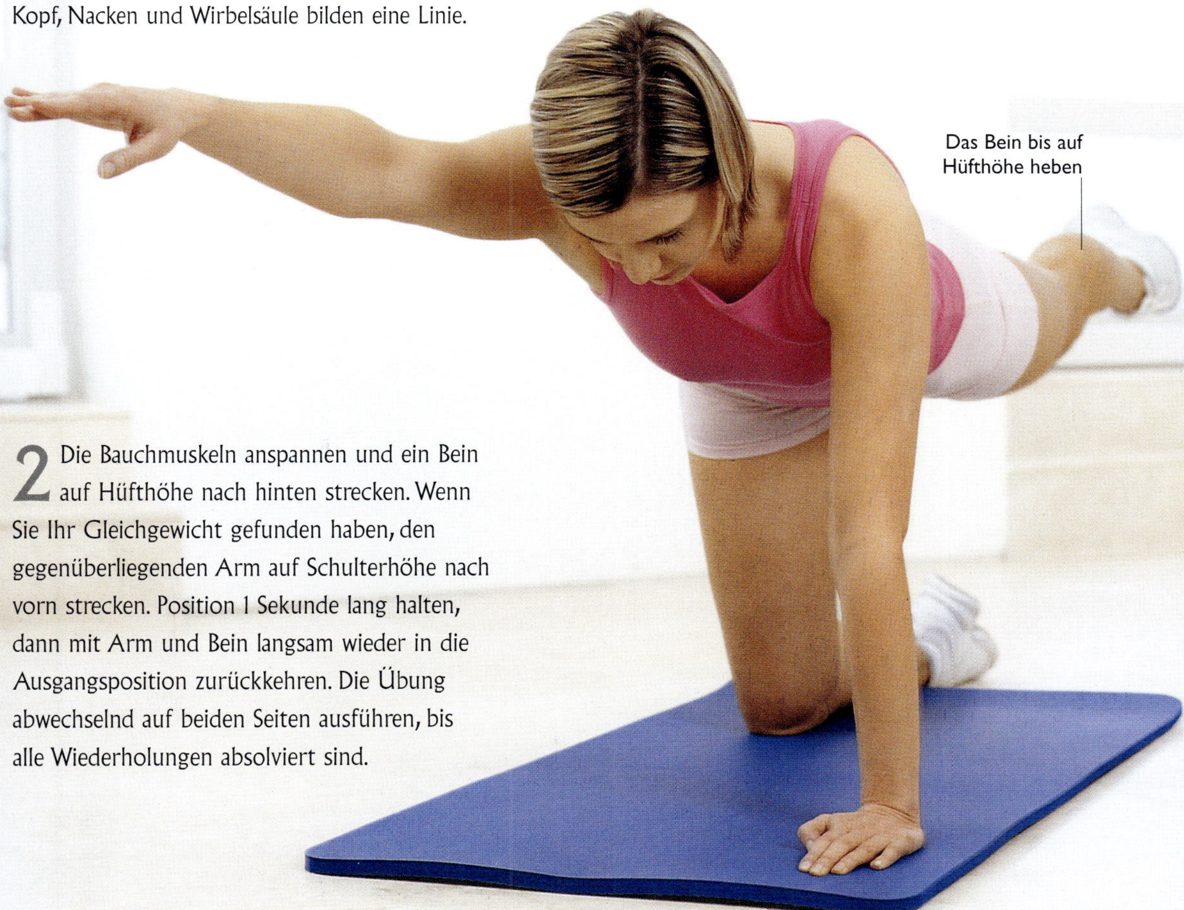

2 Die Bauchmuskeln anspannen und ein Bein auf Hüfthöhe nach hinten strecken. Wenn Sie Ihr Gleichgewicht gefunden haben, den gegenüberliegenden Arm auf Schulterhöhe nach vorn strecken. Position 1 Sekunde lang halten, dann mit Arm und Bein langsam wieder in die Ausgangsposition zurückkehren. Die Übung abwechselnd auf beiden Seiten ausführen, bis alle Wiederholungen absolviert sind.

EIN STABILER RUMPF

Die Brücke trainiert die Bauchmuskeln und die Rückenstrecker, sorgt für einen stabilen Rumpf, einen schön definierten Bauch, einen kräftigeren Rücken und damit auch für eine bessere Haltung. An sich ist die Übung zwar erst etwas für Fortgeschrittene, Sie können sich aber schrittweise an sie herantasten. Denken Sie daran, die Muskeln in Bauch, Rücken, Po und Beinen fest anzuspannen – und natürlich das Atmen nicht vergessen!

WIEDERHOLUNGEN

Die folgenden Übungen nur je einmal absolvieren, die jeweilige Position aber 10 Sekunden lang halten und bis auf 30 Sekunden steigern. Bei der Brücke auf der Seite (s. S. *140–141*) die Position anfangs ebenfalls 10 und später 30 Sekunden lang halten.

HALBE BRÜCKE

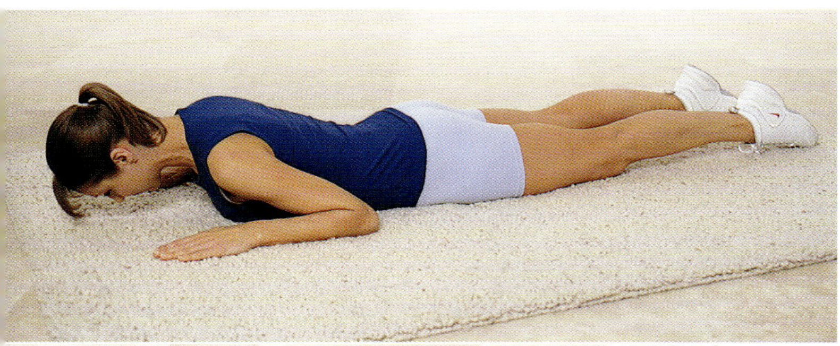

1 Legen Sie sich bäuchlings auf eine gut gepolsterte Unterlage, die Arme sind gebeugt, die Ellbogen an den Körper gezogen, die Handflächen zeigen nach unten. Die Bauchmuskeln anspannen, sodass zwischen Bauch und Boden ein Zwischenraum entsteht.

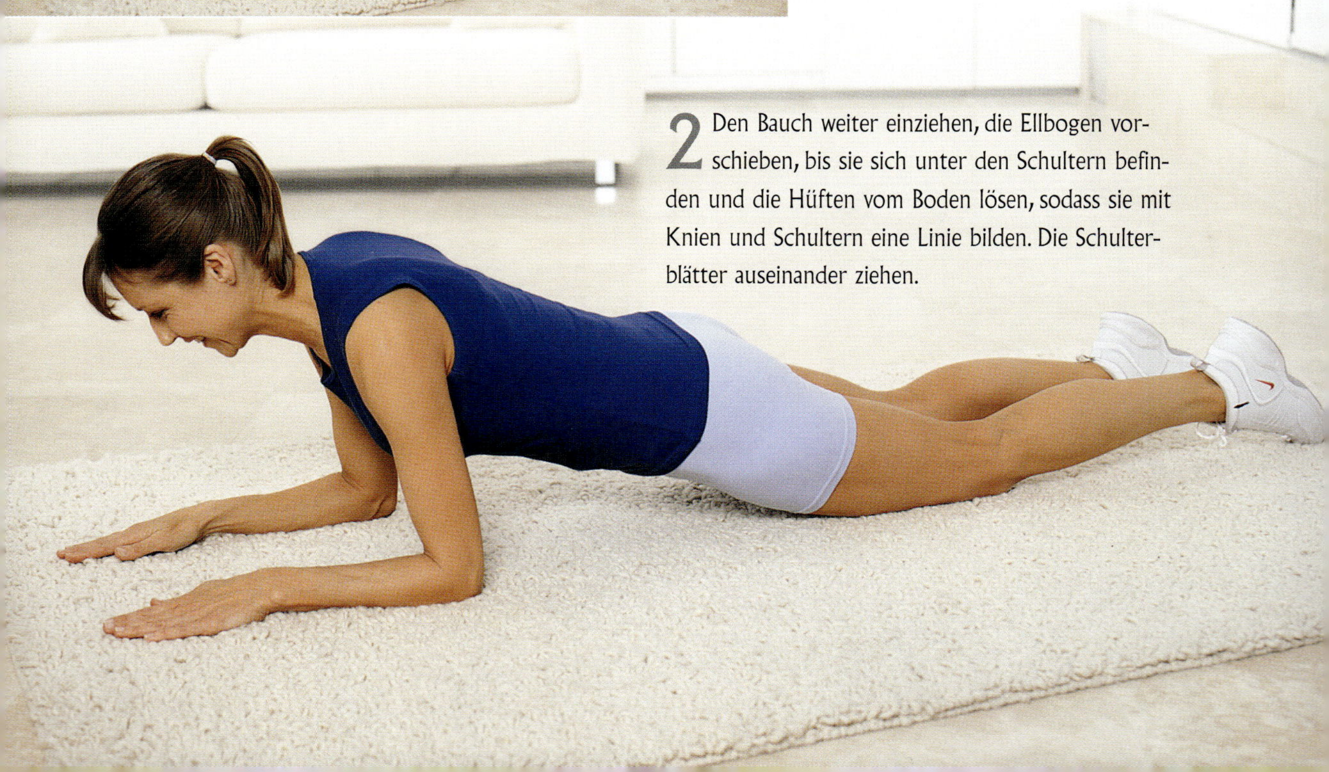

2 Den Bauch weiter einziehen, die Ellbogen vorschieben, bis sie sich unter den Schultern befinden und die Hüften vom Boden lösen, sodass sie mit Knien und Schultern eine Linie bilden. Die Schulterblätter auseinander ziehen.

BRÜCKE

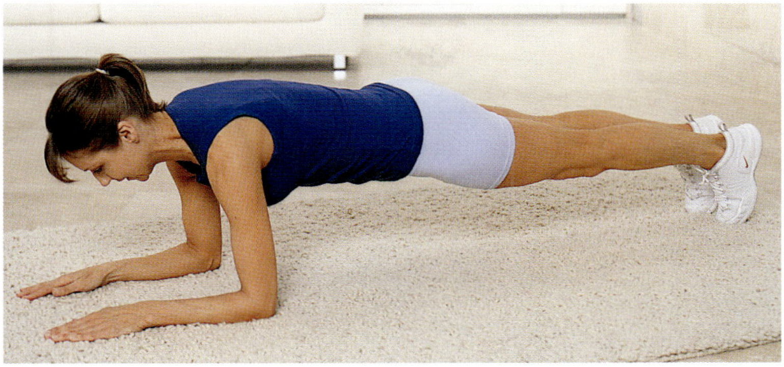

TRAININGSTIPPS

- **In der Ausgangsposition** die Oberarme eng am Körper lassen.
- **Nicht ins Hohlkreuz gehen.**
- **Die Nase zeigt nach unten!** Nur so bilden Kopf, Nacken und Wirbelsäule eine Linie.
- **Die Schulterblätter** nach unten und zusammenziehen.

Dieselbe Ausgangsposition einnehmen wie eben. Die Beine strecken und die Zehenspitzen aufstellen. Schulterblätter nach unten ziehen und die Unterarme in den Boden pressen. Den Nacken lang machen und darauf achten, dass der Körper von den Schultern bis zu den Knöcheln eine Linie bildet.

BRÜCKE AUF EINEM BEIN

Wenn es Ihnen gelingt, 30 Sekunden in der Brücke zu verharren, können Sie die Übung intensivieren, indem Sie dabei ein Bein in die Luft strecken und das Körpergewicht jeweils 30 Sekunden auf das andere Bein verlagern.

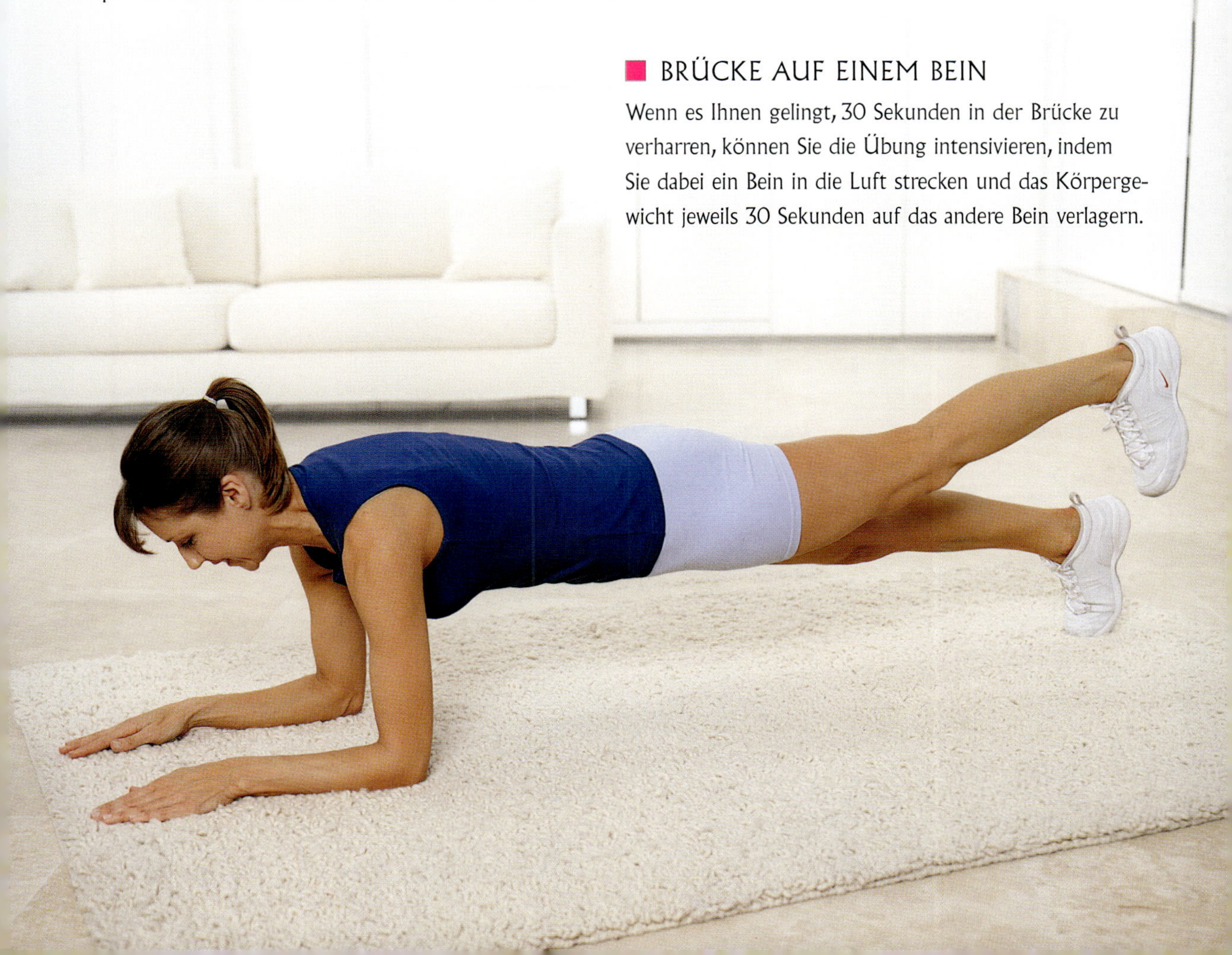

HALBE BRÜCKE AUF DER SEITE

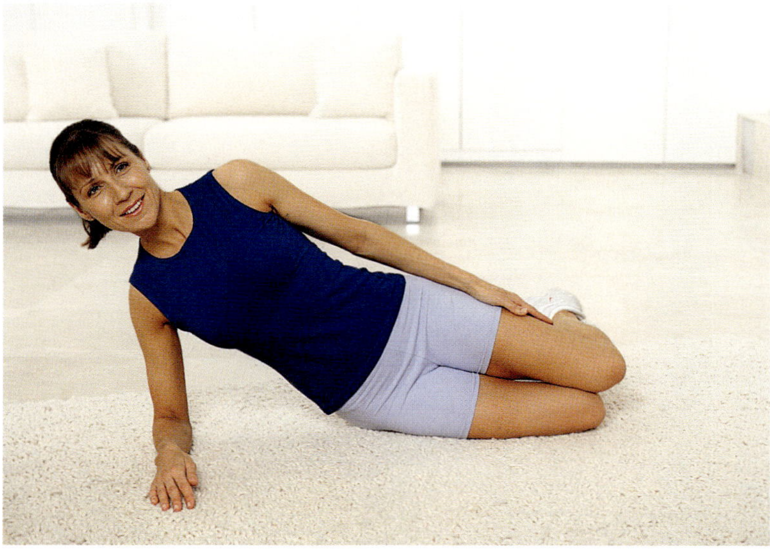

Diese Bewegung kräftigt die Bauchmuskeln und stabilisiert den Rumpf. Außerdem trainiert sie die schrägen Bauchmuskeln, ohne dass die Wirbelsäule gekrümmt oder gedreht werden muss.

1 Legen Sie sich auf die Seite und stützen Sie den Unterarm auf. Darauf achten, dass sich der Ellbogen unter der Schulter befindet und mit Knie und Hüfte eine Linie bildet. Der obere Arm ruht auf dem oberen Schenkel.

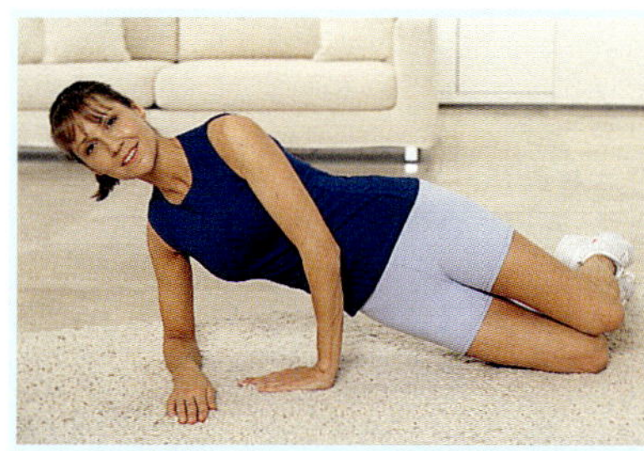

GESTÜTZTE BRÜCKE ZUR SEITE
Anfangs können Sie sich auch noch mit der oberen Hand abstützen.

2 Die Bauchmuskeln anspannen, ausatmen und sich mit dem Ellbogen hochstemmen, bis sich die Hüften vom Boden lösen. Position gleichmäßig weiteratmend 10–30 Sekunden lang halten oder 5–10-mal wiederholen. Dann auf der anderen Seite absolvieren.

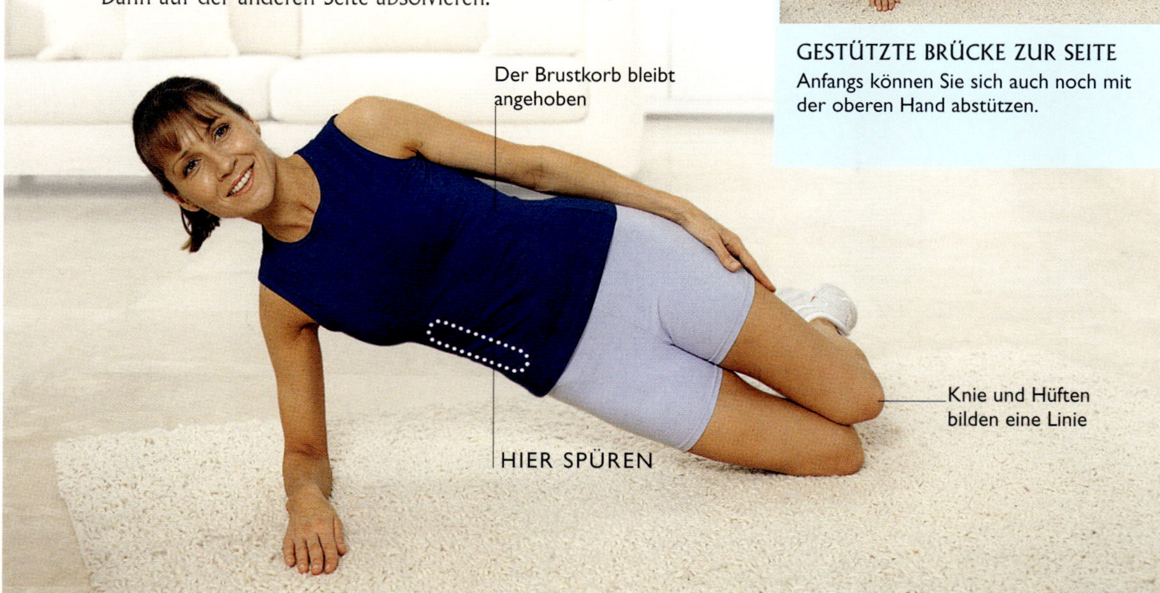
Der Brustkorb bleibt angehoben
Knie und Hüften bilden eine Linie
HIER SPÜREN

BRÜCKE AUF DER SEITE MIT GESTRECKTEN BEINEN

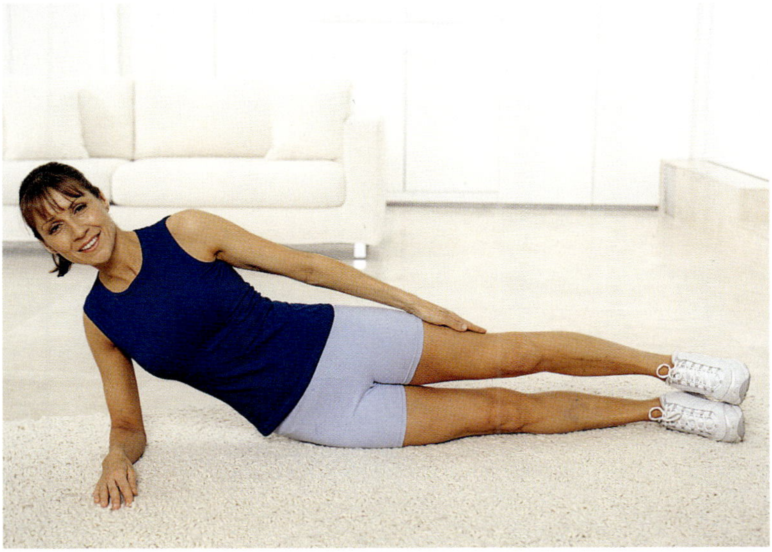

Bei dieser Variante für Fortgeschrittene müssen Sie den gesamten Körper stabilisieren.

1 Legen Sie sich auf die Seite und stützen Sie sich auf einen Ellbogen. Die Beine sind gestreckt, ein Fuß ruht auf dem anderen. Darauf achten, dass sich der aufgestützte Ellbogen unter der Schulter befindet und eine Linie mit den Hüften und Füßen bildet. Der obere Arm ruht auf dem oberen Schenkel.

2 Die Bauchmuskeln anspannen, ausatmen und sich mit dem Ellbogen hochstemmen, bis sich die Hüfte vom Boden löst. Der Oberkörper bildet mit dem Kopf und den Beinen eine Linie. Position gleichmäßig weiteratmend 10–30 Sekunden lang halten oder 5–10-mal absolvieren und auf der anderen Seite wiederholen.

TRAININGSTIPPS

- **Der aufgestützte Ellbogen** befindet sich unter der Schulter.
- **Der Ellbogen** ist mit Hüften und Füßen auf einer Linie.
- **Den Brustkorb** heben und die Schulterblätter nach unten ziehen.

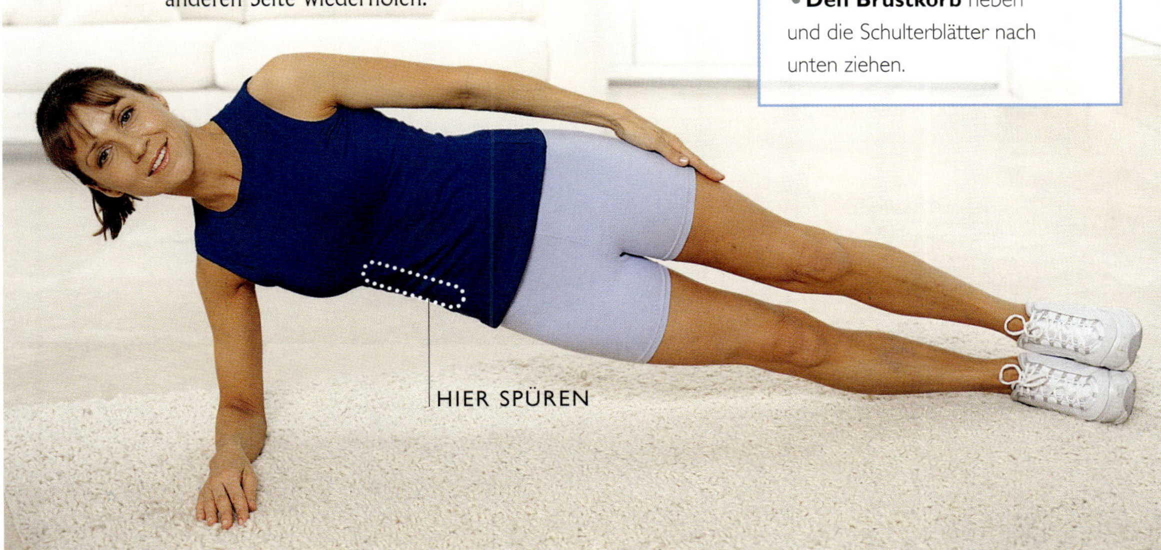

KRÄFTIGUNG DER HANDGELENKE

Kräftige Handgelenke verbessern Ihre Leistungen beim Tennis oder Golf. Aber Sie profitieren auch im Alltag davon, zum Beispiel wenn Sie am Computer arbeiten, im Haushalt, beim Öffnen eines Marmeladenglases oder beim Heben eines schweren Eimers. Frauen in fortgeschrittenem Alter helfen kräftige Handgelenke dabei, einen Sturz abzufangen – was Knochenbrüche verhindern kann.

GEWICHTE & WIEDERHOLUNGEN

Bodyshaping Mit 0,5–1 kg schweren Hanteln 12–15 Wh. pro Satz und Hand.

Knochenaufbau Mit 2–4 kg schweren Hanteln 8–12 Wh. pro Satz und Hand.

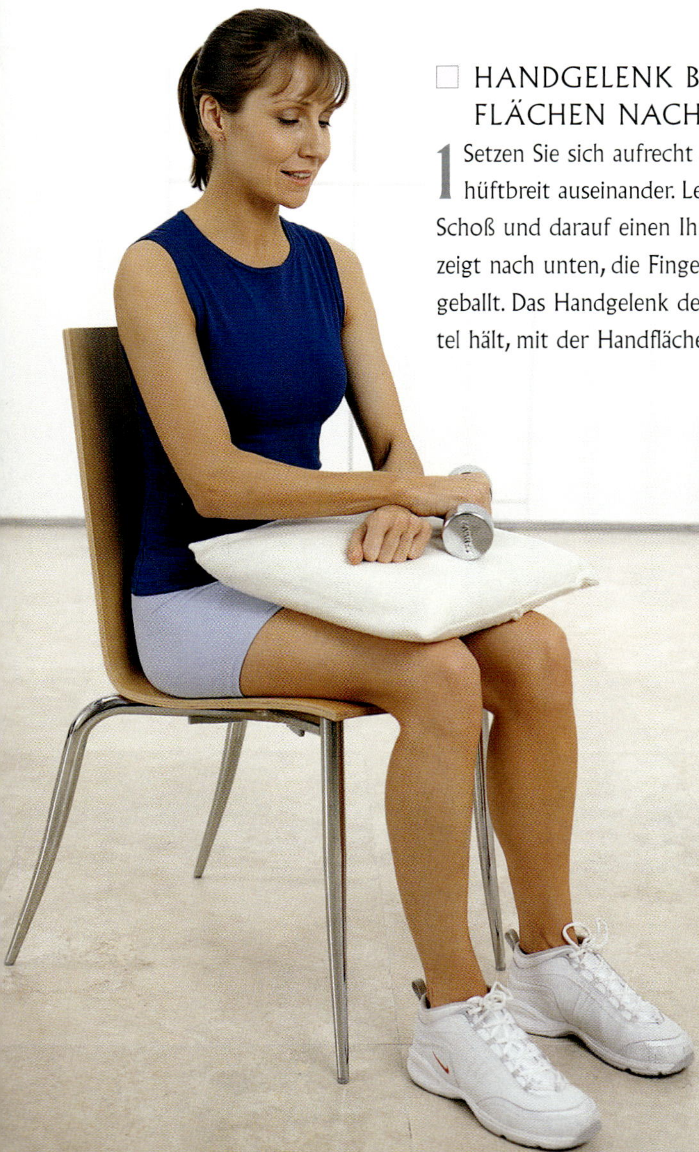

☐ HANDGELENK BEUGEN: HANDFLÄCHEN NACH UNTEN

1 Setzen Sie sich aufrecht auf einen Stuhl, die Beine sind hüftbreit auseinander. Legen Sie ein Kissen auf den Schoß und darauf einen Ihrer Unterarme. Die Handfläche zeigt nach unten, die Finger sind zu einer losen Faust geballt. Das Handgelenk der anderen Hand, die eine Hantel hält, mit der Handfläche nach unten darauf legen.

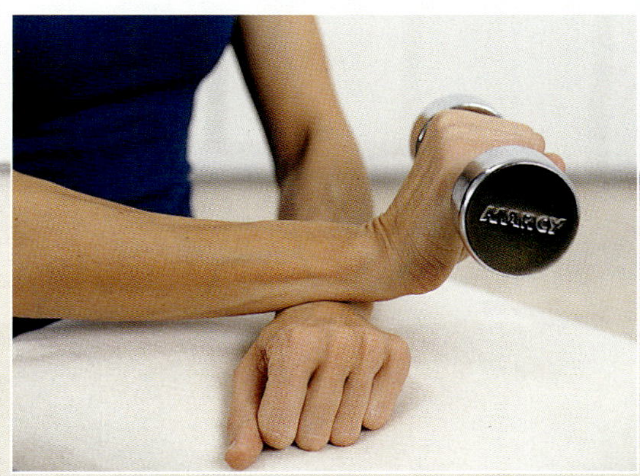

2 Die Hantel heben, ohne die Handgelenke voneinander zu lösen, indem Sie den Handrücken anwinkeln und die Position 1 Sekunde lang halten. Spüren Sie den Muskel auf der Oberseite des Unterarms? In die Ausgangsposition zurückkehren und alle Wiederholungen ohne Pause erst mit der einen, dann mit der anderen Hand absolvieren.

HANDGELENK BEUGEN: HANDFLÄCHEN NACH OBEN

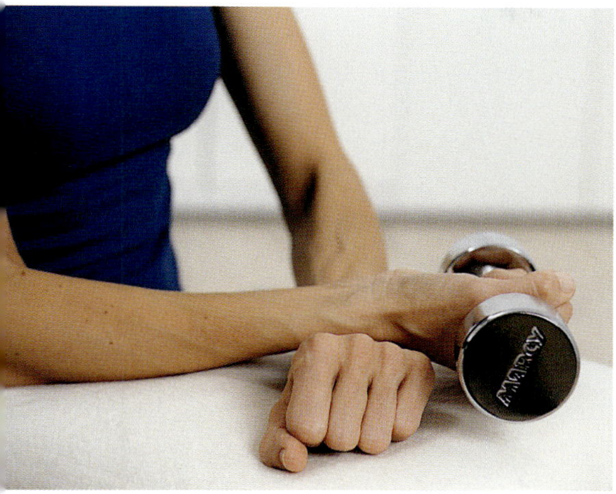

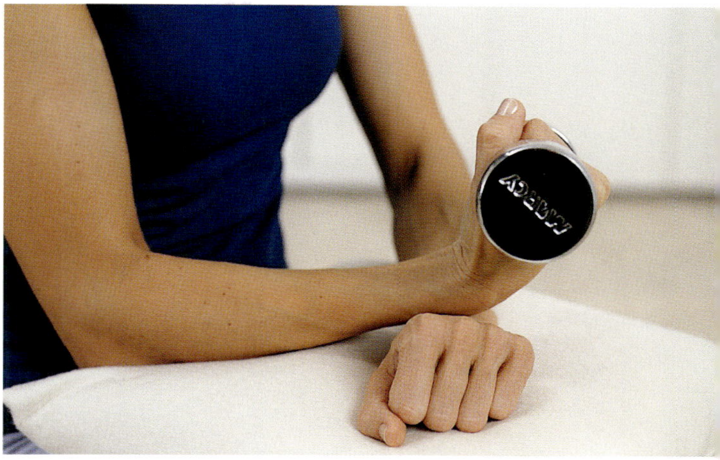

1 Ein Kissen auf den Schoß und darauf einen Ihrer Unterarme legen (Handfläche zeigt nach unten, die Finger sind zu einer losen Faust geballt). Den Handrücken der anderen Hand, die eine Hantel hält, so darauf legen, dass die Handfläche nach oben zeigt.

2 Die Hantel heben, ohne die Handgelenke voneinander zu lösen und die Position 1 Sekunde lang halten. Spüren Sie den Muskel auf der Unterseite des Handgelenks? In die Ausgangsposition zurückkehren und alle Wiederholungen ohne Pause erst mit der einen, dann mit der anderen Hand absolvieren.

HANDGELENK BEUGEN: AUSWÄRTS- UND EINWÄRTSDREHUNG

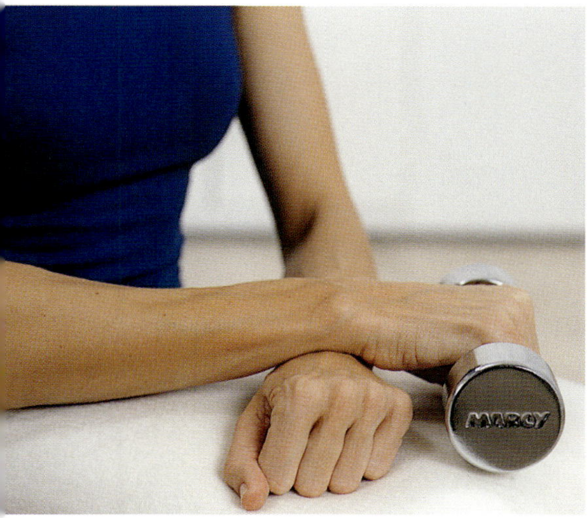

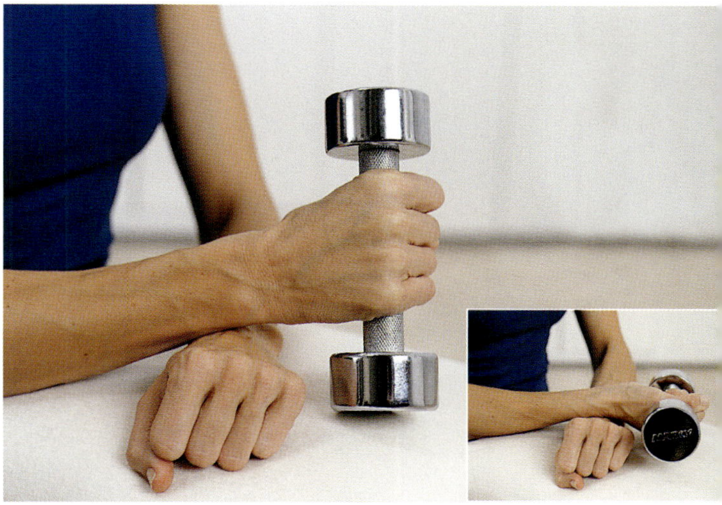

1 Einen Unterarm auf das Kissen legen (Handfläche nach unten). Die Finger sind zu einer losen Faust geballt. Die andere Hand, die eine Hantel hält, so darauf legen, dass die Handfläche nach unten zeigt.

2 Der Ellbogen der trainierenden Hand bleibt stabil. Den Unterarm nach außen drehen, bis die Handfläche nach oben zeigt. In die Ausgangsposition zurückkehren. Alle Wiederholungen ohne Pause. Übung mit der anderen Hand wiederholen.

KRÄFTIGUNG DER FUSSGELENKE

Ab dem Alter von 40 bauen als erste die Muskeln der Unterschenkel ab. Diese Veränderungen vollziehen sich fast unmerklich, bis Sie plötzlich irgendwann Schwierigkeiten mit dem Laufen haben. Die hier gezeigten Übungen kräftigen die Fußgelenke, sodass Sie noch lange hohe Absätze tragen können, aber auch auf dem Sportplatz eine gute Figur machen.

GEWICHTE & WH.

Bodyshaping Mit einem Band von leichter bis mittlerer Zugstärke 12–15 Wh. pro Satz.

Knochenaufbau Mit einem Band von schwerer Zugstärke 8–12 Wh. pro Satz.

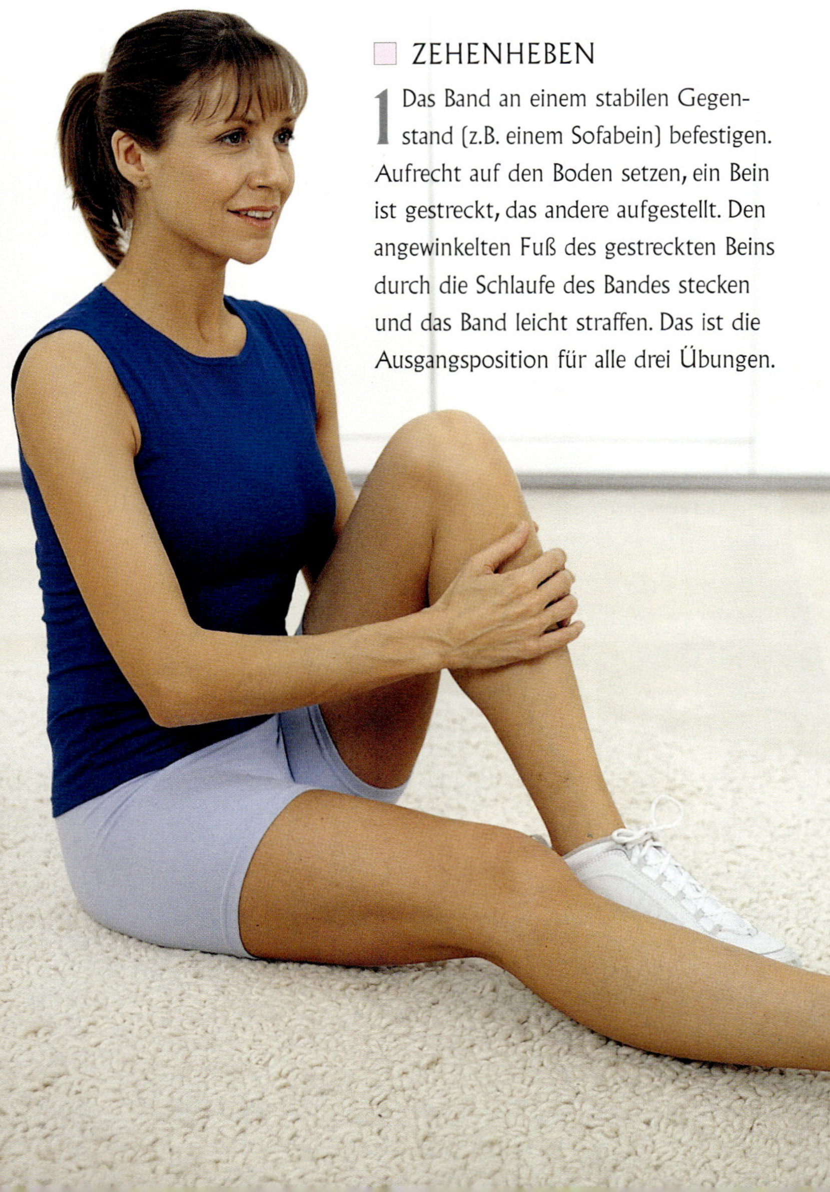

ZEHENHEBEN

1 Das Band an einem stabilen Gegenstand (z.B. einem Sofabein) befestigen. Aufrecht auf den Boden setzen, ein Bein ist gestreckt, das andere aufgestellt. Den angewinkelten Fuß des gestreckten Beins durch die Schlaufe des Bandes stecken und das Band leicht straffen. Das ist die Ausgangsposition für alle drei Übungen.

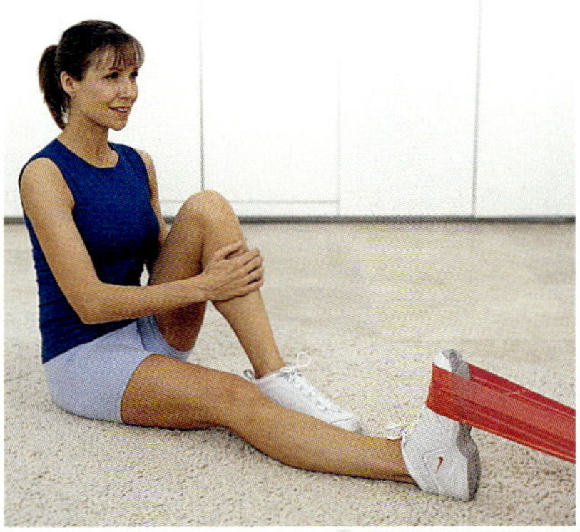

2 Ziehen Sie die Zehen zum Körper und halten Sie die Position 2–3 Sekunden lang. In die Ausgangsposition zurückkehren. Alle Wiederholungen sowie die der folgenden Übungen absolvieren und erst dann das Bein wechseln. Das Band bleibt stets gestrafft.

FUSSSOHLE NACH INNEN DREHEN

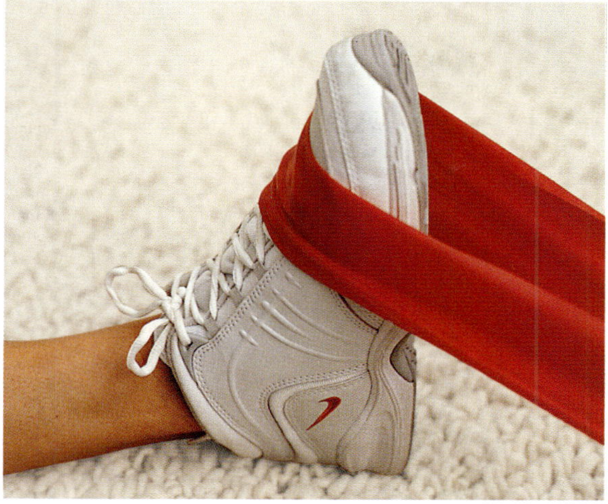

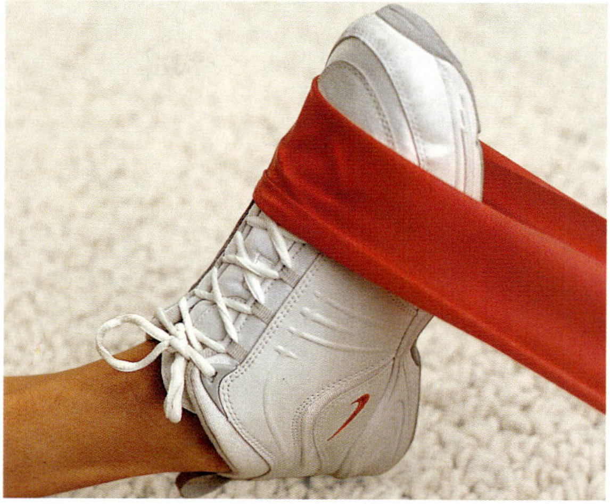

1 Dieselbe Ausgangsposition wie in der vorigen Übung einnehmen und den rechten Fuß 5–7,5 cm nach links rücken, sodass das Band gegen die Innenseite des Fußballens drückt.

2 Die Ferse bleibt am Boden. Die Sohle des rechten Fußes nach innen und oben drehen. Die Position 2–3 Sekunden halten und die Übung wiederholen. Nur einen Fuß bewegen.

FUSSSOHLE NACH AUSSEN DREHEN

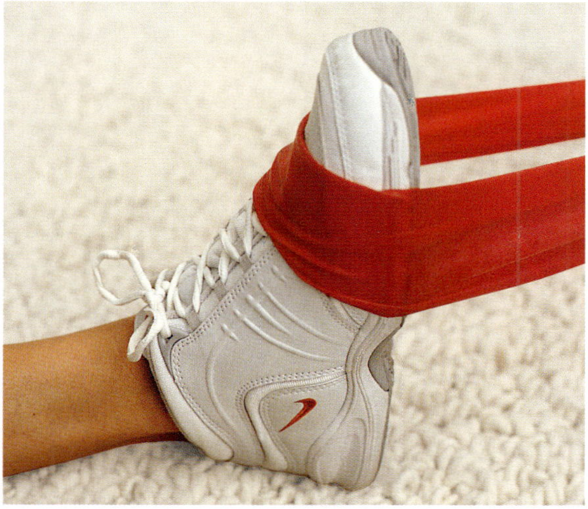

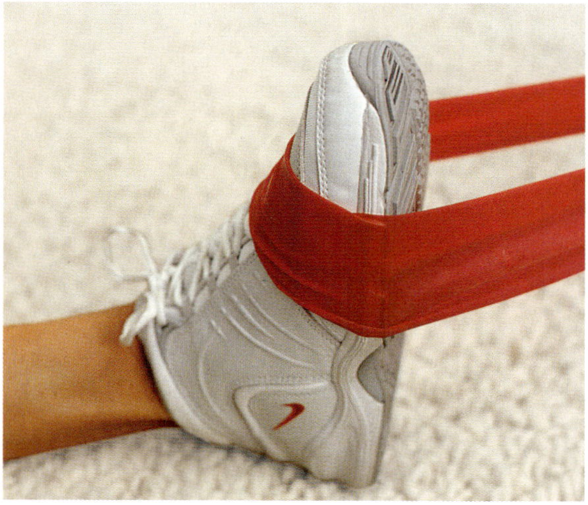

1 Dieselbe Ausgangsposition wie in der vorigen Übung einnehmen und den rechten Fuß 5–7,5 cm nach rechts rücken, sodass das Band gegen die Außenseite des Fußballens drückt.

2 Die Ferse bleibt am Boden. Die Sohle des rechten Fußes nach außen und oben drehen. Die Position 2–3 Sekunden halten. Übung wiederholen. Nur einen Fuß bewegen. Nachdem Sie alle Wiederholungen absolviert haben, die Übungsabfolge mit dem linken Fuß absolvieren.

COOL-DOWN

Jedes Fitnesstraining hat eine gewisse Choreographie, damit die einzelnen Übungen möglichst nahtlos ineinander übergehen. Ich beginne meist mit den anstrengenderen Übungen im Stehen und mache dann mit Übungen am Boden weiter, die mit einem intensiven Bauchmuskeltraining enden. Zwischendurch dehne ich die beanspruchte Oberkörpermuskulatur und während des abschließenden Cool-downs alle großen Muskelgruppen.

GANZKÖRPER-DEHNUNG

Legen Sie sich auf den Rücken, atmen Sie tief ein und strecken sie Arme und Beine so weit Sie können. Ausatmen und die Muskeln ganz schlaff werden lassen. Die Dehnung 3-mal wiederholen: »Einatmen und strecken, ausatmen und entspannen.«

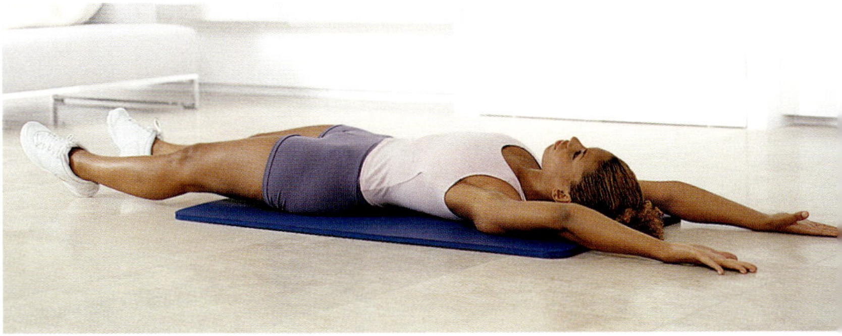

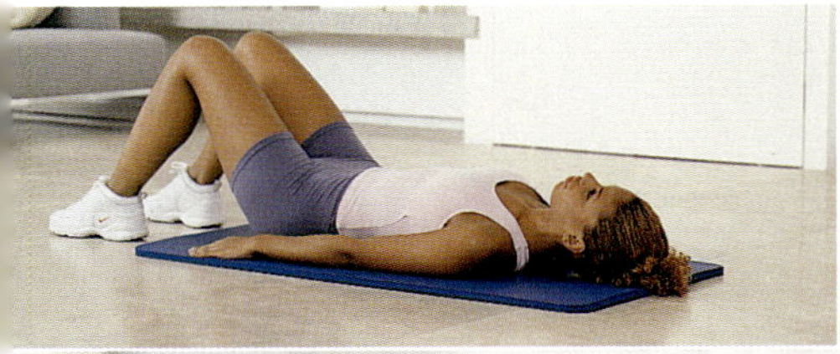

WIRBELSÄULE AUF- UND ABROLLEN

Legen Sie sich auf den Rücken, die Füße sind aufgestellt, die Arme liegen entspannt neben dem Körper. Den Rücken vom Steißbein aus Wirbel für Wirbel aufrollen, bis der Oberkörper von den Knien bis zu den Schultern eine Linie bildet. Den Rücken anschließend Wirbel für Wirbel abrollen – auch die natürliche Krümmung des unteren Rückens!

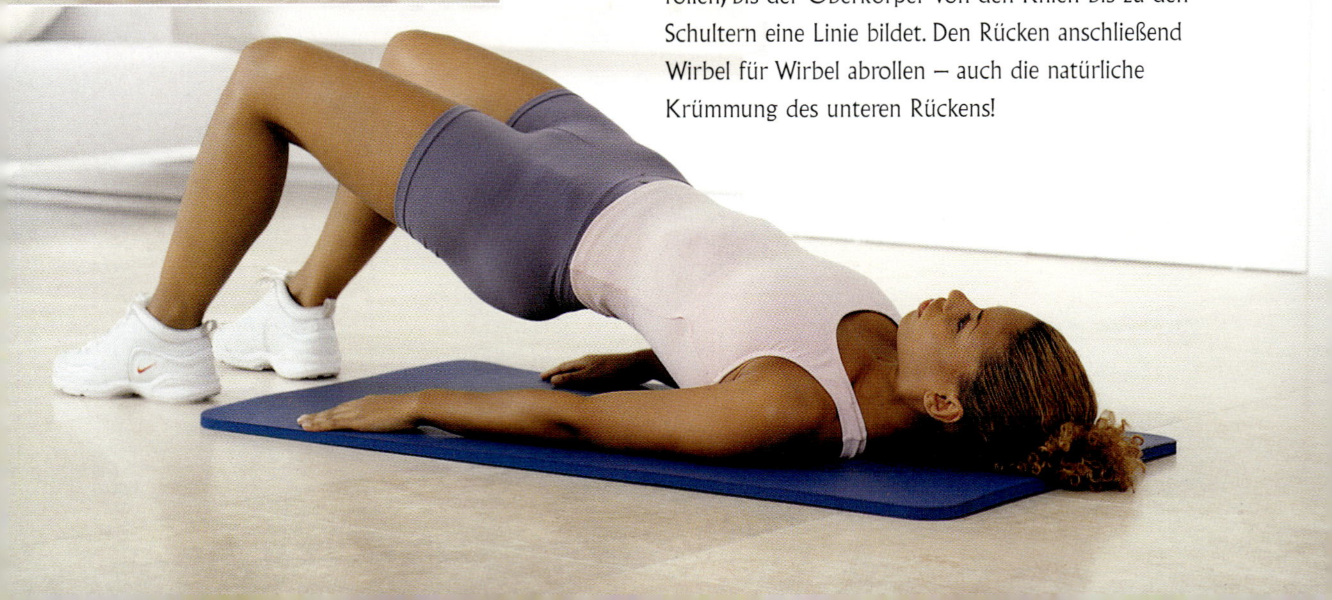

DEHNUNG FÜR DEN UNTEREN RÜCKEN

Auf den Rücken legen, beide Knie zur Brust ziehen. Die angewinkelten Beine leicht grätschen, die Hände auf die Rückseiten der Oberschenkel legen. Ausatmen und die Knie zu den Schultern ziehen, während sich das Becken leicht vom Boden löst. Einatmen und entspannen. Dreimal wiederholen.

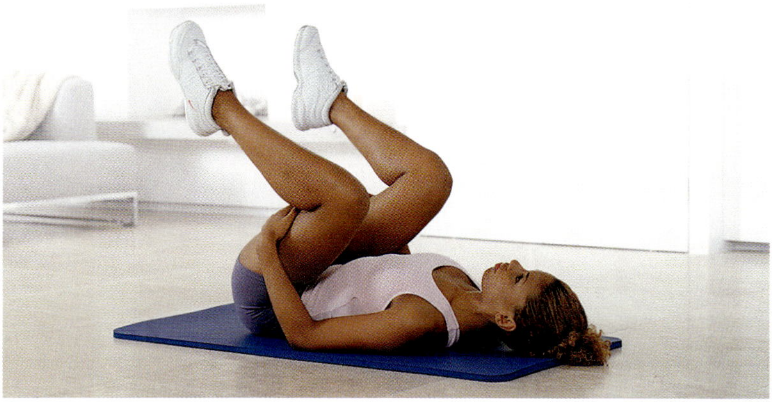

SCHENKELBEUGER-DEHNUNG

Legen Sie sich auf den Rücken und stellen Sie einen Fuß auf, während Sie das andere Bein zur Decke strecken. Das gestreckte Bein mit beiden Händen umfassen und sanft zum Körper ziehen, das Knie bleibt gestreckt. Position 20–30 Sekunden lang halten und die Übung mit dem anderen Bein wiederholen.

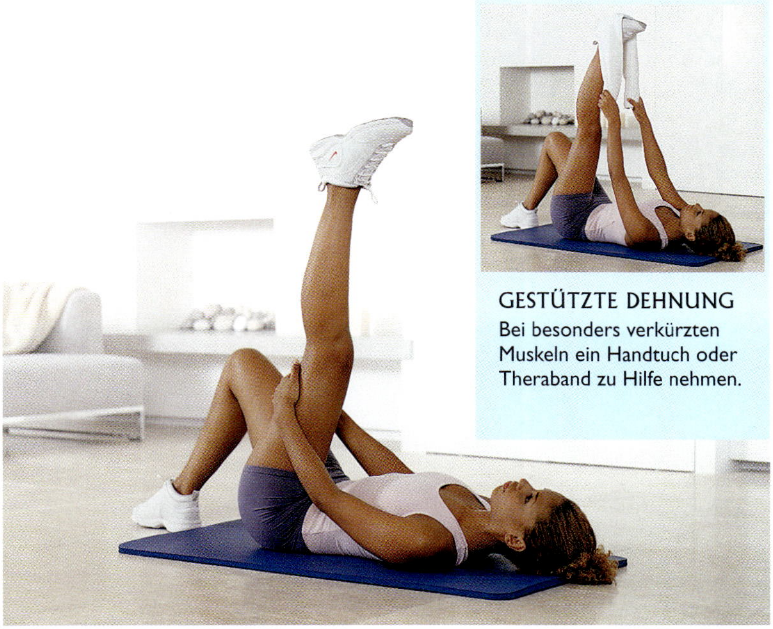

GESTÜTZTE DEHNUNG
Bei besonders verkürzten Muskeln ein Handtuch oder Theraband zu Hilfe nehmen.

FUSSKREISEN

Nach dem Dehnen der Schenkelbeuger das gestreckte Bein in der Luft anwinkeln und mit dem Knöchel 4-mal in jede Richtung kreisen. Die Übung mit dem anderen Fuß wiederholen.

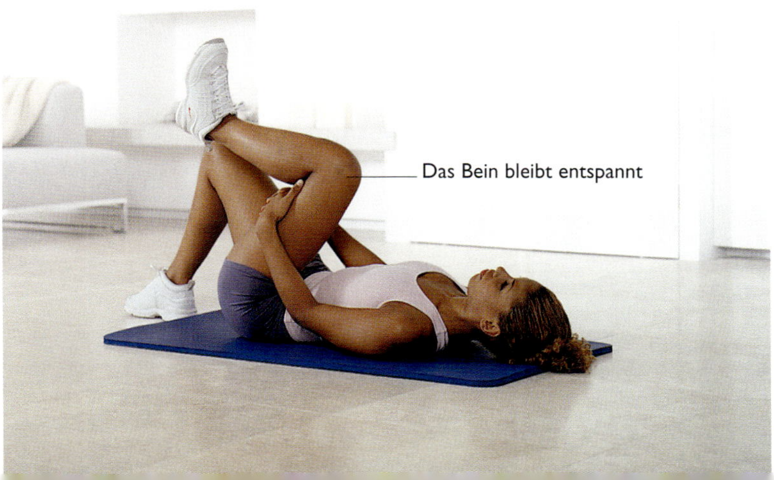

WIRBELSÄULEN-DREHUNG

Legen Sie sich auf den Rücken, stellen Sie die Füße auf und strecken Sie beide Arme auf Schulterhöhe seitlich aus, die Handflächen zeigen nach unten. Beide Knie zu einer Seite fallen lassen und mit dem Kopf in die andere Richtung blicken. Die Position 20–30 Sekunden lang halten, dann die Seiten wechseln. Den unteren Rücken vorab fest in den Boden drücken, um ihn nicht unnötig zu belasten.

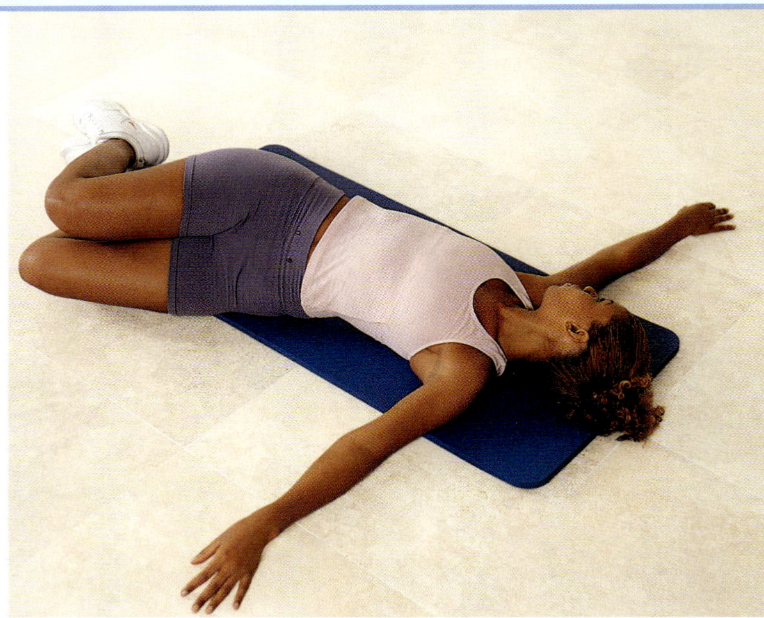

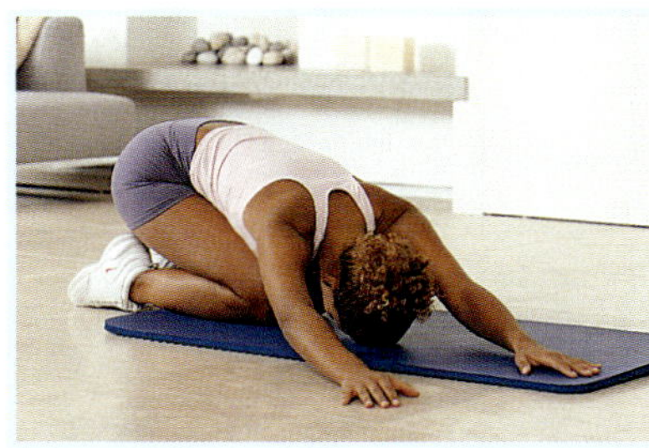

RÜCKENDEHNUNG

Um den großen Rückenmuskel zu dehnen, auf den Fersen sitzen bleiben und die Hände erst zur einen und dann zur anderen Seite wandern lassen. Darauf achten, dass der Kopf zwischen den Ellbogen bleibt.

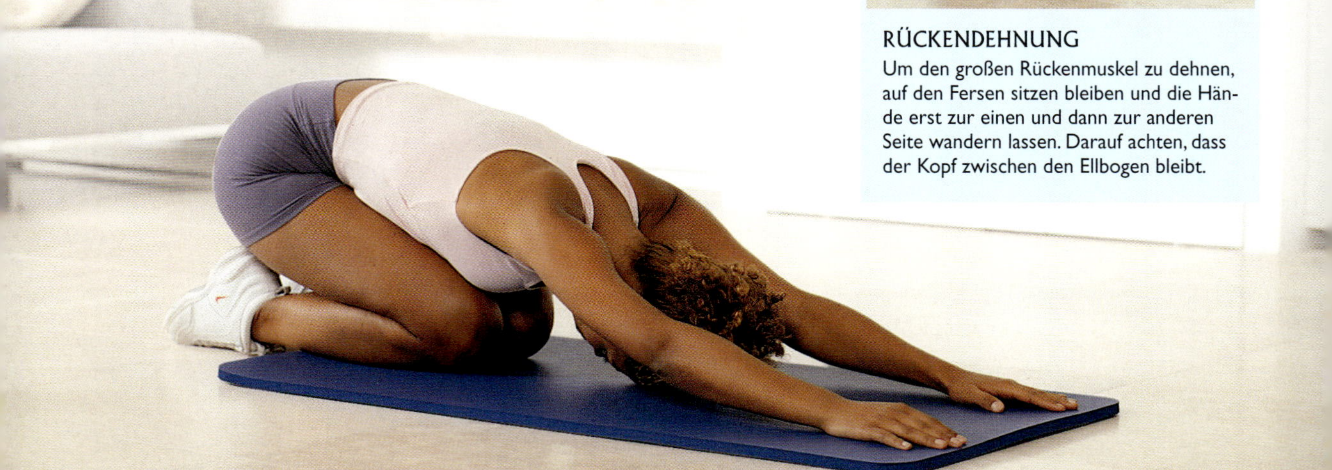

KINDHALTUNG

In den Vierfüßlerstand gehen und auf die Fersen setzen. Gleichzeitig die Arme so weit wie möglich nach vorn strecken. Der Kopf befindet sich zwischen den Ellbogen, die Stirn ruht auf der Matte. Die Position 20–30 Sekunden lang halten.

KATZENBUCKEL

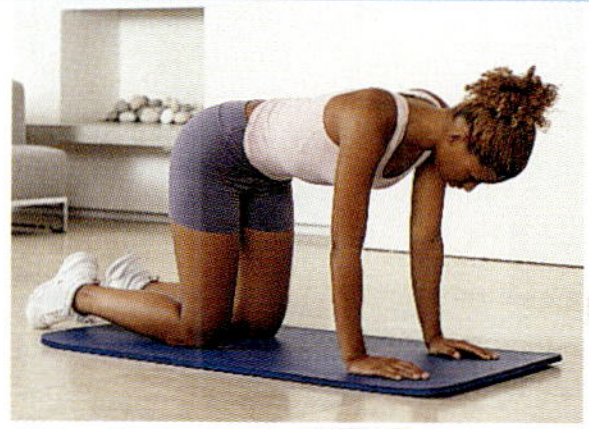

In den Vierfüßlerstand gehen. Die Hände befinden sich unter den Schultern, die Finger zeigen nach vorn und die Knie sind unter den Hüften. Den Rücken ganz rund machen und den Kopf locker hängen lassen. Die Haltung umkehren, indem Sie bewusst ins Hohlkreuz gehen. Wer einen empfindlichen unteren Rücken besitzt, kehrt nur in die neutrale Rückenhaltung zurück. Die Übung je 3-mal wiederholen.

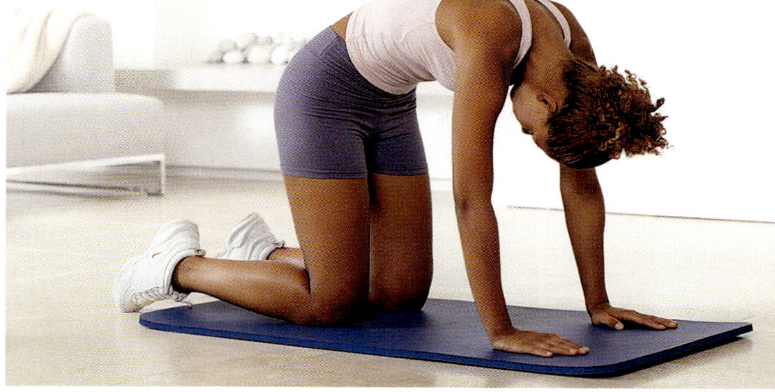

HUND

Aus dem Vierfüßlerstand das Gewicht nach hinten verlagern, die Zehenballen in den Boden drücken und die Beine strecken. Gleichzeitig die Arme strecken, die Fersen zum Boden drücken und das Becken hoch und nach hinten strecken. Die Wirbelsäule so lang wie möglich machen. Den Kopf zwischen den Ellbogen herabhängen lassen. Die Dehnung in der Wirbelsäule, den Schultern, Schenkelbeugern und Wadenmuskeln spüren und 20–30 Sekunden lang halten.

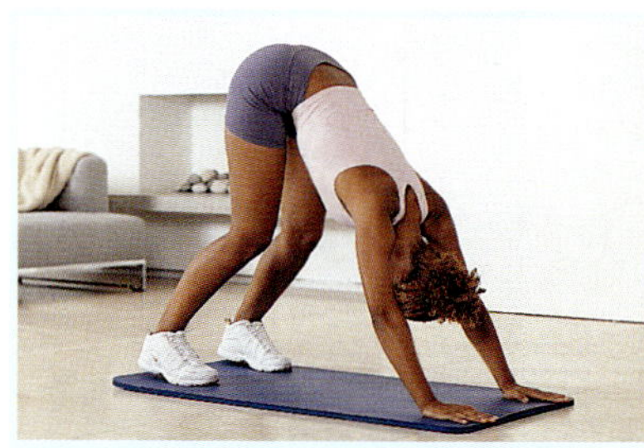

MT ANGEWINKELTEN KNIEN
Wenn Ihre Schenkelbeuger verhärtet sind, lassen Sie die Knie angewinkelt. Die Fersen nicht mit Gewalt zum Boden bringen.

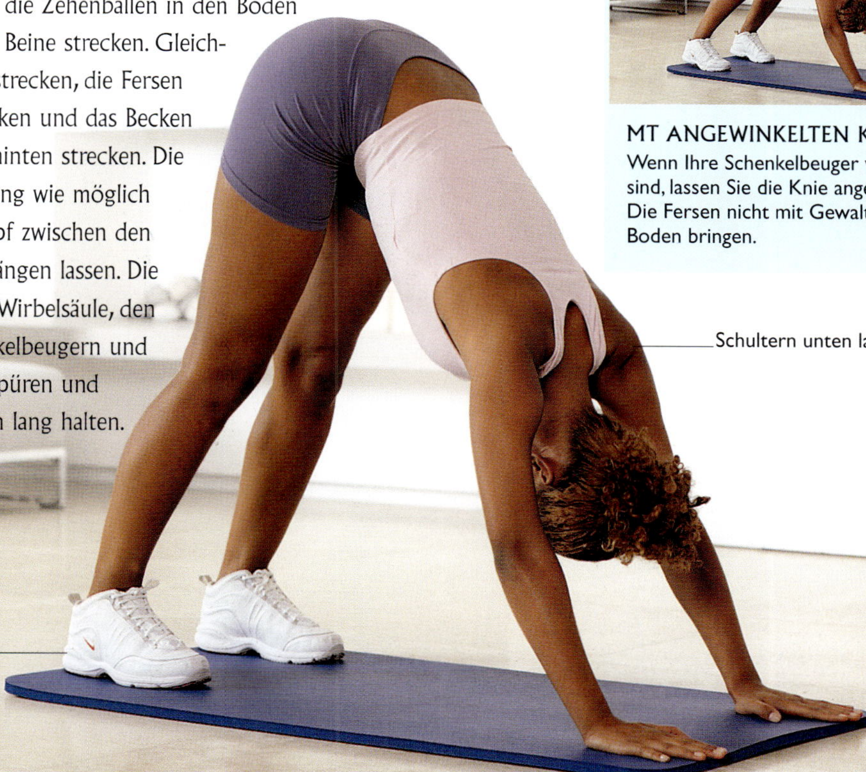

DIE GROSSEN MUSKELGRUPPEN

Dieses Programm kräftigt alle großen Muskelgruppen und ist ein ausgewogenes Workout für den ganzen Körper. Wenn Sie jede Übung mit einem Satz von 12–15 Wh. trainieren, dauert es etwa eine halbe Stunde. Je kürzer Sie zwischen den einzelnen Übungen pausieren, desto intensiver wird das Workout.

Beginnen Sie mit Übungen im Stehen für den Unterkörper

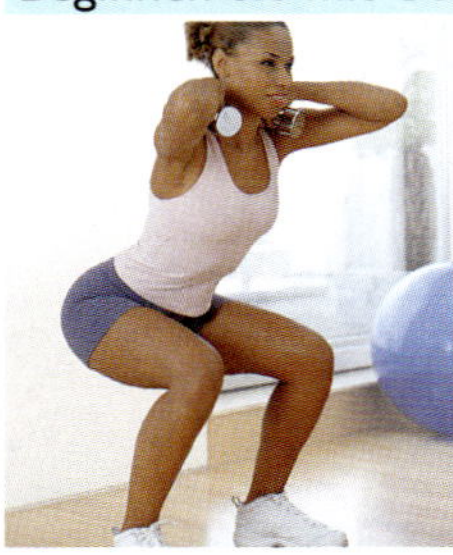

Squats mit Hanteln (s. S. 61)

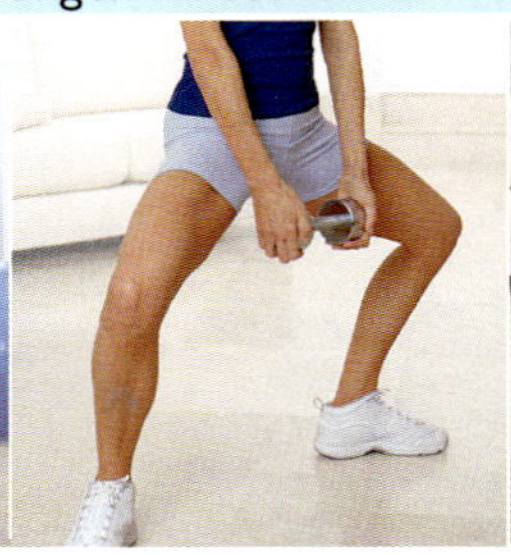

Pliés mit Hanteln (s. S. 67)

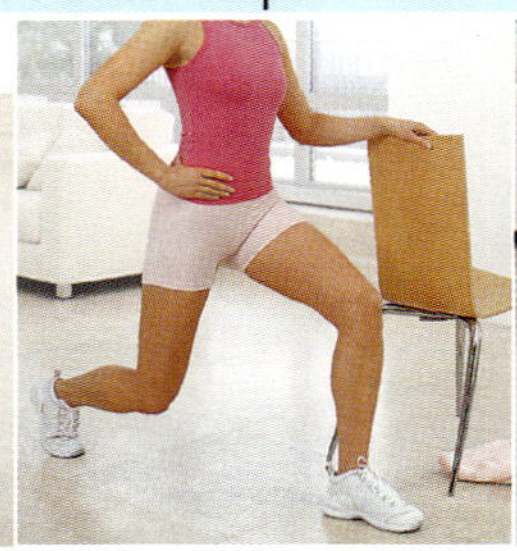

Ausfallschritt (s. S. 68)

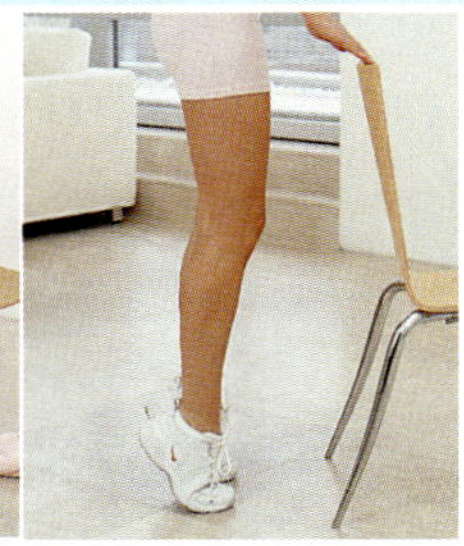

Wadenheben (s. S. 71)

Dehnübungen

BEINE DEHNEN

- Wadendehnung (s. S. 86)
- Hüftbeugerdehnung (s. S. 86)
- Quadrizepsdehnung (s. S. 86)
- Schenkelbeugerdehnung (s. S. 87)

Mit Übungen für den Oberkörper am Boden fortfahren

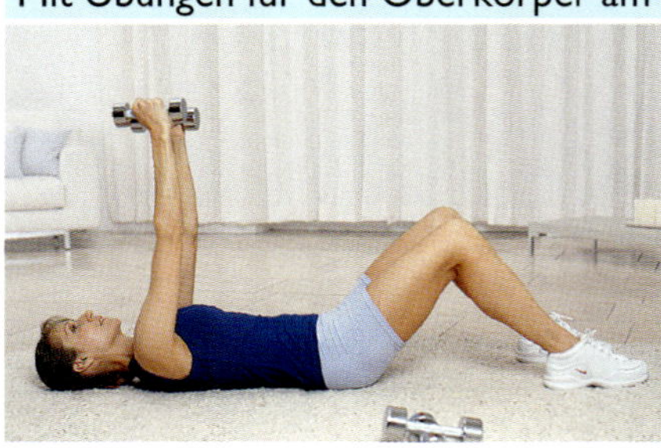

Schulterblätter nach vorn drücken (s. S. 102)

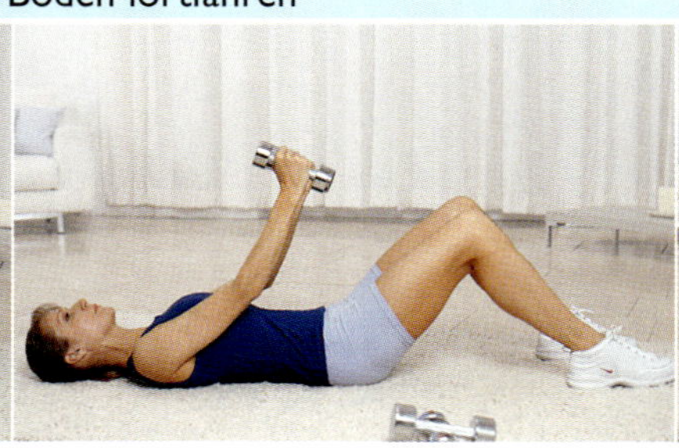

Armbeugen über den Kopf (s. S. 103)

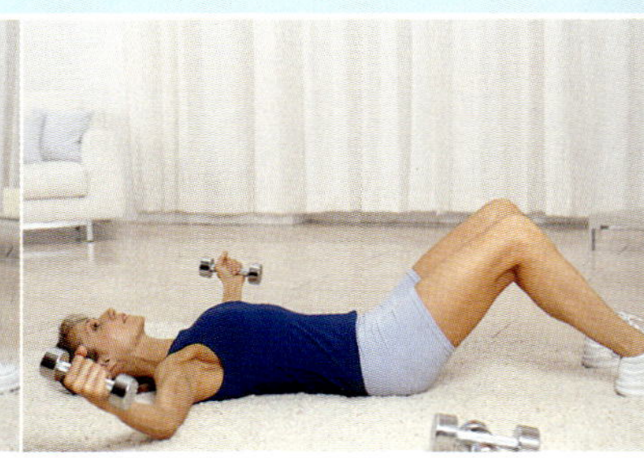

Flyings (s. S. 104)

Workout mit einer Reihe von Rumpfübungen beenden

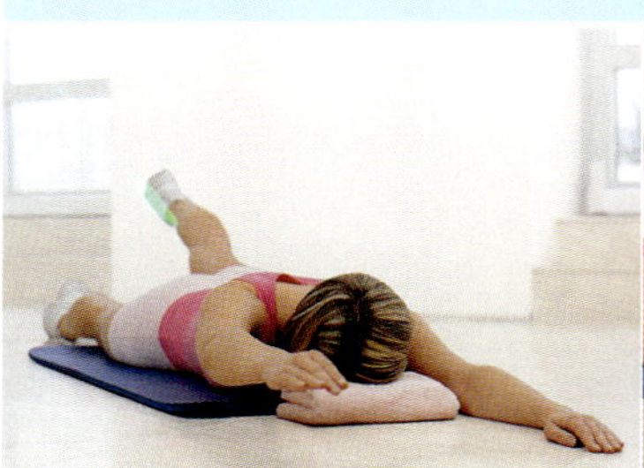

Arm- und Beinheben auf dem Bauch (s. S. 136)

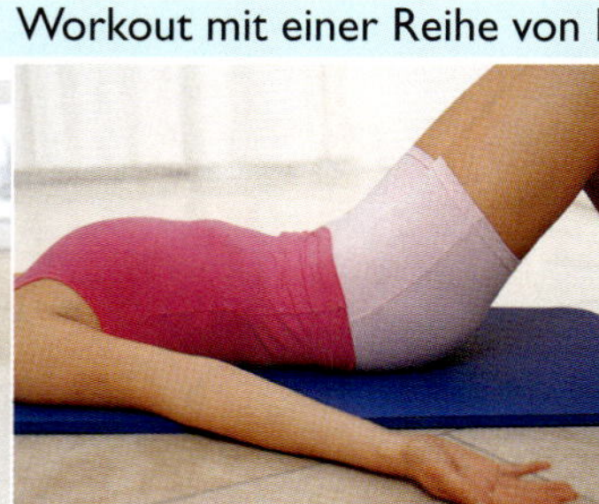

Beckenheben im Liegen (s. S. 50)

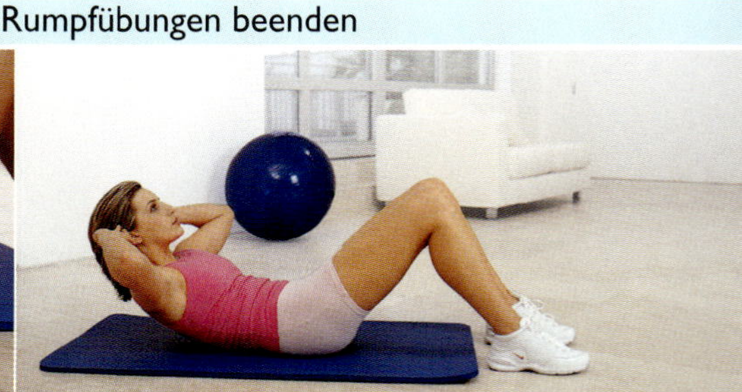

Bauchpressen mit eingezogenem Nabel (s. S. 129)

TRAININGSHINWEISE

- Aufwärmen (s. *Warm-up S. 32–37*) nicht vergessen; Dehnübungen zum Schluss machen.
- Auf gute Haltung und korrekte Ausführung achten.
- Sanft beginnen, es dürfen keine Schmerzen auftreten.
- Die Intensität langsam steigern.
- Immer einen Tag pausieren, bevor Sie eine Muskelgruppe erneut trainieren.
- Der Farbcode hilft Ihnen bei der Auswahl geeigneter Übungen:

□ Leicht ■ Mittel ■ Schwer

Mit Übungen für den Oberkörper im Stehen fortfahren

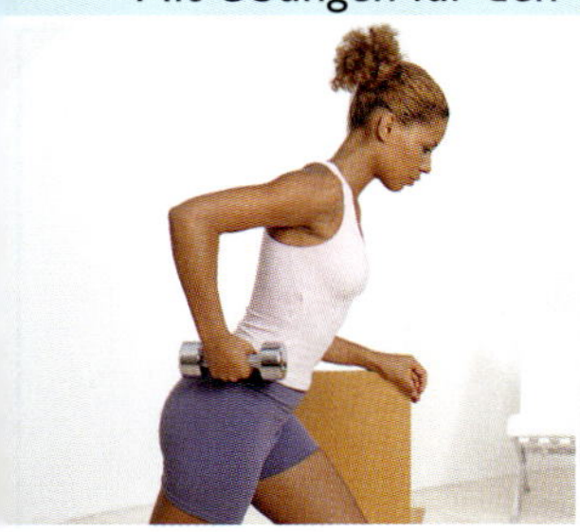

□ Rudern mit einem Arm *(s. S. 94)*

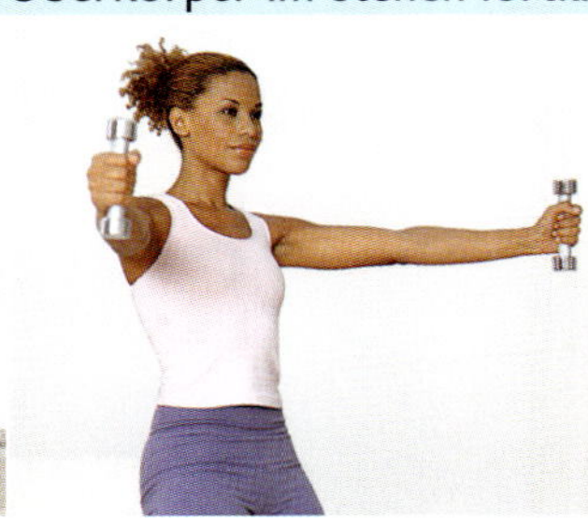

□ Frontheben im Stehen *(s. S. 110)*

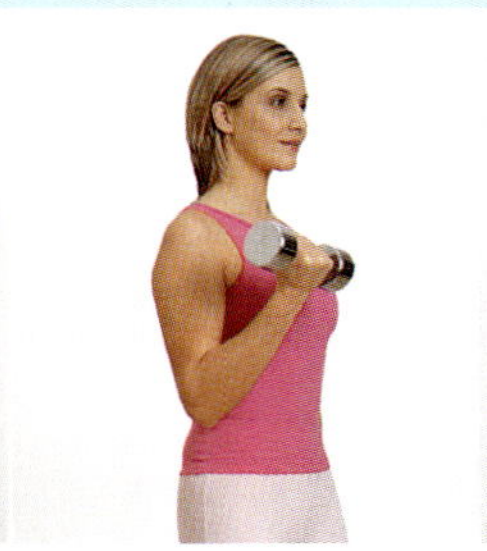

□ Armbeugen im Wechsel *(s. S. 116)*

Am Boden fortfahren

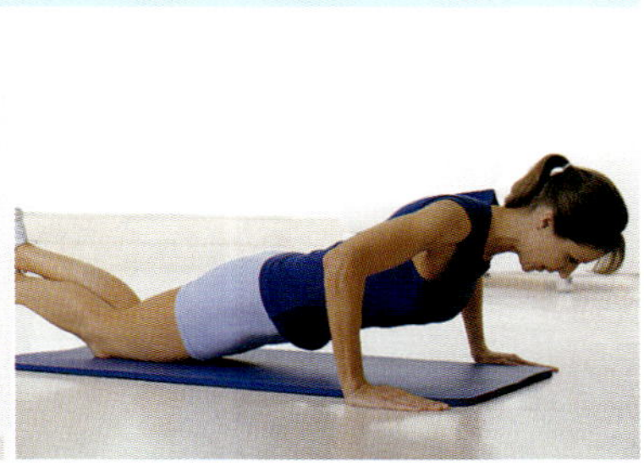

■ Halbe Liegestützen *(s. S. 44)*

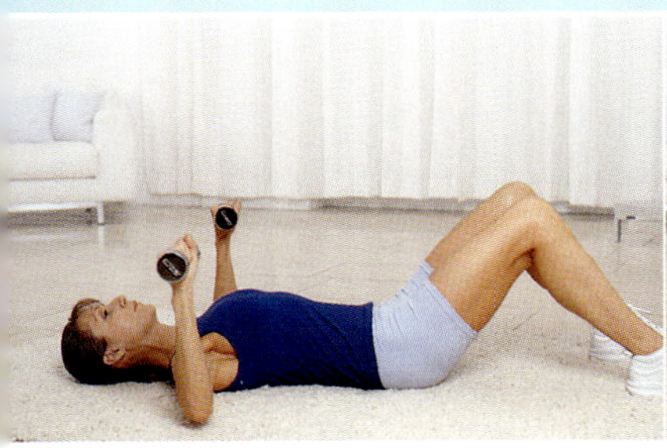

□ Brustpressen *(s. S. 105)*

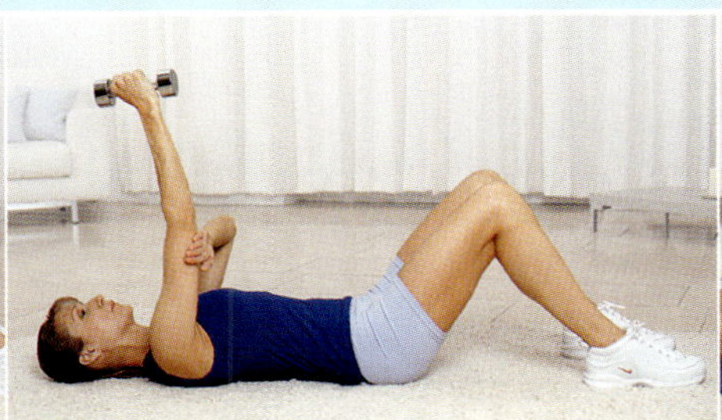

□ Trizepsstrecken im Liegen *(s. S. 105)*

Umdrehen, um den Rücken zu trainieren

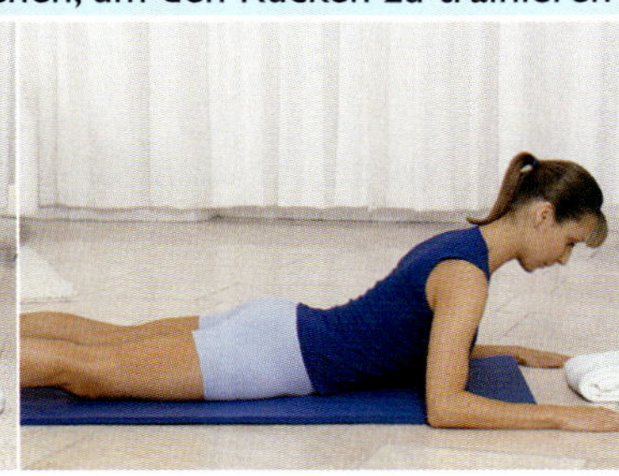

□ Rückenstrecken auf dem Bauch *(s. S. 48)*

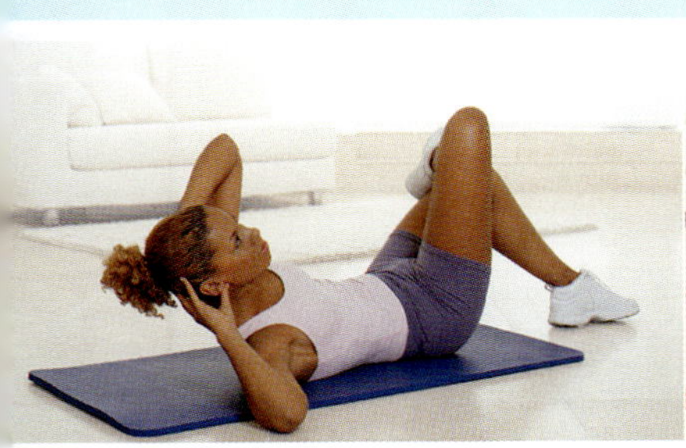

□ Bauchpressen diagonal *(s. S. 130)*

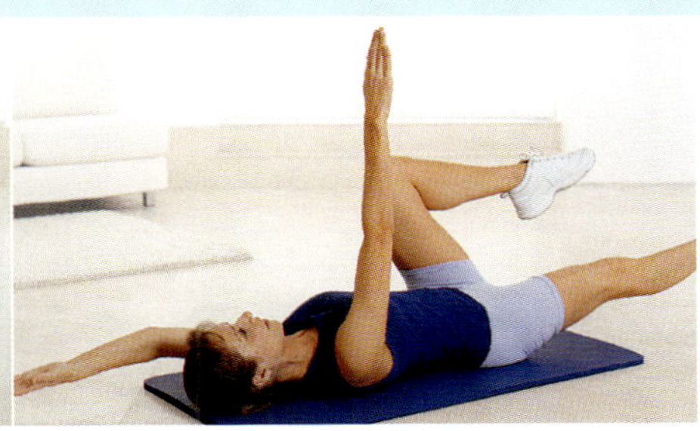

■ Käfer *(s. S. 134)*

Dehnübungen

COOL-DOWN

- Ganzkörperdehnung (s. S. 146)
- Wirbelsäule Auf- und Abrollen (s. S. 146)
- Dehnung für den unteren Rücken (s. S. 147)
- Wirbelsäulendrehung (s. S. 148)
- Katzenbuckel (s. S. 149)
- Hund (s. S. 149)

SO VERBESSERN SIE IHRE HALTUNG

Viele machen sich wegen ihrer schlechten Haltung Sorgen. Dieses Programm trainiert die Muskeln des mittleren Rückens, um die Brust zu heben, die Pomuskeln, um den Rücken zu unterstützen, und die Rumpfmuskulatur für einen aufrechten Oberkörper. Zum Ausgleich habe ich die Liegestützen an der Wand dazu genommen, die Brust und Schultern kräftigen.

Mit Übungen für den Unterkörper im Stehen beginnen

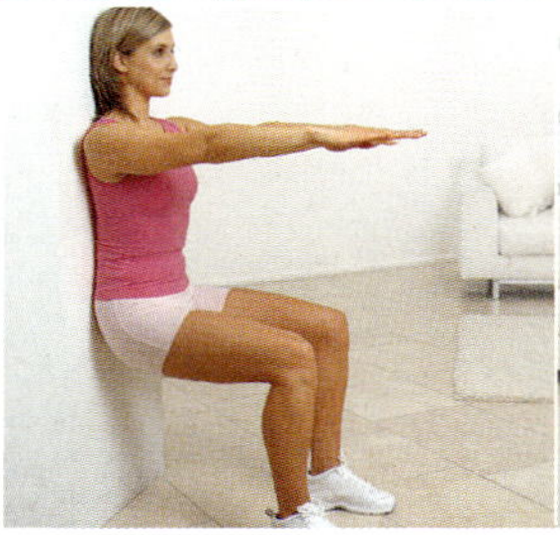

Squats an der Wand
(s. S. 38)

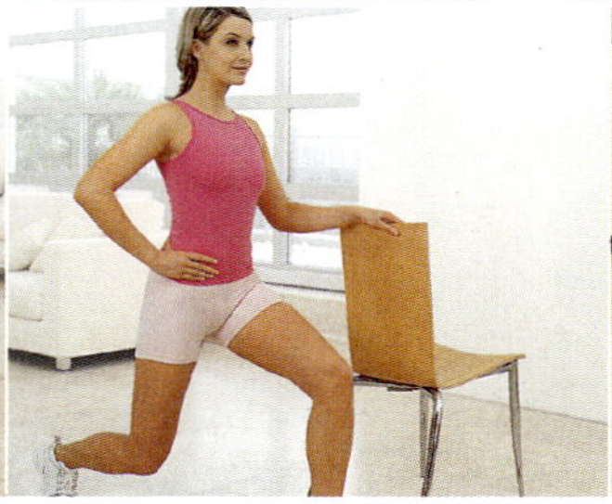

Ausfallschritt
(s. S. 68)

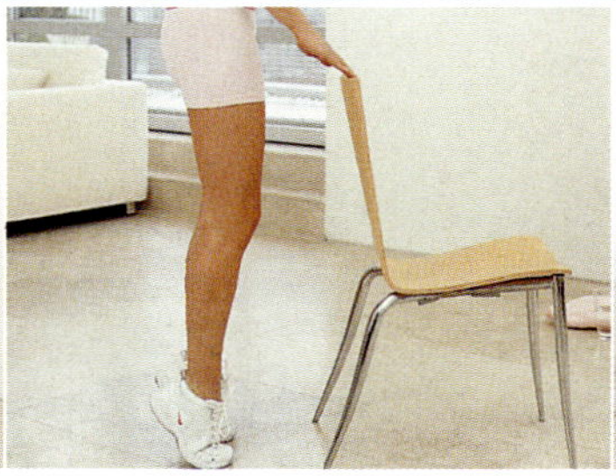

Wadenheben
(s. S. 71)

Weiter geht's mit

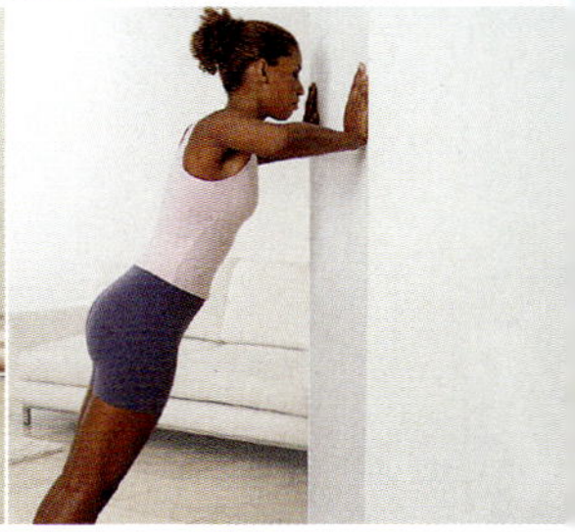

Liegestützen an der Wand
(s. S. 42)

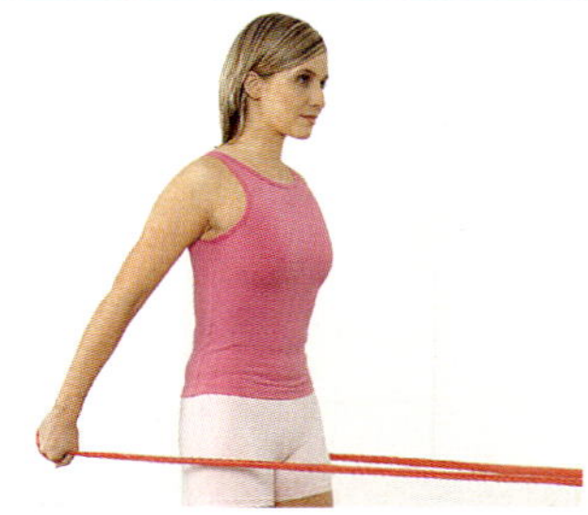

Schulterstrecken
(s. S. 97)

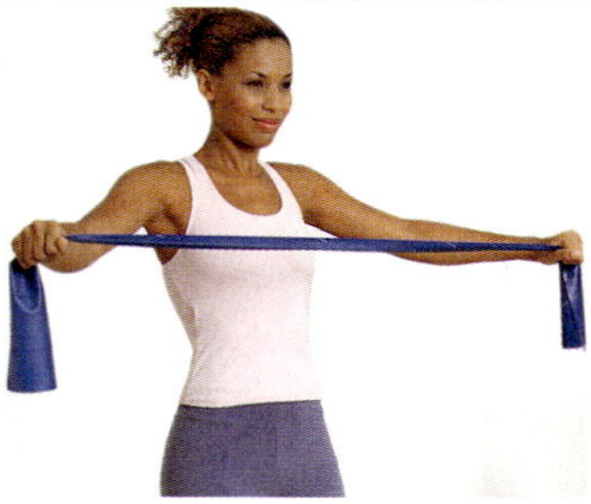

Horizontale Abduktion
(s. S. 52)

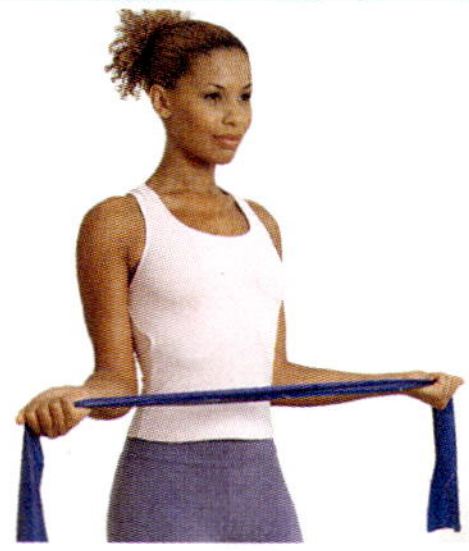

Außenrotation
(s. S. 53)

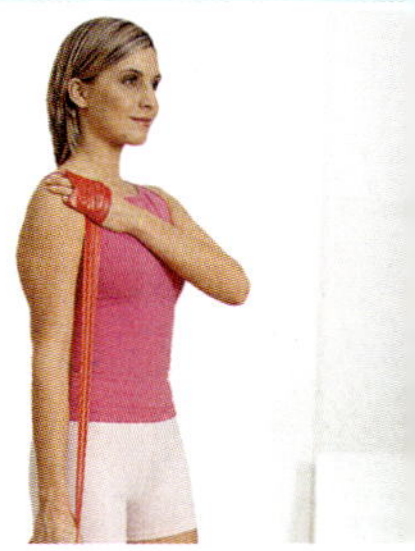

Trizeps-Push-down mit einem Arm (s. S. 120)

Auf den Bauch drehen, um den Rücken zu trainieren

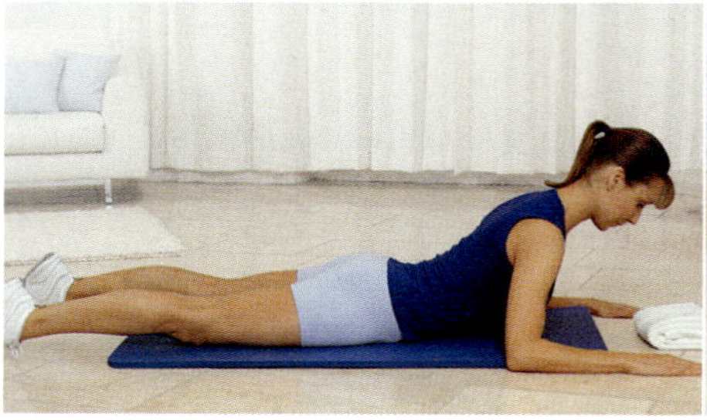

Rückenstrecken auf dem Bauch
(s. S. 48)

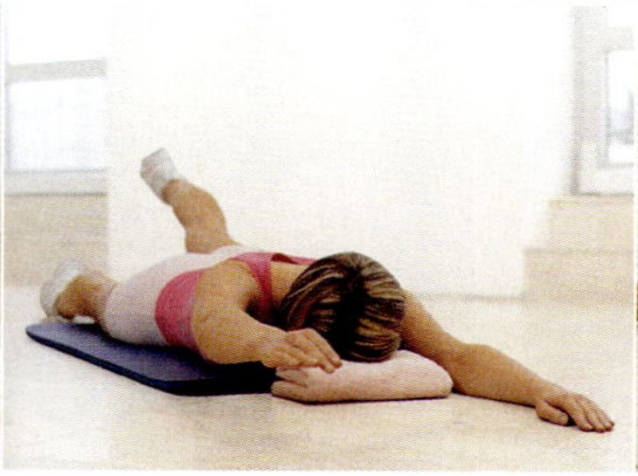

Arm- und Beinheben auf dem Bauch
(s. S. 136)

Mit zwei Übungen enden, die den

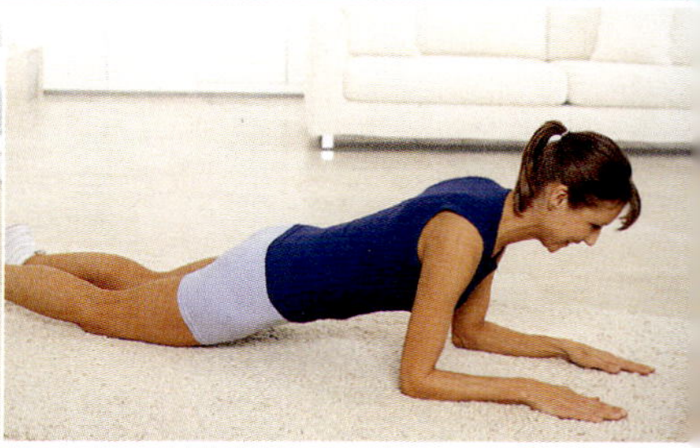

Halbe Brücke
(s. S. 138)

TRAININGSHINWEISE

- Aufwärmen (s. *Warm-up S. 32–37*) nicht vergessen; Dehnübungen zum Schluss machen.
- Auf gute Haltung und korrekte Ausführung achten.
- Sanft beginnen, es dürfen keine Schmerzen auftreten.
- Die Intensität langsam steigern.
- Immer einen Tag pausieren, bevor Sie dieselbe Muskelgruppe erneut trainieren.
- Der Farbcode hilft Ihnen bei der Auswahl geeigneter Übungen:

Leicht   Mittel

Übungen für den Oberkörper im Stehen

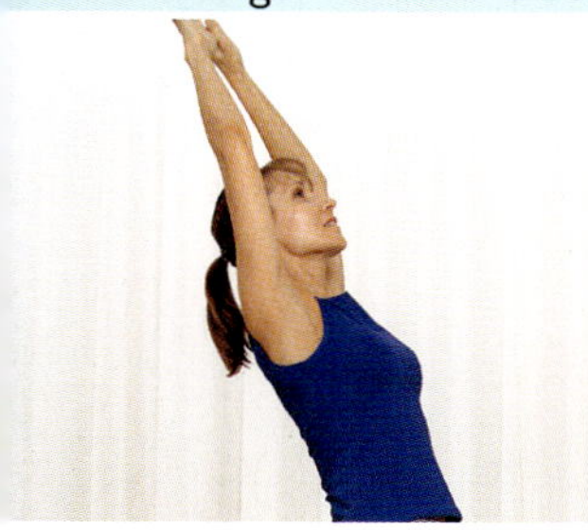

Sonnengruß *(s. S. 47)*

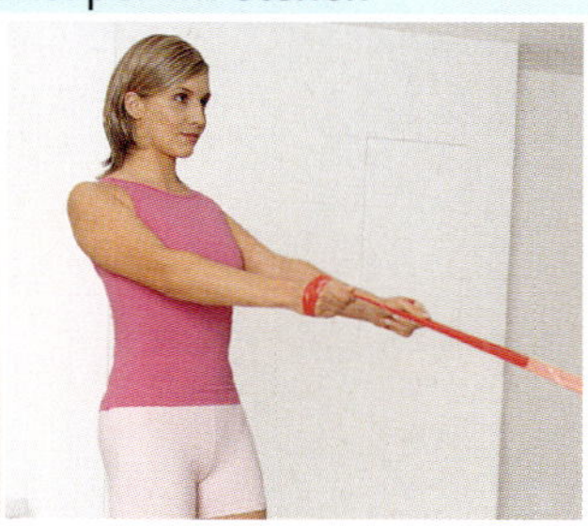

Schulterblätter zusammenziehen *(s. S. 96)*

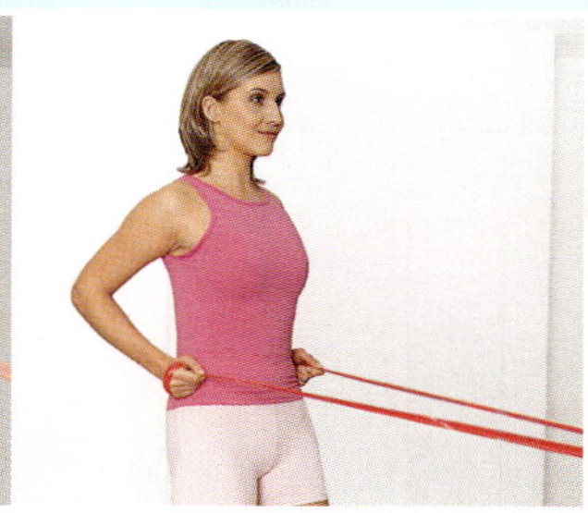

Rudern *(s. S. 96)*

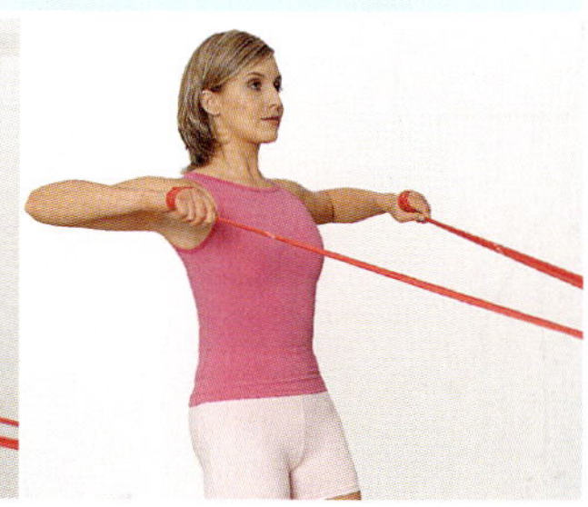

Rudern für den oberen Rücken *(s. S. 97)*

Am Boden mit Übungen für den Unterkörper und anschließend mit Rumpfübungen fortfahren

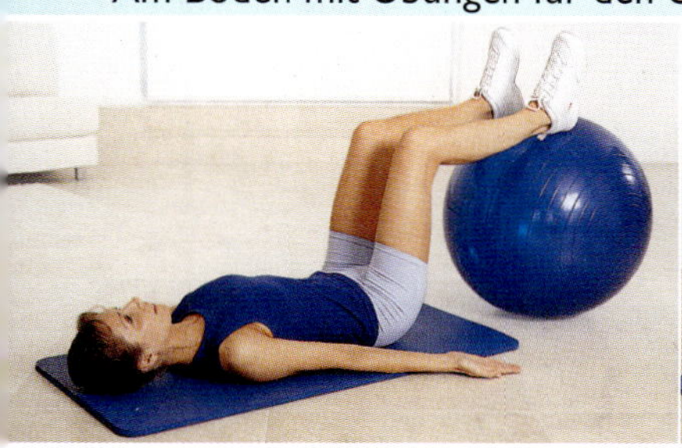

Becken-Lift *(s. S. 76)*

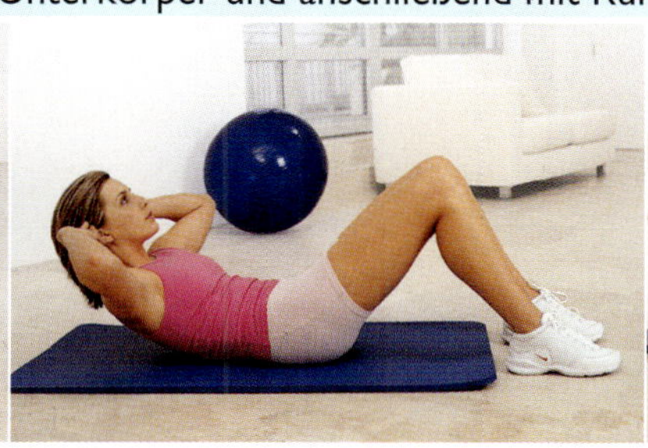

Bauchpressen mit eingezogenem Nabel *(s. S. 129)*

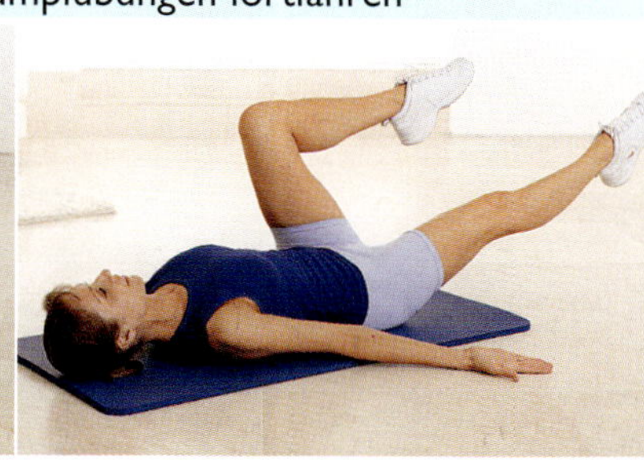

Beinkicks im Wechsel *(s. S. 133)*

Rumpf stabilisieren

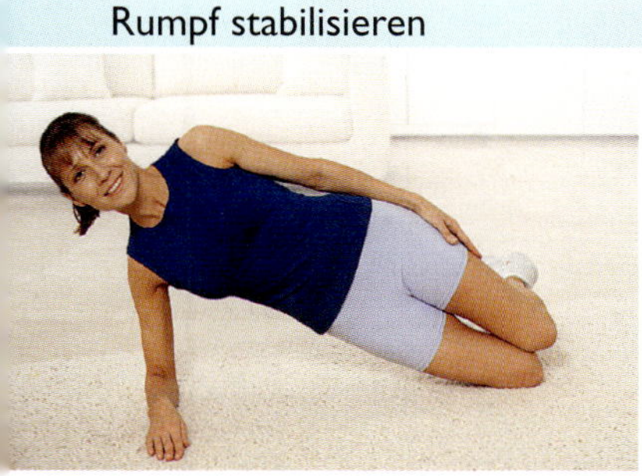

(Halbe Brücke auf der Seite *(s. S. 140)*

Dehnübungen

COOL-DOWN

- Kindhaltung (s. S. 148)
- Rückendehnung (s. S. 148)
- Katzenbuckel (s. S. 149)
- Hund (s. S. 149)
- Brustdehnung (s. S. 54)
- Dehnung für den oberen Rücken (s. S. 54)
- Rückendehnung (s. S. 55)
- Rumpfdehnung (s. S. 55)
- Dehnung der vorderen Schultermuskeln (s. S. 123)
- Dehnung der hinteren Schultermuskeln (s. S. 123)
- Trizepsstrecken (s. S. 123)

GLEICHGEWICHT & KOORDINATION

Diese Übungen, die Kraft, Gleichgewicht und Koordination trainieren, sind eine echte Herausforderung! Wenn Sie damit beginnen, sollten Sie bereits über eine gut ausgebildete Rumpfmuskulatur und einen trainierten Gleichgewichtssinn verfügen. Wer dieses Programm durchhält, kann mit Recht stolz auf sich sein!

Beginnen Sie mit Übungen im Stehen für den Unterkörper

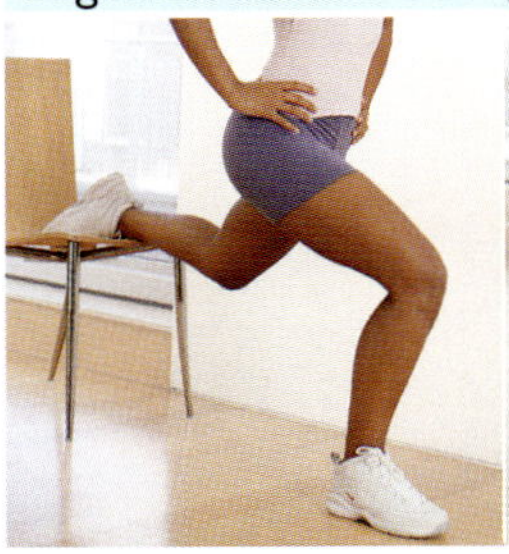
Squats mit einem Bein (s. S. 62)

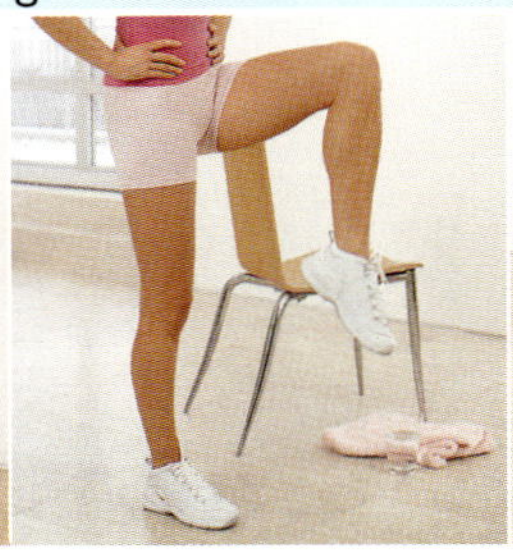
Umgekehrter Ausfallschritt mit Knieheben (s. S. 70)

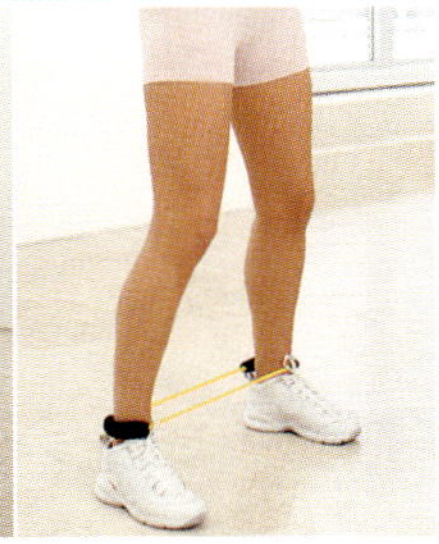
Side-Steps mit Tubing (s. S. 84)

Mit Übungen für den Oberkörper fortfahren

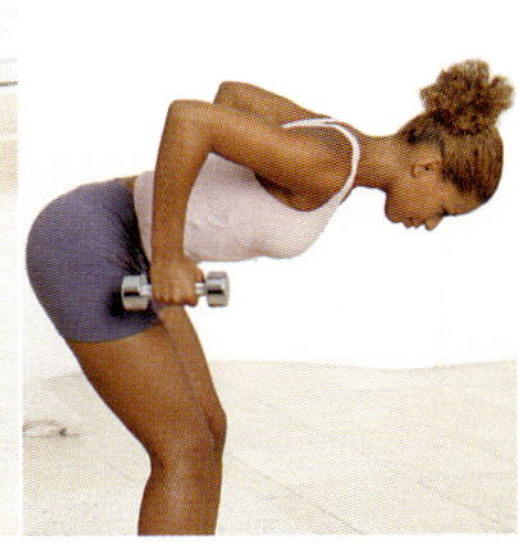
Rudern, vorgebeugt (s. S. 95)

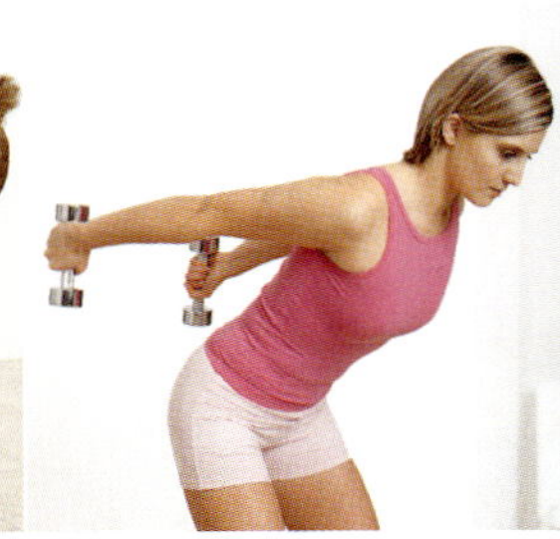
Ungestützte Trizeps-Kickbacks (s. S. 119)

Mit diesen Übungen für die Brust auf dem Ball (ohne Abb.) fortfahren

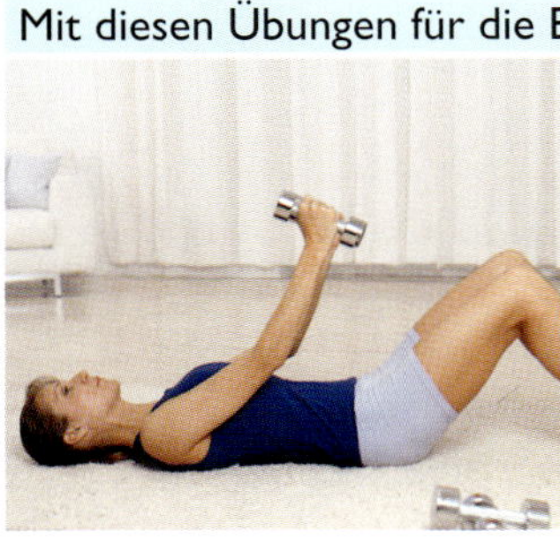
Armbeugen hinter den Kopf (s. S. 103)

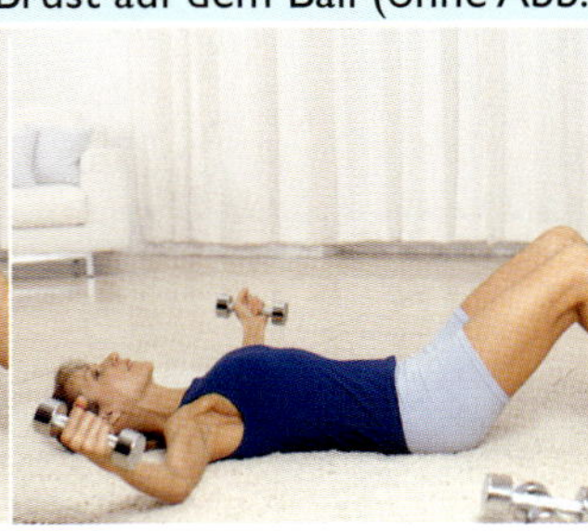
Flyings (s. S. 104)

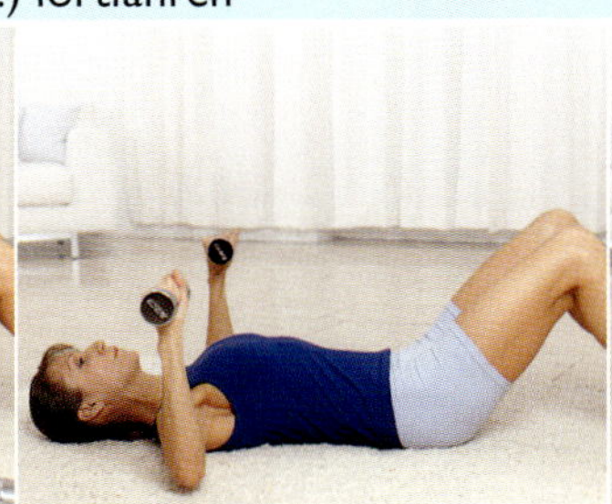
Brustpressen (s. S. 105)

Trizepsübung auf Ball

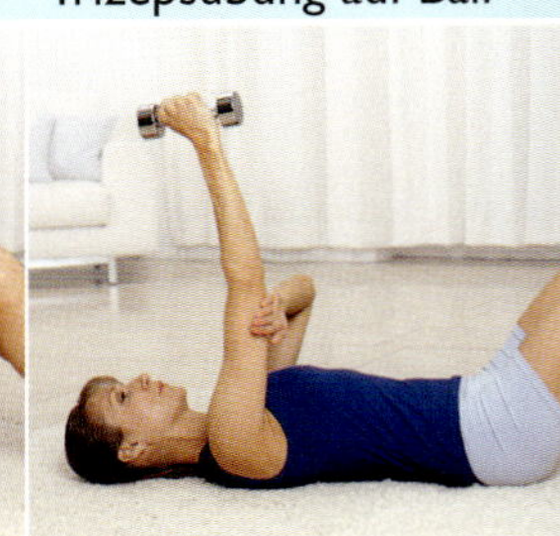
Trizepsstrecken im Liegen (s. S. 105)

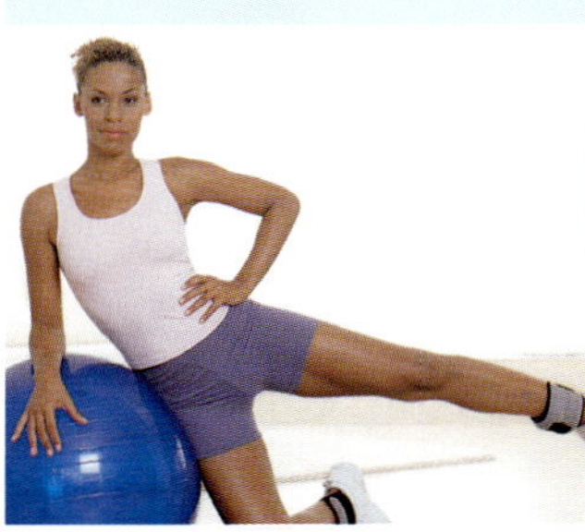
Beinheben am Ball (s. S. 81)

Zur Erholung dehnen

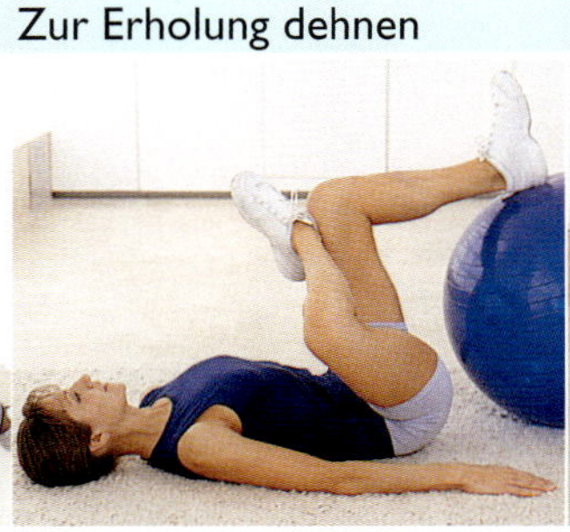
Schenkeldehnung mit Ball (s. S. 89)

Mit dem Rumpftraining weitermachen

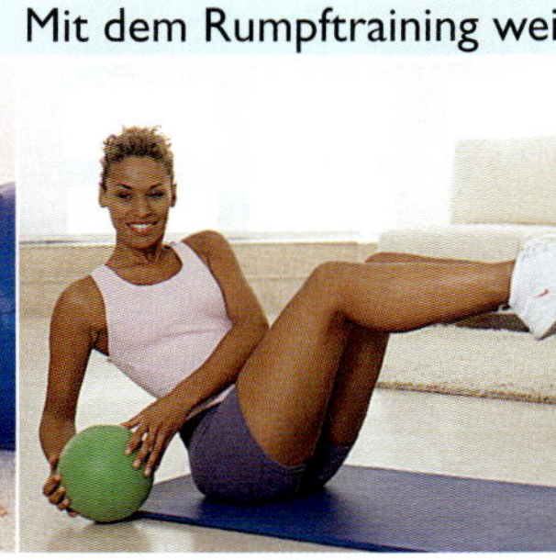
Side-Twist mit Ball (s. S. 131)

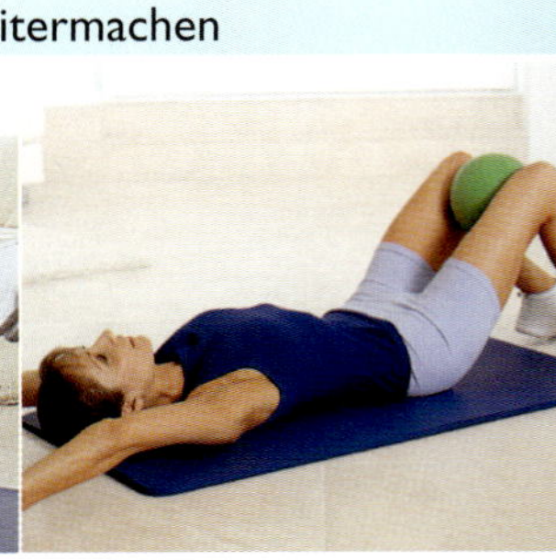
Ball-Transfer (s. S. 135)

TRAININGSHINWEISE

- Aufwärmen (s. Warm-up S. 32–37) nicht vergessen; Dehnübungen zum Schluss machen.
- Auf gute Haltung und korrekte Ausführung achten.
- Sanft beginnen, es dürfen keine Schmerzen auftreten.
- Die Intensität langsam steigern.
- Immer einen Tag pausieren, bevor Sie dieselbe Muskelgruppe erneut trainieren.
- Der Farbcode hilft Ihnen bei der Auswahl geeigneter Übungen:

■ Mittel ■ Schwer

Auf dem Ball erst Rücken, dann Brust und Arme trainieren

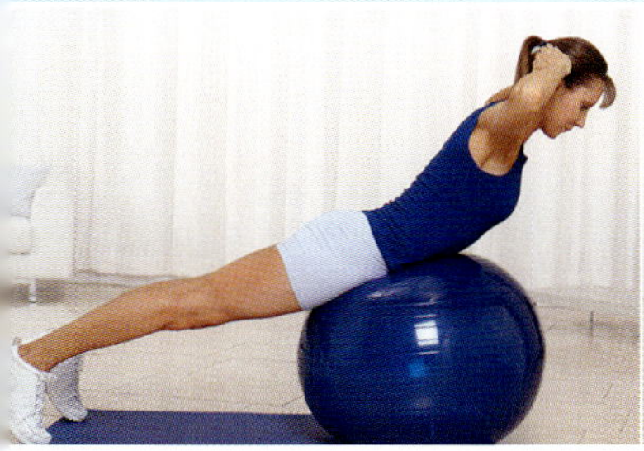

■ Rückenstrecken auf Ball (s. S. 49)

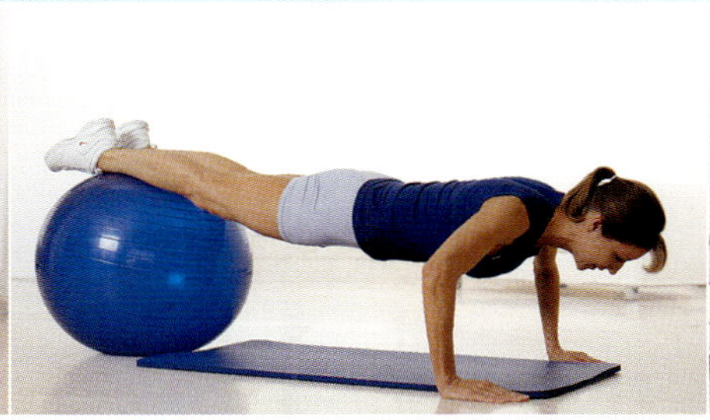

■ Liegestützen auf Ball (s. S. 45)

Brusttraining auf dem Ball

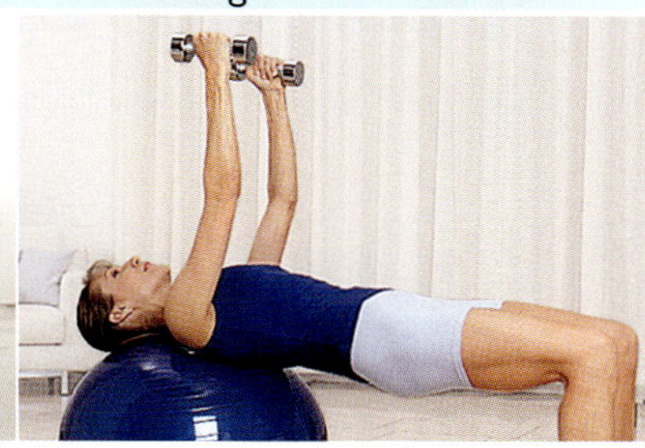

■ Schulterblätter nach vorn drücken auf Ball (s. S. 102)

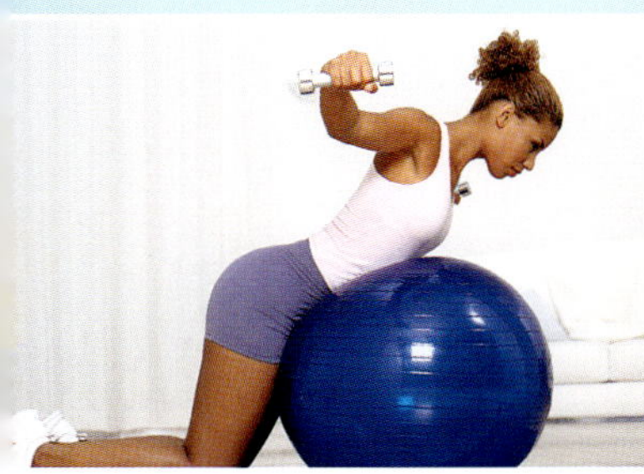

■ »Ys« und »Ts« auf Ball (s. S. 115)

Auf dem Boden mit Übungen für den Unterkörper fortfahren

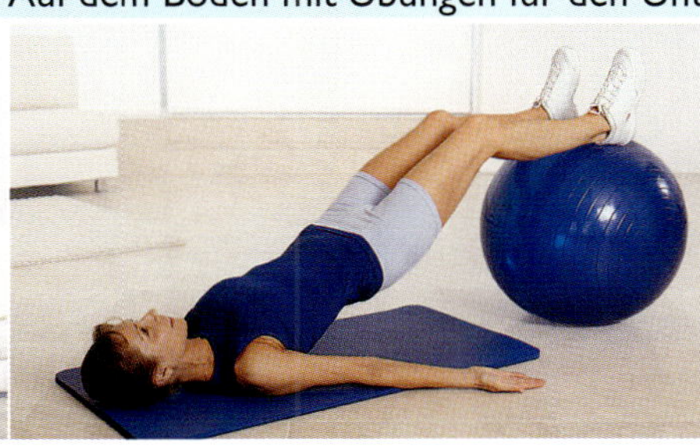

■ Brücke mit Ball (s. S. 77)

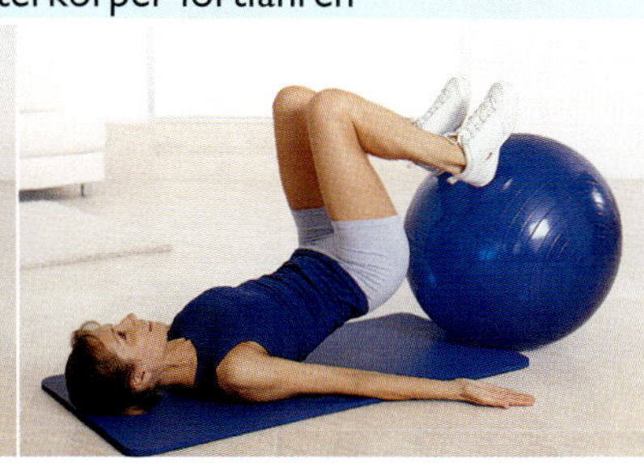

■ Beinbeugen auf Ball (s. S. 77)

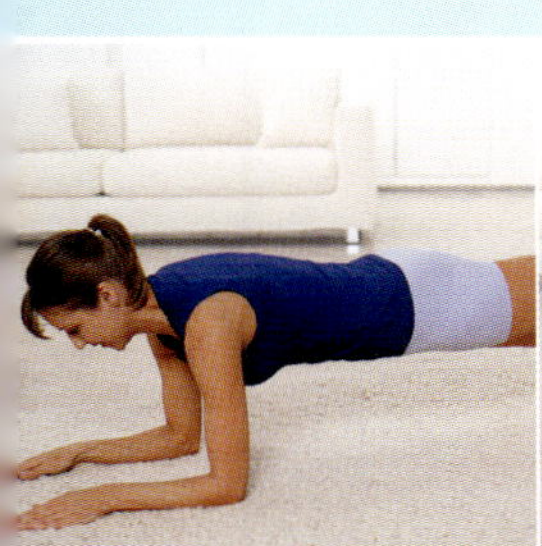

■ Brücke (s. S. 139)

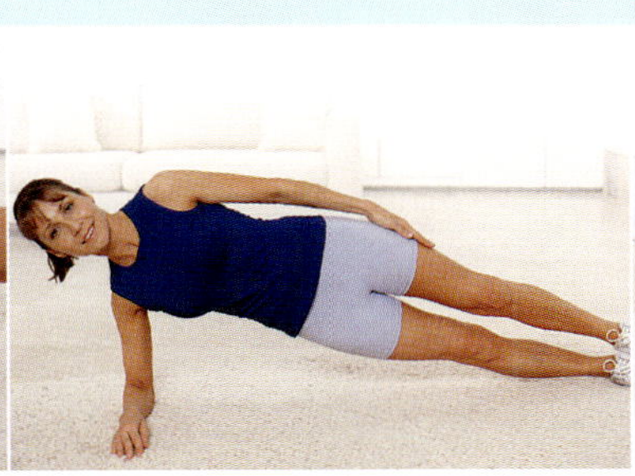

■ Brücke auf der Seite mit gestreckten Beinen (s. S. 141)

Rückenübung

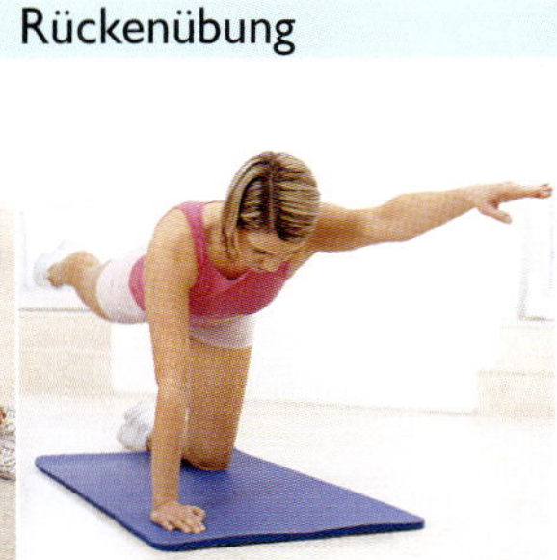

■ Arm- und Beinheben im Knien (s. S. 137)

Dehnübungen

COOL-DOWN

- Kindhaltung (s. S. 148)
- Rückendehnung (s. S. 148)
- Katzenbuckel (s. S. 149)
- Hund (s. S. 149)
- Dehnung auf Ball (s. S. 87)
- Sonnengruß (s. S. 47)
- Trizepsdehnung (s. S. 123)

PROBLEMZONEN

Dieses Programm trainiert die berühmt-berüchtigten Problemzonen Po, Schenkel, Taille, Bauch und Oberarme – ein ideales Workout vor den Sommerferien, das dafür sorgt, dass Sie in Bikini, Shorts und Tops eine gute Figur machen. Um Erfolge zu sehen, sollten Sie die folgenden Übungen mindestens einen Monat lang dreimal die Woche absolvieren.

Beginnen Sie mit Übungen im Stehen für den Oberkörper

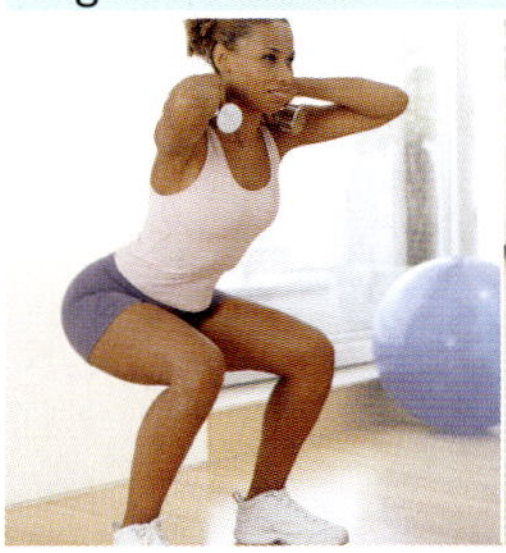

Squats mit Hanteln (s. S. 61)

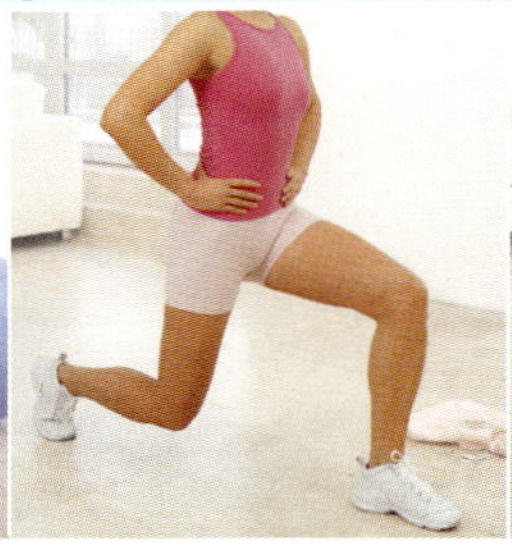

Ausfallschritt (s. S. 69)

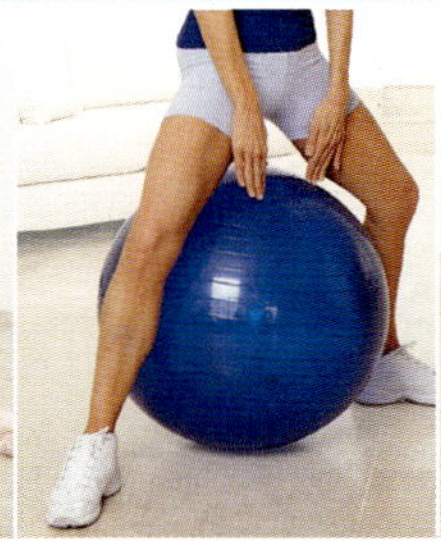

Pliés mit Ball (s. S. 66)

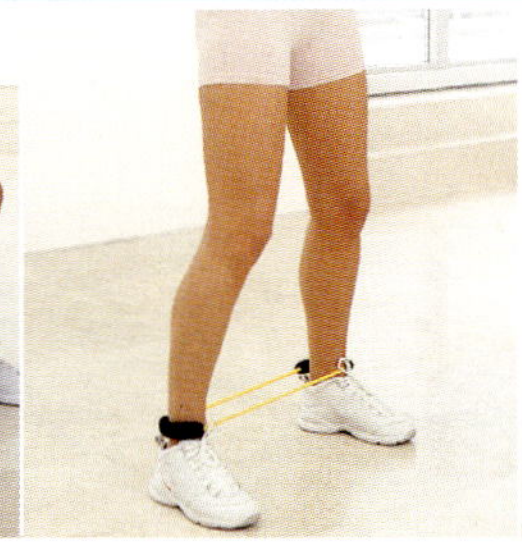

Side-Steps mit Tubing (s. S. 84)

Mit Übungen im Stehen

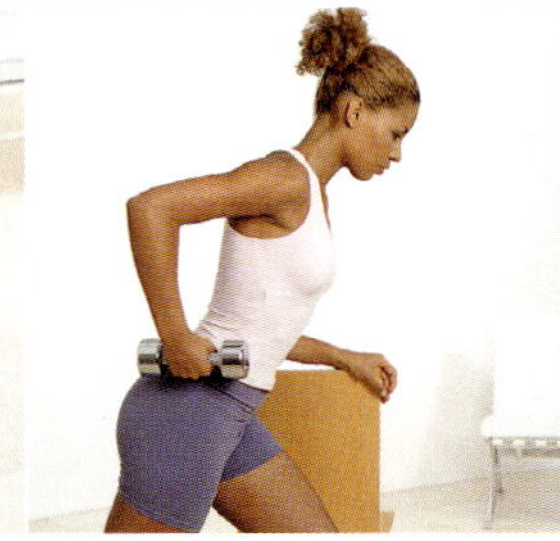

Rudern mit einem Arm (s. S. 94)

Zur Erholung dehnen

OBERKÖRPER DEHNEN

- Trizepsdehnung (s. S. 123)
- Bizeps- und Unterarmdehnung (s. S. 123)

Mit Übungen für den Unterkörper am Boden fortfahren

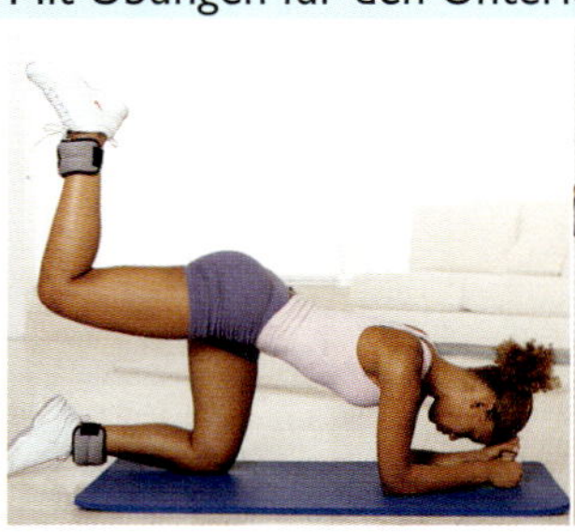

Po-Lift (s. S. 74)

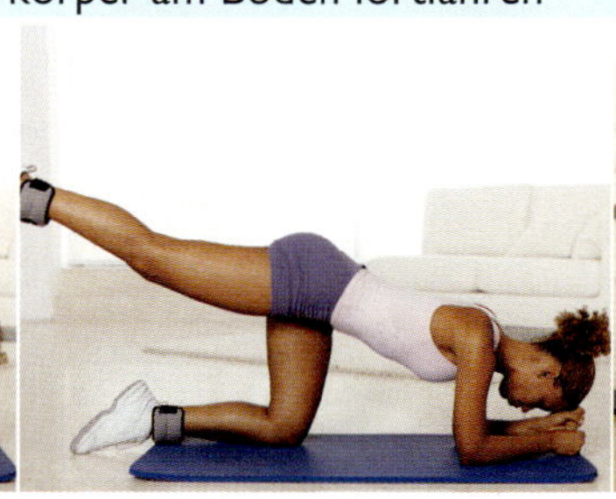

Beinheben mit gestrecktem Bein (s. S. 75)

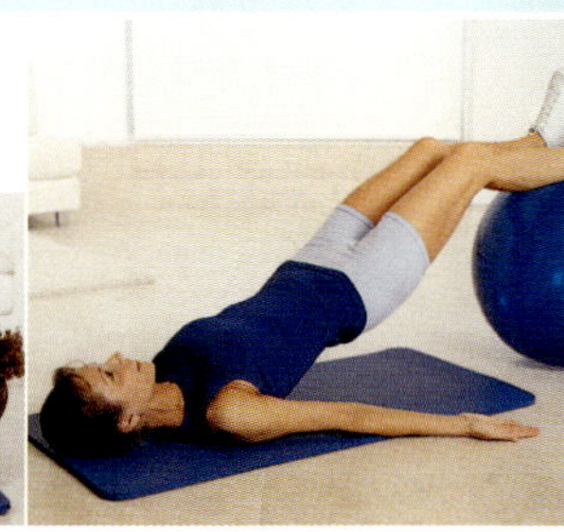

Brücke mit Ball (s. S. 77)

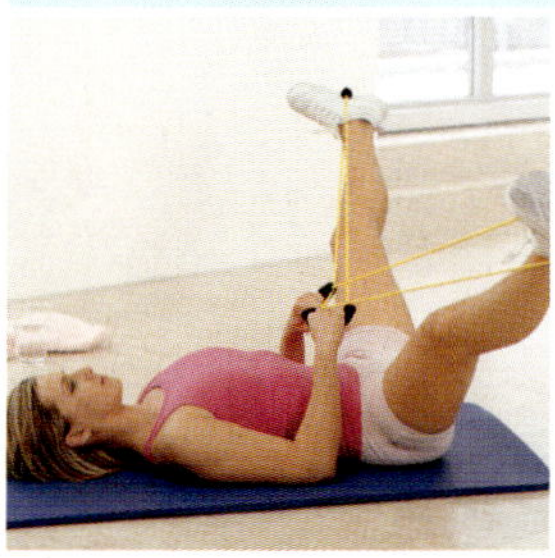

Grätsche mit Tubings (s. S. 85)

Zur Erholung dehnen

UNTERKÖRPER DEHNEN

- Schenkelbeugerdehnung (s. S. 147)
- Oberschenkelinnenseiten dehnen (s. S. 88)
- Oberschenkelaußenseiten dehnen (s. S. 89)
- Podehnung (s. S. 89)

Mit Rumpfübungen fortfahren

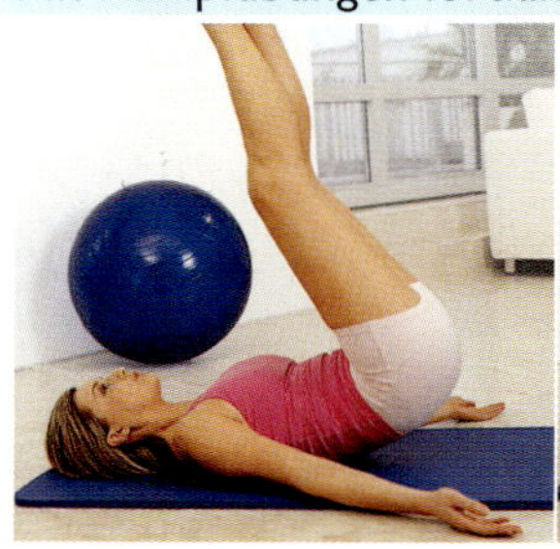

Beckenheben mit gestreckten Beinen (s. S. 128)

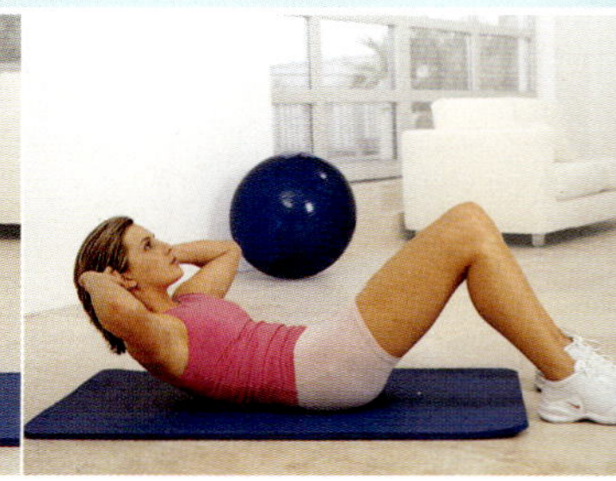

Bauchpressen mit eingezogenem Nabel (s. S. 129)

TRAININGSHINWEISE

- Aufwärmen (s. Warm-up S. 32–37) nicht vergessen; Dehnübungen zum Schluss machen.
- Auf gute Haltung und korrekte Ausführung achten.
- Sanft beginnen, es dürfen keine Schmerzen auftreten.
- Die Intensität langsam steigern.
- Immer einen Tag pausieren, bevor Sie dieselben Muskelgruppen erneut trainieren.
- Der Farbcode hilft Ihnen bei der Auswahl geeigneter Übungen:

Leicht | Mittel | Schwer

für den Oberkörper fortfahren

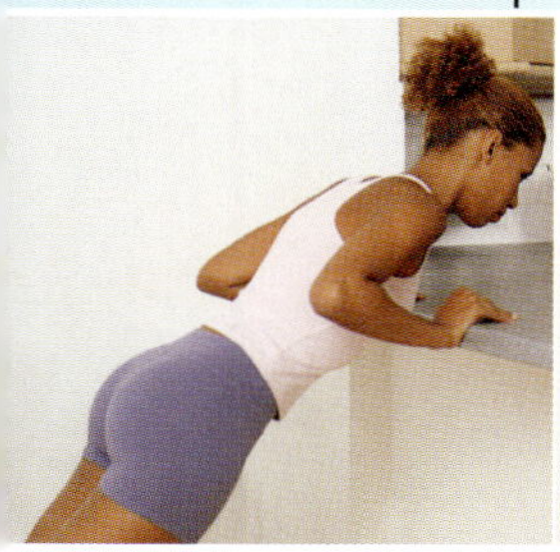

Liegestützen diagonal *(s. S. 43)*

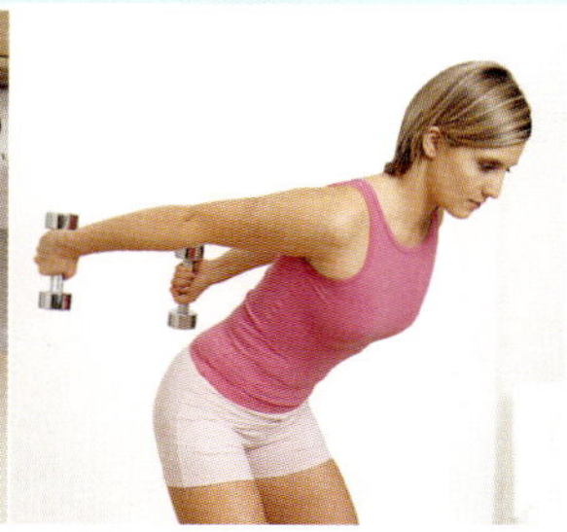

Ungestützte Trizeps-Kickbacks *(s. S. 119)*

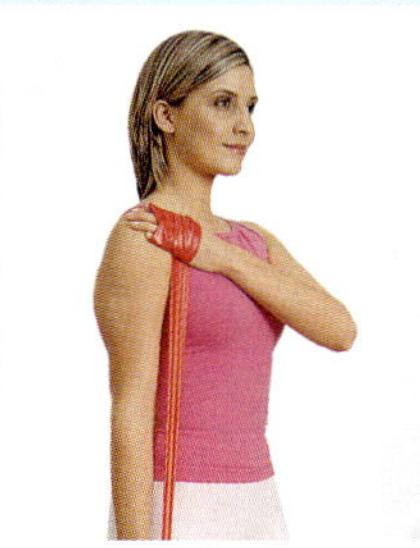

Trizeps-Push-downs mit einem Arm *(s. S. 120)*

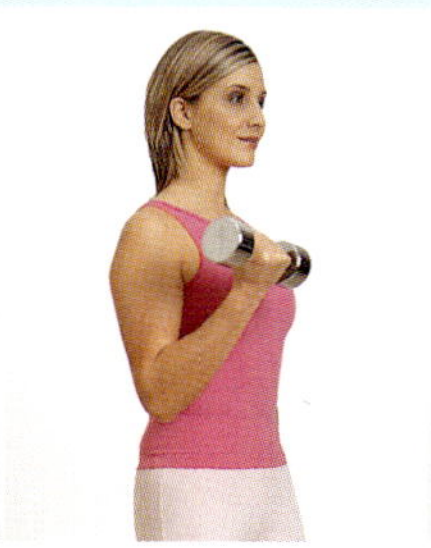

Armbeugen im Wechsel *(s. S. 116)*

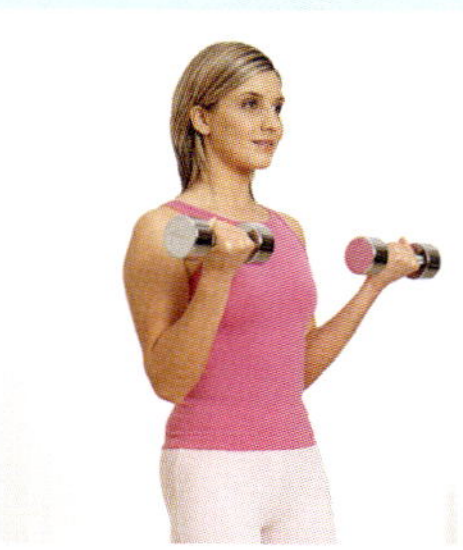

3 x 7 Armbeugen *(s. S. 117)*

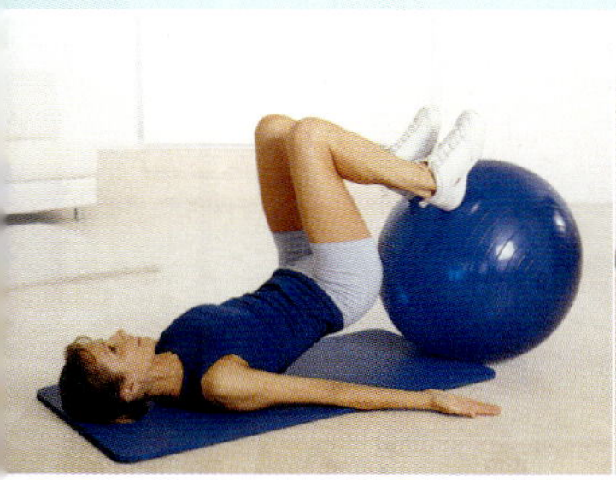

Beinbeugen auf Ball *(s. S. 77)*

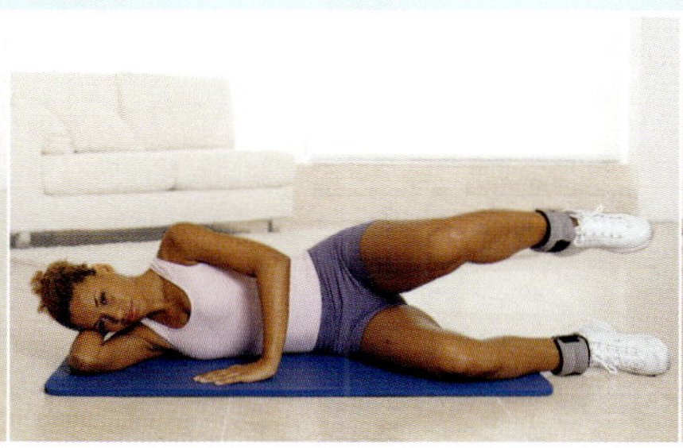

Beinheben für die Oberschenkel-außenseiten *(s. S. 80)*

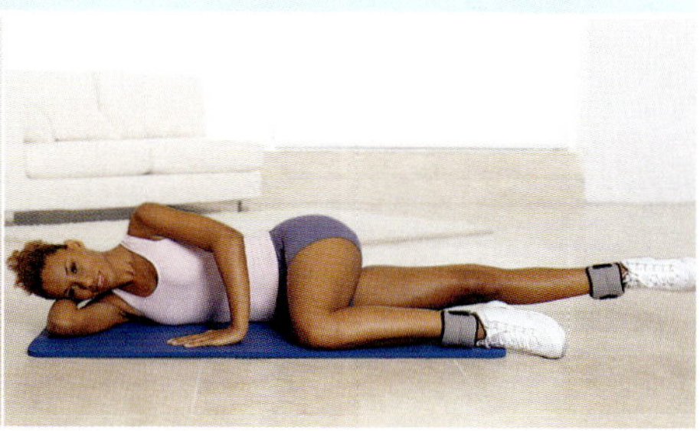

Beinheben für die Oberschenkel-innenseiten *(s. S. 81)*

Nach dem Käfer das Dehnen nicht vergessen!

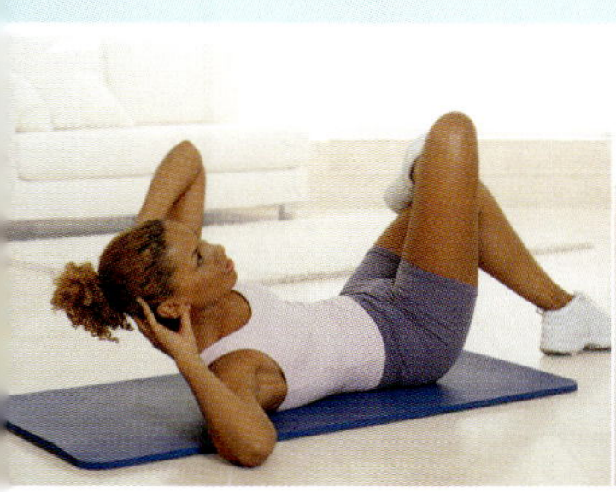

Bauchpressen diagonal *(s. S. 130)*

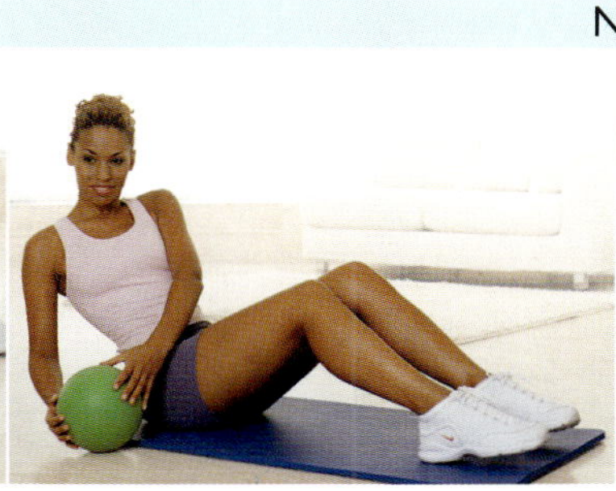

Side-Twist mit Ball *(s. S. 131)*

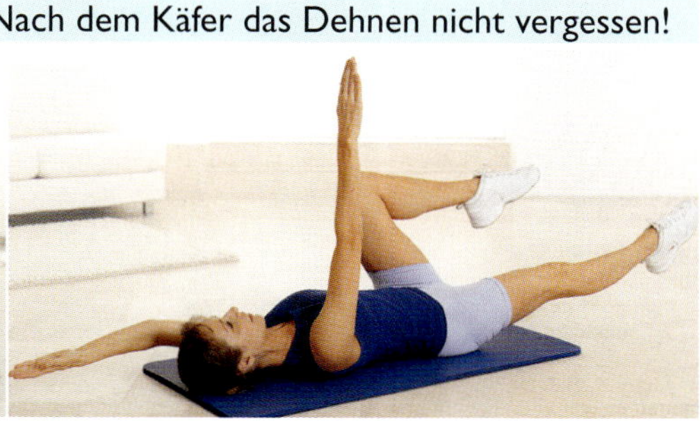

Käfer *(s. S. 134)*, Workout mit der Ganzkörperdehnung *(s. S. 146)* beenden.

REGISTER

NÜTZLICHE ADRESSEN UND BEZUGSQUELLEN

International
Joan Pagano Fitness Group
401 East 89th Street (no. 2 M)
USA – New York, NY 10128
E-Mail: info@joanpaganofitness.com
Website: www.joanpaganofitness.com

Deutschland
Bundesselbsthilfeverband für Osteoporose e.V. (BfO)
Kirchfeldstr. 149
40215 Düsseldorf
Tel.: 00 49 (0) 211/ 31 91 65
Fax: 00 49 (0) 211/ 33 22 02
E-Mail: info@bfo-aktuell.de
Website: www.bfo-aktuell.de

Österreich
Dachverband der Österreichischen Osteoporose-Selbsthilfegruppen
Breitenweg 7C/1
A-8042 Graz
Tel.: 00 43 (0)316 48 32 48
Fax: 00 43 (0)316 47 42 66
E-Mail: osteoporose@gmx.at
Website: www.osteoporose.cc

Schweiz
donna mobile
Arbeitsgemeinschaft Osteoporose Schweiz
Postfach 270
3000 Bern 7
Osteoporose Helpline:
Tel. 0848 80 50 88
Tel.: 00 41 31 312 45 55
Fax: 00 41 31 312 45 56
E-Mail: donnamobile@donna.ch
Website: www.donnamobile.ch

AUSRÜSTUNG

Deutschland
Sport-Thieme GmbH
Helmstedter Straße 40
38368 Grasleben
Tel.: 0 53 57/1 81 81
E-Mail: info@sport-thieme.de
www.sport-thieme.de

Österreich
www.fitness.at
Fitness-Portal rund um das Thema Fitness mit Online-Shop

Schweiz
Shark Fitness AG
Landstraße 129
5430 Wettingen
Tel.: 00 41 (0) 56 4 27 02 25
E-Mail:info@shark-fitness.ch
www.sharkfitness.ch
Lodge, NSW 2037
Tel: (02) 9518–8140
www.osteoporosis.org.au

DANK

DANK DER AUTORIN

Ich danke allen, die zu diesem Buch beigetragen haben: Jenny Jones, meiner großartigen Lektorin, kreativen Muse und geduldigen Ratgeberin sowie dem Rest des Dorling-Kindersley-Teams Mary-Clare Jerram, Sara Robin und Gillian Roberts für ihre Wärme, Freundlichkeit und ihr Fachwissen. Außerdem möchte ich mich bei meinen Kundinnen für ihr langjähriges Vertrauen und ihre Offenheit bedanken. Dank schulde ich auch den Menschen aus meiner nächsten Umgebung: James für seine unerschütterliche Liebe und dafür, dass er immer für mich da ist; Lucy, meiner Schwester und meinem Coach für ihren Rat, der mich immer wieder inspiriert; Susan für ihr großes Herz und ihr Fachwissen über Anatomie; CJ für ihren Mut, gemeinsam mit mir Neuland zu erkunden; Haila, meiner Mentorin, ohne die ich nie so Karriere gemacht hätte. Darüber hinaus möchte ich meinen Kollegen vom Marymount Manhattan College für alles danken, was sie mir beigebracht haben.

DANK DES VERLAGS

Dorling Kindersley dankt dem Fotografen Graham Atkins-Hughes (Studioaufnahmen) und seinem Assistenten Raul Fernandez sowie Russell Sadur (Aufnahmen im Fitness-Studio) und seinem Assistenten Emil Stevenson; den Models Yasmin Phillips, Kirsty Spence und Sally Way; Victoria Barnes für Frisur und Make-up, der Stylistin Liz Hippisley; Philip Wilson für die Illustrationen, Margret Parrish für die Lektoratsassistenz; Lynn Bresler für das Register und Sonia Charbonnier für ihre DTP-Unterstützung. Unser besonderer Dank gilt Barclay Harvey, Karen Edmunds und Michael Arnold vom Reebok Sports Club, Canary Wharf, London; der White Company für Überwürfe, Handtücher und Kissen (www.thewhiteco.com, Tel. 00 44 0870 900 9555) sowie der Chair Company für ihre Stühle (www.thechair.co.uk, Tel. 00 44 020 7091 1155). Das Copyright sämtlicher Fotos liegt bei DK Images. Weitere Informationen finden Sie unter www.dkimages.com.

ÜBER DIE AUTORIN

JOAN PAGANO ist eine durch das American College of Sports Medicine (ACSM) zertifizierte Gesundheits- und Fitnesstrainerin. Die Standards des ACSM sind weltweit anerkannt. Seit 1988 arbeitet Joan Pagano als Fitnesstrainerin an der Upper Eastside, Manhattan, New York, und schult Menschen mit ganz unterschiedlichem Fitnesslevel. Inzwischen hat sie hunderte von Trainingsprogrammen für Einzelpersonen, Gruppen, Fitnessclubs, Schulen, Krankenhäuser und Firmen entwickelt.

Heute leitet Joan ein eigenes Team aus Fitnessspezialisten, die sich mit ihr zur Joan Pagano Fitness Group zusammengeschlossen haben. Sie ist außerdem Direktorin des Personal-Fitnesstrainer-Zertifizierungsprogramms des Marymount Manhattan College und Mitglied im IDEA Personal Trainer Committee, einer Organisation, die Gesundheits- und Fitnesstrainer weltweit mit Fortbildungsmaßnahmen und Managementkursen unterstützt. Außerdem ist sie eine national anerkannte Leiterin von Fortbildungskursen für Fitnesstrainer.

Ihr Wissen über Frauengesundheit hat Joan im Lauf ihrer Arbeit immer mehr vertieft. Frauen vertrauen Joan, die sie in Umbruchphasen wie Schwangerschaft und Geburt, nach Operationen oder bei chronischen Krankheiten begleitet. Als Fitnessberaterin der Brustkrebs-Selbsthilfegruppe SHARE arbeitet sie seit 1992 mit Brustkrebspatientinnen. Deren Sorgen zum Thema Menopause brachten Joan auf die Idee, ein Programm zu entwickeln, das die negativen Begleiterscheinungen dieser Lebensphase mildert und insbesondere Osteoporose vorbeugt. Mittlerweile ist Joan eine anerkannte Autorität für Fitnessprogramme gegen den gefürchteten Knochenschwund.